实用临床护理规范技术指引

主编◎李传玉　侯桂红　薛丽欣

李晓晖　李　静　于壮壮

黑龙江科学技术出版社

HEILONGJIANG SCIENCE AND TECHNOLOGY PRESS

图书在版编目（CIP）数据

实用临床护理规范技术指引 / 李传玉等主编. -- 哈尔滨：黑龙江科学技术出版社，2023.7
ISBN 978-7-5719-1978-8

Ⅰ.①实… Ⅱ.①李… Ⅲ.①护理学 Ⅳ.①R47

中国国家版本馆CIP数据核字(2023)第107006号

实用临床护理规范技术指引
SHIYONG LINCHUANG HULI GUIFAN JISHU ZHIYIN

作　　者	李传玉　侯桂红　薛丽欣　李晓晖　李　静　于壮壮	
责任编辑	杨广斌	
封面设计	邓姗姗	
出　　版	黑龙江科学技术出版社	
	地址：哈尔滨市南岗区公安街70-2号　邮编：150007	
	电话：（0451）53642106　传真：（0451）53642143	
	网址：www.lkcbs.cn	
发　　行	全国新华书店	
印　　刷	黑龙江龙江传媒有限责任公司	
开　　本	787mm×1092mm　1/16	
印　　张	20	
字　　数	466千字	
版　　次	2023年7月第1版	
印　　次	2023年7月第1次印刷	
书　　号	ISBN 978-7-5719-1978-8	
定　　价	128.00元	

前　言

　　护理是一门技术性很强的综合性应用学科，主要研究如何诊断和处理人类对现存的或潜在的健康问题的反应。近年来，随着医学科技的进步与发展，以及人们生活水平的提高，新观点、新技术和新方法不断涌现，大大促进了护理学的发展。在临床中，护理工作者与患者的接触最密切、最长久，从患者入院就医到出院，护理工作贯穿始终，其水平的高低、质量的好坏直接影响患者的满意度。这就要求护理人员在临床工作中要始终坚持"以患者为中心，以患者满意为目标"，用优质的护理满足人们对健康服务的需求。为了帮助护理工作者巩固医学护理基础知识，熟练掌握护理专业技能和规范的技术操作，提高自身的护理水平和职业素养，我们特别组织了一批从事多年临床护理和护理教学的专业人员，在参考了大量国内外最新文献资料的基础上，编写了《实用临床护理规范技术指引》一书。

　　本书对疾病的诊疗与护理有提纲挈领、化繁为简的作用。涵盖呼吸科、消化科、心内科、普外科、神经外科、老年科等科室常见病与多发病的护理要点。本书以指导性、实用性、可操作性为编写原则，注重理论联系实际，表述简明扼要、浅显易懂却又涵盖丰富，适合各级医疗机构的护理人员及医学院校学生参考使用。

　　由于编者知识水平和写作能力有限，书中难免存在缺点和不当之处，希望看到本书的同道们提出意见和批评，不胜感激。

编　者

目 录

第一章　呼吸科护理

第一节　急性气管-支气管炎

急性气管-支气管炎是由生物、物理、化学刺激或过敏等因素引起的急性气管-支气管黏膜炎症,临床表现主要为咳嗽和咳痰,以小儿、老年人等体弱者多见,由细菌、病毒感染引起,受凉为主要诱因,多发生于寒冷季节或气候突变时。

【病因与发病机制】

1.微生物

常见病毒为腺病毒、流感病毒、单纯疱疹病毒、呼吸道合胞病毒和副流感病毒等,常见细菌为流感嗜血杆菌、肺炎链球菌、卡他莫拉菌等,近年来支原体和衣原体感染明显增加,在病毒感染后继发细菌感染亦较多见。

2.物理、化学因素

冷空气、粉尘、刺激性气体或烟雾的吸入均可刺激气管-支气管黏膜,引起急性损伤和炎症反应。

3.变态反应

常见的吸入性变应原如花粉、有机粉尘、真菌孢子、动物毛皮及排泄物等,对细菌蛋白质过敏、寄生虫(如蛔虫、钩虫的幼虫)在肺内移行,也均可致病。

【临床表现】

1.症状

起病较急,全身症状较轻,可有发热,多于3～5天后消退,持续发热提示可能并发肺炎。初为干咳或有少量黏液性痰液,随后可转为黏液脓痰,痰量增多,咳嗽加剧,偶伴血痰。患者在深呼吸和咳嗽时可感胸骨后疼痛,伴支气管痉挛时可出现程度不等的气促、胸闷。

2.体征

呼吸音可正常,也可听到散在干、湿性啰音,支气管痉挛时可闻及哮鸣音。

【诊断要点】

根据病史,咳嗽、咳痰等呼吸道症状,肺部散在啰音等体征,结合血常规和胸部X线检查,可做出临床诊断。病毒和细菌检查有利于病因诊断,需与流行性感冒、急性上呼吸道感染、支气管肺炎等相鉴别。

【治疗要点】

1.一般治疗

休息,避免劳累,多饮水,保暖,防止受凉。

2.对症治疗

咳嗽无痰或少痰时,可用喷托维林镇咳;有痰不易咳出时,可用盐酸氨溴索(沐舒坦)、桃金娘油提取物(吉若通)等化痰,或雾化吸入;也可口服复方甘草合剂等中成药。发热、疼痛时,可用解热镇痛药对症处理。

3.抗菌治疗

首选大环内酯类、青霉素类,也可选头孢菌素类或喹诺酮类药物,感染严重时应根据药敏试验选择药物。

【常见护理诊断/问题】

1.清理呼吸道无效

与呼吸道分泌物多、痰液黏稠有关。

2.体温过高

与气管-支气管炎症有关。

3.舒适受限

与气道炎症所致的全身症状有关。

【护理措施】

1.环境与体位

保持室内空气洁净、流通,温度为 23~25℃,湿度为 50%~60%;协助患者取舒适体位,多休息。

2.饮食与活动

指导患者摄入高蛋白、高维生素、高热量、清淡易消化的饮食,避免辛辣刺激性食品。多饮水,每天 1500 mL 以上,有利于稀释痰液。指导患者活动以不感到疲劳为宜,如散步等。

3.病情观察

观察咳嗽、咳痰情况,记录痰的颜色、量及性状等,正确收集痰标本送检。监测生命体征。

4.发热护理

可选用温水拭浴、冰袋等物理降温方式,指导患者多饮水。

5.用药护理

遵医嘱使用抗生素及止咳、祛痰、止痛等药物,用药过程中注意观察药物疗效及不良反应,及时处理不良反应。

6.促进有效排痰

(1)深呼吸和有效咳嗽:指导患者采取有效咳嗽排痰的方法。咳嗽时取坐位,头稍前倾、肩膀放松、稍屈膝,如病情允许可使双足着地,利于胸腔扩张。咳嗽前先缓慢深吸气,吸气后屏气片刻再快速咳嗽,咳嗽时腹肌收缩,腹壁内陷,加强有效咳嗽,排出痰液,再缓慢吸气或平静呼吸片刻,准备再次咳嗽。排痰后用温水漱口保持口腔清洁。

(2)吸入疗法:痰液黏稠、排痰困难者可遵医嘱雾化吸入治疗。

(3)胸背部叩击:禁用于未经引流的气胸、肋骨骨折或有骨折史、咯血、低血压、肺水肿等患者。叩击方法:患者侧卧或坐位,胸背部覆盖单层薄布,叩击者双手手指弯曲并拢,掌侧呈杯状,用手腕的力量,从肺底自下而上、从外到内,迅速、有节律地叩击胸背部,叩击频率和力量以患者能接受为宜。每次叩 5～15 分钟,每天 3～4 次,在餐后 2 小时至餐前 30 分钟内进行。叩击时密切观察患者反应,如有不适立即停止。排痰后协助患者口腔护理,观察痰液性状。

(4)机械吸痰:适用于痰液黏稠、咳嗽无力、意识不清者。按需适时吸痰,每次吸痰少于 15 秒钟。吸痰前、后适当提高氧气吸入浓度,防止引起低氧血症。

7.心理护理

向患者及家属介绍疾病相关知识,避免产生焦虑等情绪。如患者感疼痛,应采取各种方法帮助患者缓解疼痛,如听音乐等,必要时遵医嘱使用药物缓解,观察用药反应。

【健康指导】

1.增强体质

鼓励患者积极参加体育锻炼,增强体质及免疫力,选择合适的体育活动,如太极、散步、慢跑等有氧运动。

2.避免复发

避免吸入环境中的有害气体、化学物质等刺激物,戒烟并避免被动吸烟。

第二节　慢性阻塞性肺疾病

慢性阻塞性肺疾病(COPD)是一种具有气流受限特征的肺部疾病,气流受限不完全可逆,呈进行性发展。COPD 是呼吸系统疾病中的常见病和多发病,其患病率和死亡率高,严重危害人类健康。COPD 造成巨大的社会经济负担,有研究显示,至 2020 年 COPD 将成为世界疾病经济负担的第 5 位。1992 年对我国北部及中部地区农村 102 230 成人调查结果显示,COPD 的患病率占 15 岁以上人群的 3%。

COPD 与慢性支气管炎及肺气肿密切相关。慢性支气管炎(简称慢支)是指支气管壁的慢性、非特异性炎症。如患者每年咳嗽、咳痰达 3 个月以上,连续 2 年或以上,并排除其他已知原因的慢性咳嗽,即可诊断为慢性支气管炎。肺气肿是指肺部终末细支气管远端气腔出现异常持久的扩张,并伴有肺泡壁和细支气管的破坏而无明显肺纤维化。当慢性支气管炎和(或)肺气肿患者肺功能检查出现气流受限并且不能完全可逆时,则诊断为 COPD。如患者只有慢性支气管炎和(或)肺气肿,而无气流受限,则不能诊断为 COPD,而视为 COPD 的高危期。支气管哮喘也具有气流受限,但支气管哮喘是一种特殊的气道炎症性疾病,其气流受限具有可逆性,故不属于 COPD。

COPD 确切的病因尚不清楚,吸烟为重要的发病因素。吸烟者慢性支气管炎的患病率比不吸烟者高 2～8 倍,吸烟时间越长,吸烟量越大,COPD 患病率越高。职业性粉尘及化学物质,如烟雾、变应原、工业废气及室内空气污染等,浓度过大或接触时间过长,均可导致与吸烟无关的 COPD。大气中的二氧化硫、二氧化氮、氯气等有害气体可损伤气道黏膜,并有细胞毒作用,使纤毛清除功能下降,黏液分泌增多,为细菌感染创造条件。感染是 COPD 发生发展的重要因素之一,病毒、细菌和支原体是本病急性加重的重要因素。主要病毒为流感病毒、鼻病毒和呼吸道合胞病毒等;细菌感染以肺炎链球菌、流感嗜血杆菌、葡萄球菌为多见。蛋白酶-抗蛋白酶失衡在 COPD 发病中起一定作用。机体的内在因素如呼吸道防御功能及免疫功能降低、自主神经功能失调、营养、气温的突变等都可能参与 COPD 的发生、发展。

COPD 的病理改变主要为慢性支气管炎和肺气肿的病理改变。支气管黏膜上皮细胞变性、坏死,溃疡形成。纤毛倒伏、变短、不齐、粘连,部分脱落。各级支气管壁有炎症细胞浸润,以浆细胞、淋巴细胞为主。肺气肿的病理改变可见肺过度膨胀,弹性减退,表面可见多个大小不一的大疱。按累及肺小叶的部位,将阻塞性肺气肿分为小叶中央型、全小叶型及介于两者之间的混合型三类。

COPD 急性加重期以抗感染治疗为主,根据病原菌种类及药物敏感试验,选用抗生素积极治疗,如给予青霉素、头孢菌素、大环内酯类或喹诺酮类。有严重喘息症状者给予支气管舒张药,辅以止咳、祛痰等对症治疗。发生低氧血症者可用鼻导管持续低流量吸氧。稳定期以增强体质、预防复发为主。

【护理评估】

(一)健康史

(1)成人随年龄增加,免疫功能逐渐减退,呼吸道防御功能退化,患病率随年龄的增加而增高,50 岁以上发病率可高达 15%。

(2)询问患者是否吸烟,了解吸烟的时间和量。

(3)应询问患者每次发作是否与季节和气候的突变有关。寒冷常为本病发作的重要原因和诱因,尤其是气候突变时,冷空气刺激使呼吸道局部小血管痉挛,纤毛运动障碍,呼吸道防御功能降低,净化作用减弱,有利于病毒、细菌入侵和繁殖。

(4)有害的粉尘和大气污染(二氧化硫、二氧化氮)等的慢性刺激,也是本病的重要诱因。

(5)有无过敏史,是否接触抗原物质尘螨、花粉、尘埃、真菌、某些蛋白质食物等。

(二)身体状况

1.主要症状

慢性咳嗽患者晨间起床时咳嗽明显,白天较轻,睡眠时有阵咳或排痰。咳痰一般为白色黏液或浆液性泡沫痰,偶可带血丝,以清晨排痰较多,急性发作伴有细菌感染时,痰量增多,可有脓性痰。气短或呼吸困难是 COPD 的标志性症状,早期仅在体力活动时出现,随着病情发展逐渐加重,严重者生活无法自理。部分患者因支气管痉挛而出现胸闷、喘息,常伴有哮鸣音。患者常有体重下降,食欲减退等全身症状。

2.护理体检

早期可无异常,随疾病进展出现桶状胸,呼吸浅快,触觉语颤减弱或消失,叩诊呈过清音,心浊音界缩小,肺下界和肝浊音界下降,两肺呼吸音减弱,呼气延长,喘息明显时可听到哮鸣音,急性发作期可在背部或双肺底听到干、湿啰音,咳嗽后可减少或消失。

3.COPD 严重程度分级

(1)严重程度分级根据临床 FEV_1/FVC,FEV_1 预计值下降的程度进行分级。

Ⅰ级:轻度。$FEV_1/FVC<$预计值的 70%,$FEV_1/FVC≥$预计值的 80%。

Ⅱ级:中度。$FEV_1/FVC<$预计值的 70%,预计值的 50%$≤FEV_1<$预计值的 80%。

Ⅲ级:重度。$FEV_1/FVC<$预计值的 70%,预计值的 30%$≤FEV_1<$预计值的 50%。

Ⅳ级:极重度。FEV_1/FVC<预计值的70%,FEV_1<预计值的30%或FEV_1<预计值的50%,伴有慢性呼吸衰竭。

虽然FEV_1的预计值百分率对反映COPD严重程度、健康状况及病死率有价值,但FEV_1并不能完全反映COPD复杂的严重情况,除FEV_1以外,已证明身体质量指数(BMI)和呼吸困难分级在预测COPD生存率等方面有意义。

BMl<21 kg/m^2的COPD患者死亡率增加。

(2)功能性呼吸困难分级:可用呼吸困难量表来评价。O级:除非剧烈活动,无明显呼吸困难。1级:当快走或上缓坡时有气短。2级:由于呼吸困难比同龄人步行得慢,或者以自己的速度在平地上行走时需要停下来呼吸。3级:在平地上步行100 m或数分钟后需要停下来呼吸。4级:明显的呼吸困难而不能离开房屋或者当穿脱衣服时气短。

如果将FEV_1作为反映气流阻塞的指标,呼吸困难分级作为症状的指标,BMI作为反映营养状况的指标,再加上6 min步行距离作为运动耐力的指标,将这四方面综合起来建立一个多因素分级系统(BODE),被认为可比FEV_1能更好地反映COPD的预后。

4.COPD病程分期

COPD按病程可分为急性加重期和稳定期:急性加重期是指在短期内咳嗽、咳痰,气短和(或)喘息加重、脓痰量增多,可伴发热等症状;稳定期是指咳嗽、咳痰、气短等症状稳定或轻微。

5.并发症

COPD可并发慢性呼吸衰竭、自发性气胸、慢性肺源性心脏病。

【主要护理诊断/问题】

(1)气体交换受损:与气道阻塞、通气不足、呼吸肌疲劳、分泌物过多和肺泡呼吸面积减少有关。

(2)清理呼吸道无效:与分泌物增多而黏稠、气道湿度降低和无效咳嗽有关。

(3)活动无耐力:与慢性阻塞性肺气肿引起的缺氧有关。

(4)焦虑:与健康状况的改变、病情危重、经济状况有关。

(5)营养失调,低于机体需要量:与食欲减退、能量消耗增加有关。

【护理目标/评价】

(1)患者能有效地进行呼吸肌功能锻炼,呼吸功能逐渐改善。

(2)能进行有效咳嗽、排痰,呼吸道通畅。

(3)能够得到充足的休息,体力恢复。

(4)焦虑程度减轻,对疾病治疗有信心。

(5)能了解基本的饮食营养知识,遵循饮食计划,营养状况改善。

【护理措施】

1.休息与活动

患者采取舒适的体位,晚期患者宜采取身体前倾位,使辅助呼吸肌参与呼吸。视病情安排适当的活动量,活动以不感到疲劳、不加重症状为宜。室内保持合适的温湿度,冬季注意保暖,避免直接吸入冷空气。

2.加强营养

患者反复呼吸道感染、呼吸困难而使能量消耗增加,进食量不足可引起营养不良。应向患者及家属解释摄取足够营养对满足机体需要、保持和恢复体力的重要性,强调营养不良、维生素 A 缺乏、维生素 C 缺乏会使呼吸道防御能力下降、黏膜上皮细胞修复功能减退,从而可促使疾病的发生和发展。应给予高热量、高蛋白质、高维生素饮食,避免产气食物摄入,以防腹胀,使膈肌上升而影响肺部换气功能。呼吸困难伴有便秘者,应鼓励多饮水,多食含纤维素高的蔬菜和水果,保持大便通畅。

3.病情观察

观察咳嗽、咳痰,呼吸困难的程度,监测动脉血气分析和水电解质、酸碱平衡情况。

4.氧疗护理

呼吸困难伴低氧血症者,遵医嘱给予氧疗。一般采用鼻导管持续低流量吸氧,氧流量 1~2L/min,应避免吸入氧浓度过高而引起二氧化碳潴留。提倡进行每天持续 15h 以上的长期家庭氧疗。长期持续低流量吸氧不但能改善缺氧症状,还有助于降低肺循环阻力,减轻肺动脉高压和右心负荷。氧疗有效的指标:患者呼吸困难减轻、呼吸频率减慢、发绀减轻、心率减慢、活动耐力增加。

5.用药护理

遵医嘱应用抗生素、支气管舒张药、止咳祛痰药物,注意观察疗效及不良反应。不宜选用强烈镇咳药如可卡因,以免抑制咳嗽中枢,加重呼吸道阻塞,导致病情恶化。

6.促进排痰

指导患者深吸气后有意识咳嗽,协助患者翻身,并辅以拍背,酌情采用胸部物理治疗,如胸部叩击、体位引流、吸痰等,以利排痰,保持气道通畅。超声雾化吸入使药液直接吸入呼吸道局部,消除炎症、减轻咳嗽、痰液稀释、帮助祛痰。

7.呼吸功能锻炼

护理人员应指导患者进行缩唇呼气、腹式呼吸、膈肌起搏(体外膈神经电刺激)、吸气阻力器等呼吸锻炼,以加强胸、膈呼吸肌肌力和耐力,改善呼吸功能。

(1)缩唇呼吸:缩唇呼吸是通过缩唇形成的微弱阻力来延长呼气时间增加气道压力,延缓气道塌陷的呼吸方式。患者闭嘴经鼻吸气,然后通过缩唇(吹口哨样)缓慢呼气,同时收缩腹部,吸气与呼气时间比为 1:2 或 1:3。

(2)膈式或腹式呼吸:患者可取立位、平卧位或半卧位,两手分别放在前胸部和上腹部。用鼻缓慢吸气时,膈肌最大程度下降,腹肌松弛,腹部凸出,手感到腹部向上抬起。呼气时用口呼出,腹肌收缩,膈肌松弛,膈肌随腹腔内压增加而上抬,推动肺部气体排出,手感到腹部下降,可以在腹部放置小枕头用来锻炼腹式呼吸。缩唇呼吸和腹式呼吸每天训练 3~4 次,每次重复 8~10 次。

8.心理护理

COPD 患者因长期患病,社会活动减少,经济收入降低等,极易形成焦虑和压抑的心理状态。护理人员应详细了解患者及其家庭对疾病的态度,关心体贴患者,了解患者心理、性格、生活方式等方面因患病而发生的变化,与患者和家属共同制定和实施康复计划,消除诱因、定期进行呼吸肌功能锻炼,增强战胜疾病的信心。

9.健康指导

(1)疾病知识指导:使患者了解 COPD 的相关知识,劝导患者戒烟;避免粉尘和刺激性气体的吸入;避免和呼吸道感染患者接触,尽量避免去人群密集的公共场所。指导患者要根据气候变化,及时增减衣物,避免受凉感冒。

(2)心理疏导:引导患者适应慢性病并以积极的心态对待疾病,培养生活兴趣,如听音乐、培养养花种草等爱好,以分散注意力,减少孤独感,缓解焦虑、紧张的精神状态。

(3)饮食指导:呼吸功的增加可使热量和蛋白质消耗增多,导致营养不良,应制订出高热量、高蛋白质、高维生素的饮食计划。避免刺激性及产气食物,少量多餐,餐后避免平卧,保持大便畅通。

(4)使患者理解康复锻炼的意义,充分发挥患者进行康复的主观能动性,制订个体化的锻炼计划,选择空气新鲜、安静的环境,进行步行、慢跑、气功等体育锻炼。在潮湿、大风、严寒气候时,避免室外活动。

(5)家庭氧疗:护理人员应指导患者和家属做到以下几点。①了解氧疗的目的、必要性及注意事项。②注意安全:供氧装置周围严禁烟火,防止氧气燃烧爆炸。③氧疗装置定期更换、清洁、消毒。

第三节　慢性肺源性心脏病

慢性肺源性心脏病简称慢性肺心病,是由于肺组织、肺血管或胸廓的慢性病变引起肺组织结构和(或)功能异常,产生肺血管阻力增加,肺动脉压力增高,使右心室扩张和(或)肥厚,伴或不伴右心功能衰竭的心脏病。慢性肺心病是我国呼吸系统的常见病,患病年龄多在 40 岁以上,且患病率随年龄增长而增高,男女无明显差异,但有地区差异,东北、西北、华北的患病率高于南方地区,农村高于城市。吸烟者比不吸烟者患病率明显增高。冬春季节和气候骤变时,易出现急性发作。

慢性肺源性心脏病发生的原因主要有如下几点。①支气管、肺疾病:最多见为慢性阻塞性肺疾病,占 80%～90%,其次为支气管哮喘、支气管扩张、重症肺结核、肺尘埃沉着病、特发性肺间质纤维化等。②胸廓运动障碍性疾病:较少见,严重脊椎侧后凸、脊椎结核、类风湿关节炎、胸膜广泛粘连及胸廓成形术后造成的严重胸廓或脊椎畸形,以及神经肌肉疾病如脊髓灰质炎等。③肺血管疾病:慢性血栓栓塞性肺动脉高压、原因不明的原发性肺动脉高压等引起肺血管阻力增加、肺动脉高压和右心室负荷加重,形成慢性肺心病。

肺心病发病的关键环节是肺动脉高压的形成。气道的反复感染、低氧血症和(或)高碳酸血症,导致一系列体液因子和肺血管的变化,使肺血管阻力增加、肺动脉血管的重构,产生肺动脉高压。肺循环阻力增加时,右心室为克服肺动脉高压而发生右心室肥大。肺动脉高压的早期,右心室尚能代偿;随着病情的进展,肺动脉压持续升高,超过右心室的负荷,右心渐失代偿,出现右心室功能衰竭。此外,缺氧、高碳酸血症、酸中毒、血容量增多等因素,不但可引起右心室肥厚,也可以引起左心室肥厚,甚至导致左心衰竭。缺氧和高碳酸血症还可导致重要器官如脑、肝、肾、胃肠及内分泌系统、血液系统的病理改变,引起多器官的功能损害。总之,引起右心室扩大、肥厚的因素很多,但肺心病形成的先决条件是肺的结构和功能的不可逆性改变。

治疗原则:急性加重期应积极控制感染,保持呼吸道通畅,改善呼吸功能,纠正缺氧和二氧化碳潴留,控制呼吸衰竭和心力衰竭,积极处理并发症。缓解期采用中西医结合的综合治疗措施,目的是增强免疫功能、去除诱发因素,减少或避免急性加重期的发生,使肺、心功能得到部分或全部恢复。如长期家庭氧疗、营养疗法和调节免疫功能等。

【护理评估】

(一)健康史

本病多由慢性呼吸道疾病发展而来,应了解有无慢性阻塞性肺疾病、支气管哮喘、支气管扩张等病史。慢性肺心病急性发作以冬、春季多见,常因急性呼吸道感染、吸烟、寒冷季节而加重,尤其是反复发生的急性呼吸道感染。注意收集诱发病情加重的因素及季节变化的影响。

(二)身体状况

本病病程缓慢,临床上除原有肺、胸疾病的各种症状和体征外,主要是逐步出现肺、心功能衰竭以及其他器官损害的表现。按其功能可分为代偿期与失代偿期。

1.肺、心功能代偿期

主要是原发病和慢性阻塞性肺气肿的表现,慢性咳嗽、咳痰、气急或伴喘息,活动后可感心悸、呼吸困难、乏力和活动耐力下降。体检可有明显肺气肿体征,听诊多有呼吸音减弱,感染时肺部可闻及干、湿啰音;肺动脉瓣区第二心音亢进,提示有肺动脉高压;三尖瓣区出现收缩期杂音,或剑突下可见心脏搏动,多提示右心室肥厚、扩大;部分患者因肺气肿使胸膜腔内压升高,阻碍腔静脉回流,可见颈静脉充盈;膈肌下降,可使肝上界及下缘明显下移。

2.肺、心功能失代偿期

可表现为呼吸衰竭和心力衰竭。呼吸衰竭的表现最突出,由肺血管疾病引起的肺心病则以心力衰竭为主,呼吸衰竭较轻。

(1)呼吸衰竭:常因急性呼吸道感染而诱发,患者呼吸困难严重、发绀明显,甚至出现烦躁、谵妄、嗜睡、昏迷、抽搐等肺性脑病的表现。

(2)心力衰竭:以右心衰竭为主,表现为明显倦怠、乏力、少尿,下肢乃至全身水肿。体检可有颈静脉怒张;剑突下心脏搏动明显,心界向左扩大(仅少数患者可叩出),三尖瓣区可闻及收缩期吹风样杂音,可有奔马律;肝大、肝颈静脉回流征阳性;下肢及腰骶部可呈凹陷性水肿,严重右心衰者腹水征阳性。

3.并发症

可并发肺性脑病、自发性气胸、体液平衡失调、心律失常、休克、消化道出血、弥散性血管内凝血(DIC)等。

(三)心理-社会状况

肺心病患者多数经济收入较低,生活条件较差,加上疾病迁延不愈,临床疗效不显著,患者心情沉重、情绪低落,对治疗缺乏信心,如遇周围环境和亲人的冷漠,患者将更加痛苦,易产生绝望厌世心理。家属由于长年照顾会产生疲惫而不耐烦心态,也给家庭的生活和经济带来沉重的负担。患者逐渐丧失生活和工作能力,带来一系列社会问题。

【主要护理诊断/问题】

(1)气体交换受损:与肺泡及毛细血管丧失,弥散面积减少,导致通气与血流比例失调有关。

(2)清理呼吸道无效:与呼吸道感染、痰多黏稠、无力咳嗽或无效咳嗽等有关。

(3)体液过多:与心排血量减少、肾血流灌注量减少有关。

(4)活动无耐力:与肺部原发病及肺、心功能下降引起慢性缺氧有关。

(5)潜在并发症:酸碱平衡失调、上消化道出血、心律失常、休克、消化道出血。

【护理目标/评价】

(1)患者呼吸趋于平稳,发绀减轻。

(2)痰能咳出,肺部啰音消失。

(3)尿量增加,水肿减轻或消失。

(4)活动耐力增强。

(5)无并发症发生。

【护理措施】

(一)呼吸功能不全的护理

1.观察病情

定时监测血气分析,注意观察 PaO_2、$PaCO_2$ 等的变化。观察呼吸的频率、节律、深度及其变化特点,如由深而慢的呼吸变为浅快呼吸,且出现点头、提肩呼吸、节律不规则等提示有呼吸衰竭的可能。观察患者有无头痛、烦躁不安、意识障碍等肺性脑病表现。

2.休息与活动

让患者充分认识到休息有助于心肺功能的恢复。在心肺功能失代偿期,应绝对卧床休息,协助采取舒适体位,如半卧位或坐位,以减少机体耗氧量,减慢心率和减轻呼吸困难,促进心肺功能的恢复。对于卧床患者,应适当抬高床头,协助定时翻身、更换姿势,并保持舒适体位。依据患者的耐受能力指导患者在床上进行缓慢的肌肉松弛活动。鼓励患者进行呼吸功能锻炼,提高活动耐力。代偿期鼓励患者进行适量活动,活动量以不引起疲劳、不加重症状为度。

3.合理氧疗

根据缺氧和二氧化碳潴留程度,一般给予持续低流量(1～2 L/min)、低浓度(25%～29%)吸氧。

(二)促进排痰、改善通气功能

同 COPD 的护理。

(三)心力衰竭的护理

1.合理饮食

低盐、低热量、清淡、易消化和富含纤维的饮食。若应用排钾利尿剂的患者应注意钾的摄入,鼓励患者多吃含钾高的食物和水果,如香蕉、红枣等。少食多餐,减少用餐时的疲劳,进餐前后漱口,保持口腔清洁。

2.入量的限制

限制钠盐摄入,每日进水量限制在 1.0～1.5 L。根据病情限制输液量、控制输液速度。输液量每天不超过 1L,速度不超过 30 滴/分。

3.其他

监测血压、脉搏、呼吸、心率、心律、尿量及意识,记录 24 h 液体出入量。观察有无尿少、下肢水肿、食欲不振、腹胀、腹痛等右心衰竭的表现。如有异常,及时通知医生处理。

(四)用药护理

肺心病多因呼吸道感染而加重心力衰竭,因此,一般只要有效地控制呼吸道感染,改善缺氧和高碳酸血症,配合应用利尿剂,即可控制心力衰竭,无须使用强心剂。但对以右心衰竭为主的患者,或呼吸道感染已控制、利尿剂不能取得良好的疗效时,即应考虑应用强心剂。

1.利尿剂

利尿剂的使用应以缓慢、小量和间歇用药为原则,如氢氯噻嗪 25 mg,每天 1～3 次,一般不超过 4 天,重度而急需利尿者可用呋塞米(呋塞米)20 mg,口服或肌注,利尿过猛易导致:①脱水使痰液黏稠不易咳出,加重呼吸衰竭;②低钾、低氯性碱中毒,抑制呼吸中枢,使通气量降低,耗氧量增加,加重神经精神症状;③血液浓缩可增加循环阻力,且易发生弥散性血管内凝血。利尿剂尽可能在白天给药,以免因频繁排尿而影响患者夜间睡眠。用药后应观察精神症状、痰液黏稠度、有无腹胀、四肢无力等,准确记录给药时间和 24 h 尿量,如出现尿量过多、脉搏细快、血压下降、全身乏力、口渴等血容量不足现象,应立即报告医生停药。

2.强心剂

由于肺心病患者长期处于缺氧状态,患者对洋地黄类药物耐受性降低,易发生毒性反应,应注意询问有无洋地黄用药史,用药纠正缺氧,选用作用快、排泄快的洋地黄类药物,剂量宜小、一般为常规剂量的 1/2 或 2/3 量,如毒毛花苷 K 0.125～0.25 mg,或毛花苷 C 0.2～0.4 mg 加在 10%葡萄糖溶液内缓慢静注。密切观察药效及毒性反应。应用指征:感染已被控制、呼吸功能已改善、利尿剂未能取得良好疗效而反复水肿的心力衰竭患者;以右心衰竭为主要表现而无明显感染的患者;出现急性左心衰竭者。

3.呼吸兴奋剂

必须在保持呼吸道通畅的基础上应用呼吸兴奋剂,同时配合氧疗,在用药过程中注意药物不良反应。

4.镇静剂

慎用镇静剂、麻醉药、催眠药,以免诱发或加重肺性脑病,进一步加重呼吸衰竭。

5.抗生素

使用抗生素时,注意观察感染控制的效果、有无继发感染。

(五)皮肤护理

注意观察全身水肿情况、有无压疮发生。因肺心病患者常有营养不良,身体下垂部位水肿,若长期卧床,极易形成压疮。指导患者穿宽松、柔软的衣服;定时更换体位,受压处垫气圈或海绵垫,或使用气垫床。

(六)加强心理护理,减少情绪波动

了解患者患病后的心理反应和情绪变化,因肺心病患者精神休息与体力休息同等重要,情绪波动、焦虑、紧张等不良的心理反应可导致交感神经兴奋,儿茶酚胺分泌增加,心率加快,心肌耗氧量增加,导致呼吸困难、心力衰竭加重。因此,应理解患者的反应,做好患者心理护理,帮助患者认识这些问题并指导应对措施。

(七)健康指导

(1)帮助患者及家属认识肺心病的病因,向患者宣传及时控制呼吸道感染、增强体质、改善心肺功能、防止肺心病进一步发展的重要性。坚持家庭氧疗。

(2)教会患者呼吸训练、呼吸体操等方法,嘱家属督促其长期坚持。

(3)积极防治呼吸道慢性疾病,避免各种诱发因素。

(4)告知患者增加营养,保证足够的热量和蛋白质的供应。

(5)定期门诊随访。患者如感到呼吸困难加重、咳嗽剧烈、咳痰、尿量减少、水肿明显或家属发现患者神志淡漠、嗜睡或兴奋躁动、口唇发绀,提示病情变化或加重,需及时就医。

第四节　支气管哮喘

支气管哮喘简称哮喘,是由多种细胞(嗜酸性粒细胞、肥大细胞、T淋巴细胞、中性粒细胞、气道上皮细胞等)和细胞组分参与的气道慢性炎症性疾病。这种慢性炎症导致呼吸道反应性增加,通常出现广泛、多变的可逆性气流受限,并引起反复发作性的喘息、气急、胸闷或咳嗽等症状,常在夜间和(或)清晨发作、加剧,多数患者可自行缓解或经治疗缓解。

全球约有1.6亿哮喘患者,各国患病率1%~30%不等,我国患病率为0.5%~5%。一般认为儿童患病率高于青壮年,老年人群的患病率有增高的趋势,成人男女患病率大致相同,发达国家高于发展中国家,城市高于农村。约40%的患者有家族史。近20年来,许多国家哮喘的患病率和病死率均呈上升趋势,引起了世界卫生组织和各国政府的重视,世界各国的哮喘防治专家共同起草并不断更新的全球哮喘防治倡议(GINA)成为哮喘防治的重要指南。

【病因与发病机制】

(一)病因

哮喘的病因尚未完全清楚,患者个体变应性体质及环境因素的影响是发病的危险因素。常见的环境因素:①吸入物:如尘螨、花粉、真菌、动物毛屑、二氧化硫、氨气等;②感染:如细菌、病毒、原虫、寄生虫等;③食物:如鱼、虾、蟹、蛋类、牛奶等;④药物:如普萘洛尔、阿司匹林等;⑤其他:如气候变化、运动、妊娠等。

(二)发病机制

哮喘的发病机制不完全清楚,变态反应(Ⅰ型最多,其次是Ⅳ型等)、呼吸道炎症、气道高反应性及神经等因素及其相互作用被认为与哮喘的发病关系密切。

1.免疫学机制

当外源性变应原进入机体,激活T淋巴细胞,产生白细胞介素(IL-4等)进一步激活B淋巴细胞,后者合成特异性IgE,并结合于肥大细胞和嗜碱性粒细胞等表面的IgE受体,使机体处于致敏状态。当相应变应原再次进入体内时,可与结合在细胞表面的IgE交联,使该细胞合成并释放多种活性介质,导致气道平滑肌收缩、血管通透性增加、炎症细胞浸润和腺体分泌亢进等,引起哮喘发作。

根据变应原吸入后哮喘发生的时间,可分为速发型哮喘反应、迟发型哮喘反应和双相型哮喘反应。速发型哮喘反应几乎在吸入变应原的同时立即发生反应,15～30分钟达高峰,2小时后逐渐恢复正常;迟发型哮喘反应约在吸入变应原后6小时发病,持续时间长,可达数天,且临床症状重,常呈持续性哮喘表现,肺功能损害严重而持久,迟发型哮喘反应是呼吸道慢性炎症反应的结果。

2.气道炎症

气道慢性炎症被认为是哮喘的本质,是由多种炎症细胞、炎症介质和细胞因子相互作用,导致气道反应性增高,平滑肌收缩,黏液分泌增加,血管通透性增加、渗出增多,气道重塑并进一步加重气道炎症过程。

3.气道高反应性(AHR)

表现为气道对各种刺激因子出现过强或过早的收缩反应,是哮喘发生、发展的另一个重要因素。目前普遍认为气道炎症是导致AHR的重要机制之一。AHR常有家族倾向,受遗传因素影响。AHR为支气管哮喘患者的共同病理生理特征。长期吸烟、接触臭氧、病毒性上呼吸道感染、慢性阻塞性肺疾病等患者也可出现AHR。

4.神经机制

也被认为是哮喘发病的重要环节。支气管受自主神经支配,哮喘与β-肾上腺素受体功能低下和迷走神经张力亢进有关,并可能存在α-肾上腺素能神经的反应性增加。当舒张支气管平滑肌的神经递质(如血管活性肠肽、一氧化氮)与收缩支气管平滑肌的递质(如P物质、神经激肽)两者平衡失调时,则可引起支气管平滑肌收缩。

【临床表现】

(一)症状

哮喘的症状为发作性伴有哮鸣音的呼气性呼吸困难或发作性胸闷和咳嗽;严重者被迫采取坐位或端坐呼吸,干咳或咳大量白色泡沫痰,甚至出现发绀等。哮喘症状可在数分钟内发作,经数小时至数天,用支气管舒张剂后缓解或自行缓解。常在夜间及凌晨发作和加重。若咳嗽为唯一症状称之为咳嗽变异性哮喘;有些青少年在运动时出现胸闷、咳嗽和呼吸困难则为运动性哮喘。

(二)体征

哮喘发作时胸部呈过度充气状态,有广泛哮鸣音,呼气音延长;在轻度哮喘或非常严重哮喘发作时,哮鸣音可不出现,称为寂静胸。严重哮喘患者可出现心率增快、奇脉、胸腹反常运动和发绀。非发作期体检可无异常。

(三)分期及控制水平分级

支气管哮喘可分为急性发作期和非急性发作期。

1.急性发作期

指气促、咳嗽、胸闷等症状突然发生或加剧,常有呼吸困难,以呼气流量降低为其特征,常因接触变应原等刺激物或治疗不当所致。哮喘急性发作时其程度轻重不一,病情加重可在数小时或数天内出现,偶尔数分钟内即可危及生命,应及时对病情做出正确评估,予以有效的紧急治疗。哮喘急性发作时严重程度评估见表 1-1。

表 1-1　哮喘急性发作的病情严重度的分级

临床特点	轻度	中度	重度	危重
气短	步行、上楼时	稍事活动	休息时	
体位	可平卧	喜坐位	端坐呼吸	
讲话方式	连续成句	常有中断	单字	不能讲话
精神状态	可有焦虑/尚安静	时有焦虑或烦躁	常有焦虑、烦躁	嗜睡、意识模糊
出汗	无	有	大汗淋漓	
呼吸频率	轻度增加	增加	常>30 次/分钟	
辅助呼吸肌活动及三凹征	常无	可有	常有	胸腹反常运动
哮鸣音	散在,呼吸末期	响亮、弥散	响亮、弥散	减弱乃至无
脉率(次/分)	<100	100~120	>120	>120 或脉率变慢或不规则
奇脉(收缩压下降)	无[1.33 kPa(10 mmHg)]	可有[1.33~3.33 kPa(10~25 mmHg)]	常有[>3.33 kPa(>25 mmHg)]	无
使用 β_2-受体激动剂后 PEF 预计值或个人最佳值	>80%	60%~80%	<60% 或<100L/min 或作用时间<2 小时	
PaO_2(吸空气)	正常	8~10.7 kPa(60~80 mmHg)	<8 kPa(60 mmHg)	
$PaCO_2$	<6 kPa(40 mmHg)	≤6 kPa(45 mmHg)	>6 kPa(45 mmHg)	
SaO_2(吸空气)	>95%	91%~95%	≤90%	
pH	-	-	降低	降低

2.非急性发作期

亦称慢性持续期,指许多哮喘患者即使没有急性发作,但在相当长的时间内仍有不同频度和不同程度的喘息、气急、胸闷、咳嗽等症状,可伴有肺通气功能下降。可根据白天、夜间哮喘症状出现的频率和肺功能检查结果,将慢性持续期哮喘病情严重程度分为间歇性、轻度持续、中度持续和重度持续 4 级,但这种分级方法在日常工作中已少采用,主要用于临床研究。目前应用最为广泛的非急性发作期哮喘严重性评估方法为哮喘控制水平,这种评估方法包括了目前临床控制评估和未来风险评估,临床控制又可分为控制、部分控制和未控制 3 个等级,具体指标见表 1-2。

表 1-2　非急性发作期哮喘控制水平的分级

A.目前临床控制评估(最好 4 周岁以上)

临床特征	控制(满足以下所有情况)	部分控制(任何 1 周出现以下 1 种表现)	未控制
白天症状	无(或≤2 次/周)	>2 次/周	
活动受限	无	有	
夜间症状/憋醒	无	有	
需使用缓解药或急救治疗	无(或≤2 次/周)	>2 次/周	出现≥3 项哮喘部分控制的表现
肺功能(PEF 或 FEV_1)	正常	<正常预计值或个人最佳值的 80%	

B.未来风险评估(急性发作风险,病情不稳定,肺功能迅速下降,药物不良反应)

与未来不良事件风险增加的相关因素包括:

临床控制不佳;过去一年频繁急性发作;曾因严重哮喘而住院治疗;FEV_1 低;烟草暴露;高剂量药物治疗

(四)并发症

哮喘发作时可并发气胸、纵隔气肿、肺不张,重症患者可出现水、电解质及酸碱平衡紊乱等并发症,长期反复发作和感染可并发 COPD、肺源性心脏病等。

【诊断要点】

(1)反复发作喘息、气急、胸闷或咳嗽,多与接触变应原、冷空气、物理或化学性刺激、病毒性上呼吸道感染、运动等有关。

(2)发作时双肺可闻及散在或弥散性、以呼气相为主的哮鸣音,呼气相延长。

(3)上述症状可经治疗缓解或自行缓解。

(4)除外其他疾病所引起的喘息、气急、胸闷和咳嗽。

(5)临床表现不典型者(如无明显喘息或体征)至少应有下列 3 项中的 1 项:①支气管激发试验或运动试验阳性;②支气管舒张试验阳性,FEV_1 增加≥15%,且 FEV_1 增加绝对值≥200 mL;③昼夜 PEF 变异率≥20%。

符合(1)~(4)条或(4)、(5)条者,可以诊断为支气管哮喘。

【治疗要点】

目前哮喘尚无特效的治疗方法。治疗目标为控制和消除症状,防止病情恶化,改善肺功能至最佳水平,维持正常活动能力,避免药物不良反应。

(一)脱离变应原

脱离变应原是防治哮喘最有效的方法,部分患者能找出引起哮喘发作的变应原或其他非特异性刺激因素,应立即使患者脱离变应原。

(二)药物治疗

哮喘治疗药物可分为控制性药物和缓解性药物。各类药物介绍见表1-3。

表1-3 哮喘治疗药物分类

缓解性药物	控制性药物
短效 β_2-受体激动剂(SABA)	吸入型糖皮质激素(ICS)
短效吸入型抗胆碱能药物(SAMA)	白三烯调节剂
短效茶碱	长效 β_2-受体激动剂(LABA,不单独使用)
全身用糖皮质激素	缓释茶碱
	色甘酸钠
	抗 IgE 抗体
	联合药物(如 ICS/LABA)

1.糖皮质激素

主要通过多环节阻止气道炎症的发展及降低气道高反应性,是当前控制哮喘发作最有效的抗炎药物,可采用吸入、口服和静脉用药。

(1)吸入:常用吸入药物有倍氯米松、布地奈德、氟替卡松、莫米松等,局部有较强的抗炎作用,常需连续、规律吸入1周以上才能生效,由于吸入药物剂量较小,作用于呼吸道局部,进入血液后在肝脏迅速灭活,全身不良反应少,是目前长期甚至终身抗感染治疗哮喘的最常用药。哮喘急性发作时只吸入糖皮质激素难以控制,需首先使用 β_2-受体激动剂,待症状稍缓解后或同时吸入糖皮质激素;为增强治疗效果,同时减少吸入大剂量糖皮质激素导致的肾上腺皮质功能抑制、骨质疏松等不良反应,可与长效 β_2-受体激动剂、控释茶碱或白三烯受体拮抗剂等联合使用。

(2)口服给药:当吸入糖皮质激素无效或需短期加强治疗时,可用短疗程、大剂量泼尼松或甲泼尼龙,症状缓解后,可逐渐减量直至停用,或改用吸入剂。

(3)静脉用药:重度或严重哮喘发作时,应及早静脉给药,如琥珀酸氢化可的松或甲泼尼龙,症状缓解后逐渐减量,并改口服和吸入维持。

2.β_2-受体激动剂

主要通过舒张支气管平滑肌改善气道阻塞,是控制哮喘急性发作的首选药物。常用短效 β_2-受体激动剂有沙丁胺醇、特布他林和非诺特罗,作用时间为4～6小时;长效 β_2-受体激动剂有丙卡特罗、沙美特罗和福莫特罗,作用时间为10～12小时。β_2-受体激动剂的缓释型和控释型制剂疗效维持时间较长,适用于防治反复发作性哮喘和夜间哮喘。长效 β_2-受体激动剂尚有一定的抗气道炎症作用。用药方法有定量气雾剂(MDI)吸入、干粉吸入、雾化吸入、口服或静脉注射,多用吸入法,因高浓度药物直接进入气道,全身不良反应少。目前短效 β_2-受体激动剂常用吸入剂型为 MDI,可治疗哮喘急性发作,也可用于维持治疗。使用时需手控和吸入同步,儿童和重症患者不易掌握,可在定量气雾器与含口器中接一储雾罐,通过重复呼吸,可吸入大部分药物。目前常用沙丁胺醇或特布他林 MDI,每次1～2喷,每天3～4次,5～10分钟起效。

对重症哮喘、儿童哮喘亦可用雾化吸入法给药,如沙丁胺醇 5 mg 稀释于 5～20 mL 溶液中雾化吸入。因 β_2-受体激动剂的口服或静脉剂型用药量及不良反应较吸入法大,现临床已较少使用。

3.茶碱类

为黄嘌呤类生物碱,可通过抑制磷酸二酯酶提高平滑肌细胞内 cAMP 浓度,拮抗腺苷受体,刺激肾上腺素分泌,扩张支气管,增强呼吸肌收缩,增强气道纤毛清除功能等,是目前治疗哮喘的有效药物。茶碱与糖皮质激素合用具有协同增强的作用,轻、中度哮喘患者一般口服剂量每日 6～10 mg/kg,茶碱缓释片和控释片适用于控制夜间哮喘。静脉给药主要适用于重、危重症哮喘,静脉注射首次剂量为 4～6 mg/kg,维持量为每小时 0.6～0.8 mg/kg,每天注射量一般不超过 1.0 g。

4.抗胆碱药

为 M 胆碱受体拮抗剂。异丙托溴铵雾化吸入约 10 分钟起效,维持 4～6 小时,吸入后阻断节后迷走神经通路,降低迷走神经兴奋性而使支气管扩张,并有减少痰液分泌的作用。与 β_2-受体激动剂联合协同作用,尤其适用于夜间哮喘和痰多者。

5.色甘酸钠及尼多酸钠

属于非糖皮质激素抗炎药,主要通过抑制炎症细胞(尤其是肥大细胞)释放多种炎症介质,能预防变应原引起速发和迟发反应以及过度通气、运动引起的气道收缩。因口服本药胃肠道不易吸收,宜采取干粉吸入或雾化吸入。孕妇慎用。

6.白三烯(LT)调节剂

通过调节 LT 的生物活性而发挥抗炎作用,同时也有舒张支气管平滑肌的作用,常用半胱氨酰 LT 受体拮抗剂,如扎鲁司特、孟鲁司特。

7.其他药物

酮替芬和新一代 H_1-受体拮抗剂(阿司咪唑、曲尼斯特等)对季节性哮喘和轻症哮喘有效,也适用于对 β_2-受体兴奋剂有不良反应者或联合用药的情况。

(三)急性发作期的治疗

治疗的目的是尽快缓解气道阻塞,及时纠正缺氧和恢复肺功能,预防哮喘进一步恶化或再次发作,防止并发症发生。临床一般根据病情严重度的分级进行综合性治疗。

1.轻度

定时吸入糖皮质激素(每天 200～500 μg);出现症状时吸入短效 β_2-受体激动剂,可间断吸入;如症状无改善可加服 β_2-受体激动剂控释片或小量茶碱控释片(每天 200 mg),或加用抗胆碱药(如异丙托溴铵)气雾剂吸入。

2.中度

糖皮质激素吸入剂量增大(每天 500～1000 μg),常规吸入 β_2-受体激动剂或口服其长效药;症状不缓解者加用抗胆碱药气雾剂吸入,或加服 LT 拮抗剂,或口服糖皮质激素每天小于 60 mg,必要时可用氨茶碱静脉滴注。

3.重度至危重度

β_2-受体激动剂持续雾化吸入,或合用抗胆碱药;或沙丁胺醇或氨茶碱静脉滴注,加用口服

LT 拮抗剂。糖皮质激素(琥珀酸氢化可的松或甲泼尼龙)静脉滴注,病情好转,逐渐减量,改为口服。适当补液,维持水、电解质、酸碱平衡。如氧疗不能纠正缺氧,可行机械通气。目前预防下呼吸道感染等综合治疗是危重症哮喘的有效治疗措施。

(四)哮喘的长期治疗

一般哮喘经急性发作期治疗症状可得到控制,但其慢性炎症病理生理改变仍存在,为此,必须制订长期治疗方案,以防止和减少哮喘再次急性发作。根据病情评估,制订合适的治疗方案,注意个体化,以最小的剂量、最简单的联合应用、最少的不良反应和最佳控制症状为原则。

(五)免疫疗法

1.特异性免疫疗法(脱敏疗法或减敏疗法)

采用特异性变应原(如尘螨、花粉等制剂)定期反复皮下注射,剂量由低至高,以产生免疫耐受性,使患者脱(减)敏。

2.非特异性免疫疗法

如注射卡介苗、转移因子等生物制品抑制变应原反应的过程,有一定辅助疗效,目前采用基因工程制备的人重组抗 IgE 单克隆抗体治疗中、重度变应性哮喘已取得较好疗效。

【常见护理诊断/问题】

1.低效性呼吸形态

与支气管炎症和气道平滑肌痉挛有关。

2.清理呼吸道无效

与过度通气、水分丢失过多致痰液黏稠有关。

3.焦虑、恐惧

与哮喘发作、极度呼吸困难伴濒死感有关。

4.知识缺乏

缺乏疾病诱发因素及防治方法等知识。

5.潜在并发症

水、电解质、酸碱平衡紊乱,自发性气胸,呼吸衰竭等。

【护理措施】

1.一般护理

有明确变应原者,应尽快脱离变应原。提供安静、舒适的休息环境,保持室内空气流通,避免放置花草、地毯、皮毛,整理床铺时避免尘埃飞扬等。根据病情提供舒适体位,如为端坐呼吸者提供跨床小桌以做支撑,减少体力消耗。提供清淡、易消化、足够热量的饮食,避免进食硬、冷、油煎食物,不宜食用鱼、虾、蟹、蛋类、牛奶等易过敏食物。哮喘急性发作时,患者呼吸增快、出汗,常伴脱水、痰液黏稠,易形成痰栓阻塞小支气管,加重呼吸困难,应鼓励患者每天饮水2500~3000 mL,以补充丢失的水分,稀释痰液,改善呼吸功能。病情危重时,应协助患者进行生活护理。

2.心理护理

哮喘反复发作易致患者出现各种心理问题,尤其是重度哮喘患者可有极度烦躁、焦虑或恐惧,医护人员应多陪伴患者,解释避免不良情绪的重要性,通过语言和非语言沟通安慰患者,使其保持情绪稳定。

3.用药护理

按医嘱准确给予支气管舒张剂、糖皮质激素、静脉补液等,注意观察药物疗效及不良反应。

(1)β₂-受体激动剂:主要不良反应为偶有头痛、头晕、心悸、手指震颤等,停药或坚持用药一段时间后症状可消失;药物用量过大可引起严重心律失常,甚至发生猝死。应注意:①指导患者按需用药,不宜长期规律使用,因为长期应用可引起 β₂-受体功能下降和气道反应性增高,出现耐受性;②指导患者正确使用各种吸入装置,以保证有效吸入药物治疗剂量;③β₂-受体激动剂缓释片内含控释材料,指导患者须整片吞服。

(2)茶碱类:静脉注射浓度不宜过高,注射速度不超过每分钟 $0.25\ mg/kg$,以防中毒反应。主要不良反应有恶心、呕吐等胃肠道症状,心动过速、心律失常、血压下降等心血管症状,偶有呼吸中枢兴奋作用,甚至引起抽搐直至死亡。慎用于妊娠、发热、小儿或老年及心、肝、肾功能障碍或甲状腺功能亢进者。与西咪替丁、大环内酯类、喹诺酮类药物等合用时可影响茶碱代谢而排泄减慢,应减少用量。茶碱缓释片和控释片须整片吞服。

(3)糖皮质激素:①部分患者吸入后可出现声音嘶哑、口咽部念珠菌感染等并发症,应指导患者吸药后用清水充分漱口,减轻局部反应,减少胃肠吸收;如长期吸入剂量大于 $1\ mg/d$,应注意观察有无发生肾上腺皮质功能抑制、骨质疏松等全身不良反应。②全身用药应注意肥胖、糖尿病、高血压、骨质疏松、消化性溃疡等不良反应,宜在饭后服用,以减少对消化道的刺激。激素的用量应严格遵医嘱进行阶梯式逐渐减量,嘱患者不得擅自停药或减量。

(4)色甘酸钠:吸入后在体内无积蓄作用,一般 4 周内见效,如 8 周无效者应停用。少数患者吸入后有咽喉不适、胸部紧迫感,偶见皮疹,甚至诱发哮喘。必要时可同时吸入 β₂-受体激动剂,防止哮喘发生。

(5)其他:抗胆碱药吸入时,少数患者可有口苦或口干感。酮替芬有镇静、头晕、口干、嗜睡等不良反应,持续服药数天可自行减轻,慎用于高空作业人员、驾驶员、操作精密仪器者。LT调节剂的主要不良反应是较轻微的胃肠道症状,少数有皮疹、血管性水肿、转氨酶增高,停药后可恢复。在发作及缓解期,患者禁用阿司匹林、β₂-肾上腺素受体拮抗剂(普萘洛尔等)和其他能诱发哮喘的药物,以免诱发或加重哮喘。免疫治疗过程中有可能发生严重哮喘发作和全身变态反应,因而治疗需在有急救条件的医院进行,并严密观察患者反应。

4.病情观察

观察患者生命体征、意识、面容、出汗、发绀、呼吸困难程度、咳嗽、咳痰等,注意痰液黏稠度和量。监测呼吸音、哮鸣音变化,了解病情和治疗效果。加强对急性发作患者的监护,尤其是夜间和凌晨哮喘易发作时段,及时发现危重症状或并发症。如出现呼吸窘迫或无力、发绀明显、说话不连贯、大汗淋漓、心率增快、奇脉、哮鸣音减少、呼吸音减弱或消失等,提示病情严重或出现并发症,应及时通知医师并立即抢救。监测动脉血气分析,水电解质、酸碱平衡状况,对严重哮喘发作者,应准确记录液体出入量。

5.对症护理

注意保持呼吸道通畅,遵医嘱给予鼻导管或面罩吸氧,改善呼吸功能。一般吸氧流量为每分钟 $2\sim4L$,应根据动脉血气分析结果和患者的临床表现及时调整吸氧流量或浓度,吸入的氧气应加温、加湿,避免气道干燥和寒冷气流的刺激而加重气道痉挛。严重发作经一般药物治疗无效,缺氧不能纠正时,应协助医师进行无创机械通气,做好建立人工气道、有创机械通气的准备工作。如有气胸、纵隔气肿等严重并发症时,应立即协助医师进行排气减压。

【健康指导】

哮喘是一种气道慢性炎症性疾病,健康教育对疾病的预防和控制起着不容忽视的作用,应从帮助患者及家属获得哮喘有关的基本知识做起,通过教育使哮喘患者提高自我管理技能,以达到控制哮喘发作、改善生活质量、降低发病率和病死率的目的。

1.正确认识哮喘

强调长期防治哮喘的重要性,哮喘虽不能彻底治愈,但通过长期、适当的治疗可有效控制哮喘发作,使患者及家属树立战胜疾病的信心。

2.避免诱发因素

指导患者及家属了解诱发哮喘的各种因素,帮助患者识别个体的变应原和刺激因素,以及避免诱因的方法,如减少和避免变应原的吸入、戒烟及避免被动吸烟、避免摄入易过敏的食物、预防呼吸道感染、避免剧烈运动、忌用可诱发哮喘的药物等。

3.自我监测、预防和控制哮喘发作

帮助患者及家属了解哮喘发病机制及其本质以及发作先兆、症状等。指导患者自我监测病情,包括哮喘控制测试(ACT)、使用峰速仪监测和记录 PEFR 值及记录哮喘日记等;识别哮喘发作或加重的先兆,知晓哮喘急性发作的紧急处理方法;嘱患者随身携带止喘气雾剂,如速效 β_2-肾上腺素受体拮抗剂"万托林"等以有效预防和控制发作。

4.用药指导

指导患者及家属按医嘱正确用药,积极配合治疗,不擅自减药或停药。帮助患者了解每一种药物的药名、用法、剂量、疗效、主要不良反应及如何减少或避免不良反应的发生,尤其是糖皮质激素吸入制剂的重要性及不良反应,使患者坚持用药。

5.指导正确使用各种吸入装置

目前临床上使用的吸入装置种类较多,使用方法略有不同,在指导患者使用之前,应与患者一起仔细阅读说明书,然后演示正确使用方法,关键步骤为吸药后屏气 5~10 秒,使较小的雾粒在更远的外周气道沉降,然后再缓慢呼气。如需要 2 喷,最好休息 3 分钟后再喷第 2 次,指导患者反复练习直至正确掌握。一般先用支气管扩张剂,再用糖皮质激素等抗炎吸入剂,以更好发挥疗效。

6.心理指导

指导患者保持有规律的生活和积极、乐观的情绪,特别向患者说明发病与精神因素和生活压力的关系。指导患者自我放松技术,鼓励患者积极参加适当的体育锻炼和娱乐活动,以调整情绪,提高机体抗病能力。动员与患者关系密切的人员如家人或朋友,参与对哮喘患者的管理,为其身心健康提供各方面的支持,并充分利用社会支持系统。

7.定期门诊与急诊指导

指导患者坚持长期定期门诊随访,根据病情 1~6 个月门诊复诊 1 次;如出现哮喘加重、恶化的征象,在紧急处理的同时,应立即到医院就诊。

第五节　支气管扩张症

支气管扩张症指直径大于 2 mm 中等大小的近端支气管由于管壁肌肉和弹性组织破坏引起的异常扩张,临床表现为慢性咳嗽、咳大量脓性痰液和(或)反复咯血。随着免疫接种和抗生素的应用,本病的发病率已明显降低。

【病因与发病机制】

支气管扩张的病因有先天性和继发性,由先天性发育缺陷和遗传性疾病引起者较少见,更多为继发性,重要的发病因素是支气管-肺组织感染和支气管阻塞。

1.支气管-肺组织感染和阻塞

婴幼儿麻疹、支气管肺炎、百日咳等感染是最常见病因,反复感染对支气管管壁各层组织的破坏,削弱了平滑肌和弹性纤维对管壁的支撑作用,在咳嗽时支气管管腔内压增高,以及呼吸时胸腔负压的牵引,逐渐形成支气管扩张。支气管内膜结核引起管腔狭窄、阻塞可导致支气管扩张,肺结核纤维组织增生和收缩牵拉也可导致支气管变形扩张,由于多发于肺上叶,引流较好,痰量不多或无痰,故称之为"干性"支气管扩张。另外,肿瘤、异物吸入或因管外肿大淋巴结压迫引起支气管阻塞导致肺不张,由于失去肺泡弹性组织的缓冲,胸腔负压直接牵拉支气管管壁,也可导致支气管扩张。总之,感染引起支气管阻塞,阻塞又加重感染,两者互为因果,促使支气管扩张的发生与发展。

2.支气管先天性发育缺损和遗传因素

此类支气管扩张症较少见,如支气管先天性发育障碍、肺囊性纤维化、Kartagener 综合征等患者所发生的支气管扩张。

3.机体免疫功能失调

部分支气管扩张患者有不同程度的体液免疫和(或)细胞免疫功能异常,提示支气管扩张可能与机体免疫功能失调有关,如类风湿关节炎、系统性红斑狼疮、溃疡性结肠炎、克罗恩病、支气管哮喘等疾病可伴有支气管扩张。

【临床表现】

多数患者幼年、童年或青年期发病,呈慢性过程。典型症状如下:

(一)症状

1.慢性咳嗽

伴大量脓痰约 90% 的患者有此症状,晨起或入夜卧床时,由于体位变化,气道分泌物刺激支气管黏膜引起咳嗽、痰量增多。可根据痰量估计疾病严重程度:轻度<10 mL/d;中度 10~150 mL/d;重度>150 mL/d。呼吸道感染急性发作时,黄绿色脓痰每天可达数百毫升;伴有厌氧菌混合感染时痰有恶臭。痰液静置后可分 3 层:上层为泡沫,中层为混浊黏液,下层为脓性物和坏死组织。

2.反复咯血

从痰中带血到大量咯血,常由呼吸道感染诱发。若患者仅有反复咯血,平时无咳嗽、脓痰等呼吸道症状称之为"干性支气管扩张",其支气管扩张多发生于引流良好的部位,且不易感染。

3.反复肺部感染

由于支气管扩张,清除气道分泌物的功能降低或丧失,导致支气管引流不畅,可发生同一肺段反复感染的症状,一旦大量脓痰排出后,症状随即减轻。

4.慢性感染

中毒症状消瘦、贫血,儿童生长发育迟缓。

(二)体征

早期或干性支气管扩张可无异常肺部体征。典型变化为病变部位持续存在湿性啰音,部分患者有杵状指(趾)、贫血。如合并肺炎、肺脓肿、肺气肿等则出现相应体征。

【诊断要点】

根据反复发作的慢性咳嗽、咳大量脓性痰、反复咯血的典型临床表现,及支气管炎迁延不愈或幼年时患麻疹、百日咳的病史;听诊有性质恒定、持久存在、部位固定的湿性啰音;胸部 X 线或 CT 检查,支气管造影、纤维支气管镜检查,临床可做出诊断。注意与慢性支气管炎、肺脓肿、肺结核、先天性肺囊肿及弥漫性泛细支气管炎鉴别。

【治疗要点】

治疗原则是防治呼吸道反复感染,保持呼吸道引流通畅,必要时手术治疗。

(一)内科治疗

戒烟,避免受凉,加强营养,纠正贫血,增强体质及预防呼吸道感染。

1.保持呼吸道通畅

用祛痰剂和支气管舒张剂稀释痰液,促进排痰,保持呼吸道引流通畅。再通过体位引流或纤维支气管镜吸痰,促进脓痰引流,控制继发感染和减轻全身中毒症状。

(1)祛痰药:口服溴己新 8～16 mg、氨溴索 30 mg 或复方甘草合剂 10 mL,每天 3 次。

(2)支气管舒张药:对于支气管反应性增高或炎性刺激而导致支气管痉挛影响痰液排出的患者,可使用 β_2-受体激动剂或异丙托溴铵雾化吸入,或口服氨茶碱解除支气管痉挛。

(3)体位引流:有助于排出痰液,减少继发感染和全身中毒症状。对痰多、黏稠而不易咳出者,有时其作用强于抗生素治疗。

2.控制感染

急性感染时根据病情、痰培养及药物敏感试验选用合适抗生素控制感染。一般轻症者常口服阿莫西林或氨苄西林,第一、二代头孢菌素,氟喹诺酮类或磺胺类抗生素;重症者常需第三代头孢菌素加氨基糖苷类联合静脉用药;如有厌氧菌感染者加用甲硝唑或替硝唑。

(二)手术治疗

病灶较局限且内科治疗无效者,应考虑手术治疗;若病变较广泛,或心肺功能严重障碍者不宜手术。

(三)营养支持治疗

对营养状态差者适当予以静脉营养药,如复方氨基酸、脂肪乳等。

【常见护理诊断/问题】

1.清理呼吸道无效

与痰多黏稠、咳嗽无力、咳嗽方式有效性差有关。

2.有窒息的危险

与痰液黏稠、大咯血有关。

3.焦虑

与反复咯血及担心预后差有关。

4.营养失调：低于机体需要量

与慢性感染导致机体消耗增多、咯血有关。

【护理措施】

1.休息

急性感染或病情严重者应卧床休息。

2.饮食护理

保证患者每天饮水 1500 mL 以上，充足的水分有利于稀释痰液，使痰液易于咳出。提供高热量、高蛋白质、富含维生素饮食，以改善机体营养状况，提高抵抗力。大咯血时应暂禁食。

3.心理护理

大咯血时，医护人员应陪伴床边，使患者身心放松，防止喉头痉挛和屏气。如果患者过度紧张，可遵医嘱给予镇静剂。

4.病情观察

观察痰液的量、颜色、气味和黏稠度，咳嗽、咳痰与体位的关系，有无咯血以及咯血的量、性质，有无胸闷、气急、烦躁不安、面色苍白、神色紧张、出冷汗等异常表现，并密切观察体温、呼吸、心率、血压，做好记录。

5.用药护理

根据药敏或痰培养结果选择抗生素，并规范抗生素的使用时间；痰液黏稠者可给予 0.45% 氯化钠溶液或 2%～3% 碳酸氢钠溶液雾化吸入，达到湿化气道、稀释痰液、促进痰液排出的目的。

6.保持呼吸道通畅

患者取舒适体位，按指导进行有效咳嗽。痰液黏稠无力咳出者，可吸痰保持呼吸道通畅。重症患者在吸痰前后应提高吸氧浓度，以防吸痰引起低氧血症。大咯血时的抢救及护理参见本章第 8 节"肺结核患者的护理"。

7.体位引流

①引流前准备：向患者说明体位引流的目的及操作过程，消除其顾虑，取得患者配合。②引流宜安排在饭后 2 小时至饭前 30 分钟进行，以免引起呕吐、误吸及影响食欲。③根据病变部位不同，采取相应的体位，使病变部位处于高处，引流支气管开口向下，借助重力作用促使痰液排出。必要时，对痰液黏稠者可先进行雾化吸入或用祛痰药（溴己新、氨溴索等）稀释痰液，以提高引流效果。④引流过程中应注意观察病情变化，如出现咯血、呼吸困难、头晕、发绀、出汗、疲劳等情况应及时停止。⑤每次 15～20 分钟，每天 2～3 次。⑥引流完毕，擦净口周，漱

口,并记录排出的痰量和性质,必要时送检。体位引流不适用于生命体征不稳定、大咯血及肺功能极其低下不能耐受体位变化的患者。

【健康指导】

1.对疾病相关知识的宣教

支气管扩张为不可逆病变,患者对此要有充分认识;说服患者戒烟;指导患者和家属学会监测病情,掌握体位引流的方法。

2.避免诱发因素

积极防治麻疹、百日咳、支气管肺炎、肺结核,预防呼吸道感染,注意保暖,对预防支气管扩张有重要意义。

3.休息与活动的指导

积极参加体育锻炼,增强机体免疫力和抗病能力。生活起居要有规律,注意劳逸结合,保证适当休息,防止情绪激动和过度活动诱发咯血。

4.饮食指导

患者由于反复感染、大量排痰和反复咯血,体能消耗较大,应说明营养的补充对机体康复的重要性,使之能主动摄取必需的营养素,如高热量、高蛋白及富含维生素的饮食,增强机体的抗病能力。

第六节 肺 炎

肺炎是指终末气道、肺泡和肺间质的炎症,可由病原微生物、理化因素等引起。尽管新的强效抗生素不断投入应用,但其发病率和病死率仍然很高,其原因可能有病原体变迁、病原学诊断困难、易感人群结构改变,如社会人口老龄化、吸烟人群的低龄化、医院获得性肺炎发病率增高、不合理应用抗生素引起细菌耐药性增高、部分人群贫困化加剧等。老年人、伴有基础疾病或免疫功能低下者,如 COPD、应用免疫抑制剂、久病体衰、糖尿病、尿毒症、艾滋病等并发肺炎时病死率高。

肺炎可根据病因、解剖和患病环境加以分类。

1.按病因分类

病因学分类对于肺炎的治疗有决定性意义。

(1)细菌性肺炎,如:肺炎链球菌、金黄色葡萄球菌、甲型溶血性链球菌等需氧革兰氏阳性球菌;肺炎克雷白杆菌、流感嗜血杆菌、铜绿假单胞菌等需氧革兰氏阴性杆菌;棒状杆菌、梭形杆菌等厌氧杆菌。

(2)非典型病原体所致肺炎,如支原体、军团菌和衣原体等。

(3)病毒性肺炎,如冠状病毒、腺病毒、呼吸道合胞病毒、流感病毒等。

(4)真菌性肺炎,如白色念珠菌、曲菌、放线菌等。

(5)其他病原体所致肺炎,如立克次体(如 Q 热立克次体)、弓形虫(如鼠弓形虫)、原虫(如卡氏肺囊虫)、寄生虫(如肺包虫、肺吸虫、肺血吸虫)等。

（6）理化因素所致的肺炎,如:放射性损伤引起的放射性肺炎,重者可发展为肺广泛纤维化;吸入刺激性气体、液体等化学物质,亦可引起化学性肺炎,重者出现呼吸衰竭。变应原引起机体的变态反应或异常免疫反应时,也可出现轻重不一的呼吸系统症状。

2.按患病环境分类

（1）社区获得性肺炎（CAP）:也称院外肺炎,是指在医院外罹患的感染性肺实质炎症,包括有明确潜伏期的病原体感染而在入院后平均潜伏期内发病的肺炎。传播途径为吸入飞沫、空气或血源传播。致病菌中肺炎链球菌比例虽在下降,但仍为最主要的病原体;非典型病原体所占比例在增加;耐药菌普遍。

（2）医院获得性肺炎（HAP）:简称医院内肺炎,是指患者在入院时既不存在也不处于潜伏期,而是在住院48h后发生的感染,也包括出院后48h内发生的肺炎。常见病原体为肺炎链球菌、流感嗜血杆菌、金黄色葡萄球菌、铜绿假单胞菌、大肠杆菌、肺炎克雷白杆菌。除了医院,在老年护理院和慢性病护理院生活的人群肺炎易感性亦高,临床特征和病因学分布介于CAP和HAP之间,可按HAP处理。

3.按解剖分类

（1）大叶性肺炎:病原体先在肺泡引起炎症,经肺泡间孔（Cohn孔）向其他肺泡扩散,致使病变累及单个、多个肺叶或整个肺段,又称肺泡性肺炎。主要表现为肺实质炎症,通常不累及支气管。致病菌多为肺炎链球菌。

（2）小叶性肺炎:病变起于支气管或细支气管,继而累及终末细支气管和肺泡,又称支气管性肺炎。病灶可融合成片状或大片状,密度深浅不一,且不受肺叶和肺段限制,区别于大叶性肺炎。病原体有肺炎链球菌、葡萄球菌、病毒、肺炎支原体等。

（3）间质性肺炎:以肺间质炎症为主,包括支气管壁、支气管周围间质组织及肺泡壁。由于病变在肺间质,呼吸道症状较轻,异常体征较少。可由细菌、支原体、衣原体、病毒或卡氏肺囊虫等引起。

肺炎的治疗原则为抗感染,辅以对症治疗和支持疗法,如止咳化痰、补充营养和水分等。休克型肺炎除早期使用足量有效的抗生素外,尚需补充血容量、纠正酸中毒、应用血管活性药物和糖皮质激素。本病大部分预后良好,免疫功能低下者预后较差,其主要死因为感染性休克。

【护理评估】

（一）健康史

肺炎的发生与微生物的侵入和机体防御能力的下降有关。吸入口咽部的分泌物或空气中的细菌、周围组织感染的直接蔓延、菌血症等均可成为微生物入侵的途径;吸烟、酗酒、年老体弱、长期卧床、意识不清、吞咽和咳嗽反射障碍、慢性或重症患者、长期使用糖皮质激素或免疫抑制剂、接受机械通气及大手术者均可因机体防御机制降低而继发肺炎。注意询问病前有无着凉、淋雨、劳累等诱因,有无上呼吸道感染史;有无COPD、糖尿病等慢性病史;是否使用过抗生素、糖皮质激素、免疫抑制剂等;是否吸烟,吸烟量多少。患病后是否有食欲减退、恶心、呕吐、腹泻等表现。了解患者既往的健康状况。

(二)身体状况

1.主要症状

(1)肺炎球菌肺炎:起病急,有高热,体温在数小时内可达 39～40℃,呈稽留热型,多伴寒战、全身肌肉酸痛、食欲不振;患侧胸部疼痛,可放射到肩、腹部,咳嗽或深呼吸时加重,患者常呈患侧卧位;咳嗽、咳痰,痰中可带血,典型者痰呈铁锈色;当肺炎病变范围广泛时,引起通气与血流的比值减低,出现低氧血症,表现为呼吸困难、发绀。

(2)革兰氏阴性杆菌肺炎:由革兰氏阴性杆菌感染引起的肺炎,中毒症状较重,早期即可出现休克、肺脓肿,甚至有心包炎的表现。患者起病急,高热、咳嗽、咳痰、胸痛,可有发绀、气急、心悸。其中,痰液为黏稠脓性、痰量多、带血,颜色呈灰绿色或砖红色、胶冻状,无臭味,多见于克雷白杆菌肺炎;绿色脓痰见于绿脓杆菌感染。

(3)肺炎支原体肺炎:一般起病较为缓慢,起病初可有乏力、头痛、咽痛、咳嗽、发热、食欲不振、肌肉酸痛等表现。2～3天后出现明显的呼吸道症状,如阵发性刺激性咳嗽,咳少量黏痰或黏液脓性痰,有时痰中带血。发热可持续2～3周,多无胸痛。约有1/3病例症状不明显。

(4)葡萄球菌肺炎:起病多急骤,可有寒战、高热、胸痛、咳嗽、咳痰,痰为脓性、量多,带血丝或呈粉红色乳状,常伴头痛、全身肌肉酸痛、乏力等。病情严重者早期即可出现周围循环衰竭症状。院内感染者通常起病较隐袭,体温逐渐上升,且有脓痰。

(5)病毒性肺炎:临床症状通常较轻,与支原体肺炎的症状相似。起病较急,发热、头痛、全身酸痛、乏力等较为突出,以后逐渐出现咳嗽、咳少量白色黏液痰、咽痛等呼吸道症状,少有胸痛。婴幼儿及老年人易发生重症病毒性肺炎,表现为呼吸困难、发绀、嗜睡、精神萎靡,严重者可发生休克、心力衰竭、呼吸衰竭等并发症。

2.护理体检

(1)肺炎球菌肺炎患者多呈急性病容,双颊绯红,皮肤干燥,口角和鼻周可出现单纯性疱疹。有败血症者,皮肤黏膜可有出血点,巩膜黄染,心率增快或心律不齐。早期肺部体征无明显异常,肺实变时有典型体征,如呼吸动度减低、语颤增强、叩诊呈浊音,并可闻及支气管呼吸音,消散期可闻及湿啰音。

(2)革兰氏阴性杆菌肺炎病变范围大者可有肺实变体征,双肺下野及背部可闻及湿啰音。肺炎支原体肺炎患者体征多不明显,可有咽部中度充血,肺部干、湿啰音,耳镜可见鼓膜充血甚至出血。病毒性肺炎胸部体征不突出,有时偶可在下肺闻及湿啰音。

3.并发症

休克型或中毒性肺炎可发生于多种病原体所致的肺炎。肺炎球菌引起者,病情一般较轻;金黄色葡萄球菌及革兰氏阴性杆菌引起者,多较险恶。一般多在肺炎早期发生,有高热或体温不升,血压降到 80/50 mmHg 以下,四肢厥冷、多汗,少尿或无尿,脉快,心音弱,伴烦躁、嗜睡及意识障碍等表现。

(三)心理-社会状况

肺炎起病多急骤,短期内病情严重,加之高热和全身中毒症状明显,患者及家属常深感不安。当出现较严重的并发症时,患者会表现出忧虑和恐惧。

【主要护理诊断/问题】

(1)气体交换受损:与肺部病变广泛所致有效呼吸面积减少有关。

(2)清理呼吸道无效:与痰液过多、黏稠或咳痰无力有关。

(3)体温过高:与肺部感染有关。

(4)疼痛:与炎症累及胸膜有关。

(5)潜在并发症:感染性休克:与细菌毒素直接损害微循环,引起组织灌注不足有关。

【护理目标/评价】

(1)患者呼吸平稳,发绀消失。

(2)咳嗽、咳痰症状减轻,呼吸道通畅。

(3)体温逐渐恢复至正常范围。

(4)患者疼痛减轻或消失。

(5)感染控制,未发生休克。

【护理措施】

(一)改善呼吸状况

(1)急性期要强调卧床休息的重要性,尤其对于体温尚未恢复正常的患者。卧床休息可以减少组织耗氧量,利于机体组织的修复。协助患者取半卧位,以增强肺通气量,减轻呼吸困难。应尽量将治疗、检查与护理操作集中进行,避开患者的睡眠和进餐时间,以确保患者得到充分的休息。

(2)注意患者呼吸频率、节律、深度和形态的改变;观察皮肤黏膜的色泽和意识状态;监测白细胞计数和分类、动脉血气分析结果。气急发绀者用鼻导管或鼻塞法给氧,流量一般为 2～4 L/min,以迅速提高血氧饱和度,纠正组织缺氧,改善呼吸困难,使患者呼吸渐趋平稳,发绀减轻或消失。

(3)室内应阳光充足、空气新鲜,室内通风每日 2 次,每次 15～30 min,但要注意避免患者受凉。病房环境保持整齐、清洁、安静和舒适,并适当限制探视。室温应保持在 18～20℃,湿度以 55%～60% 为宜,以防止因空气过于干燥、气管纤毛运动功能降低而导致排痰不畅。

(二)清除痰液,保持气道通畅

指导患者进行有效的咳嗽,协助排痰,采取翻身、拍背、雾化吸入等措施。对痰量较多且不易咳出者,可遵医嘱应用祛痰剂。

(三)监测体温,观察病情

1.观察体温

每 4h 测量体温、脉搏和呼吸一次,体温骤变时应随时测量并记录。观察体温热型及变化规律,高热时予以物理降温,寒战时应注意保暖,适当增加被褥。高热持续不退者,应遵医嘱给予解热镇痛药物。

2.补充营养和水分

高热时消化吸收能力降低,机体分解代谢增加,糖类、蛋白质、脂肪及维生素等营养物质消耗增多,故应给予高热量、高蛋白质、维生素丰富、易消化的流质或半流质饮食。鼓励患者多饮水,每日摄水量应在 2000 mL 以上。高热、暂不能进食者则需静脉补液,但须注意控制滴速,以免引起肺水肿。

(四)缓解不适,加强身心护理

1.缓解疼痛

胸痛患者宜采取患侧卧位,通过减小呼吸幅度来减轻局部疼痛。对早期干咳而胸痛明显者,可遵医嘱使用镇咳剂治疗,如可卡因等。

2.保持口腔、皮肤的清洁

高热时,由于水分消耗过多及胃肠道消化吸收障碍,导致体液不足,唾液分泌减少,引起口腔黏膜干燥、口唇干裂,出现疱疹、炎症甚至口腔溃疡。因此,应定时清洁口腔,保持口腔的清洁湿润,在清晨、餐后及睡前协助患者漱口,口唇干裂可涂润滑油保护。患者退热时,出汗较多,应勤换床单、衣服,保持皮肤干燥清洁。

3.心理护理

以通俗易懂的语言耐心地讲解有关疾病的知识,各种检查、治疗和护理的目的,解除患者紧张、焦虑等不良心理,使之身心愉快,并积极主动配合各项操作,促进疾病的迅速康复。

(五)休克型肺炎的观察与护理

(1)将患者安置在监护室,抬高头胸部和下肢约30°,取仰卧位,以利于呼吸和静脉血的回流,增加心排血量。尽量减少搬动,注意保暖。

(2)迅速采用鼻导管吸氧,流量为4～6 L/min,维持 PaO_2 ＞60 mmHg。如患者发绀明显或发生抽搐时需适当加大吸氧浓度,以改善组织器官的缺氧状态。给氧前应注意清除气道内分泌物,保证呼吸道通畅,达到有效吸氧。高流量吸氧,

(3)迅速建立两条静脉输液通道,遵医嘱给予扩容、纠正酸中毒、应用血管活性药物和糖皮质激素等抗休克治疗及应用抗生素进行抗感染治疗,以恢复正常组织灌注,改善微循环功能。

1)扩充血容量:扩充血容量是抗休克的最基本措施。一般先输低分子右旋糖酐,以迅速扩充血容量、降低血黏稠度、疏通微循环、防止 DIC 的发生;继之输入5%葡萄糖盐水、复方氯化钠溶液、葡萄糖溶液等。输液速度应先快后慢,输液量宜先多后少,随时监测患者一般情况、血压、尿量、尿比重、血细胞比容等;可在中心静脉压的监测下决定补液的量和速度,中心静脉压＜5 cm H_2O 可放心输液,达到 10 cmH_2O 应慎重,输液不宜过快,以免诱发急性心力衰竭。下列证据提示血容量已补足:口唇红润、肢端温暖、收缩压＞90 mmHg、尿量＞30 mL/h。如血容量已补足,尿量＜400 mL/d,尿比重＜1.018,应及时报告医生,注意有无急性肾衰竭。

2)纠正酸中毒:纠正酸中毒可以增强心肌收缩力,改善微循环。常用5%碳酸氢钠溶液静脉滴注。碱性药物因配伍禁忌较多,可集中先行输入,后给予其他药物。

3)血管活性药物:在补充血容量和纠正酸中毒后,末梢循环仍无改善时可应用血管活性药物,如多巴胺、酚妥拉明、间羟胺等。血管活性药物应由单独一路静脉输入,并随时根据血压的变化来调整滴速,维持收缩压在 90～100 mmHg 为宜,以保证重要器官的血液供应。若滴入剂量不足或速度过慢,则血压不能很快回升;若滴注速度太快或浓度过高,患者就会出现剧烈头痛、头晕、恶心、呕吐及烦躁不安的表现,故应注意观察用药后的反应。滴注多巴胺时,要注意药液不得外溢至组织中,以免引起局部组织的缺血坏死。

4)抗感染治疗:应早期使用足量有效的抗生素,重症患者常需联合用药并经静脉给药。用

药过程中应注意观察疗效和毒副作用,发现异常及时报告并处理。

5)糖皮质激素的应用:病情严重、经以上药物治疗仍不能控制者,可使用糖皮质激素,以解除血管痉挛,改善微循环,稳定溶酶体膜,以防溶酶体酶的释放,从而达到抗休克的作用。常用氢化可的松、地塞米松加入葡萄糖液中静脉滴注。

(六)用药护理

注意观察药物的疗效和毒副作用,发现异常及时报告。

本病一经诊断应立即开始抗生素治疗。肺炎球菌肺炎应首选青霉素 G。用药途径及剂量视病情轻重及有无并发症而定。对于成年轻症患者,可用 240 万单位/日,分 3 次肌内注射;病情较重者,可用 240 万~480 万单位/日,静脉滴注,每 6~8 h 一次;重症及并发脑膜炎者,每日剂量可增至 1000 万~3000 万单位,分 4 次静脉滴注。静脉滴注时,每次量尽可能在 th 内滴完,以维持有效血浓度。对青霉素过敏者,可用喹诺酮类、头孢菌素等。抗生素疗程一般为 14 天,或在热退后 3 天停药,或由静脉用药改为口服,维持数日。

革兰氏阴性杆菌肺炎的预后较差,病死率高,故及早使用有效抗生素,使用之前应做药敏试验。院内感染的重症肺炎在未明确致病菌前,即可给予氨基糖苷类抗生素与半合成青霉素或第二、第三代头孢菌素。宜大剂量、长疗程、联合用药,以静脉滴注为主,辅以雾化吸入。目前,针对克雷白杆菌肺炎,主要是用第二、第三代头孢菌素联合氨基糖苷类抗生素。对绿脓杆菌有效的抗生素有 β-内酰胺类、氨基糖苷类及氟喹诺酮三类。流感嗜血杆菌肺炎的治疗首选氨苄西林,氨基糖苷类抗生素与红霉素联用亦有协同作用。使用氨基糖苷类抗生素时,要注意观察药物对肾功能及听神经的损害,如出现尿量减少、管型尿、蛋白尿、尿比重下降或血尿素氮、肌酐升高,或耳鸣、眩晕甚至听觉障碍等,应及时通知医生予以调整剂量或改用其他有效的抗生素。

肺炎支原体肺炎可在 3~4 周自行消散。早期使用适当的抗生素可以减轻症状,缩短疗程至 7~10 日。治疗首选大环内酯类抗生素,如红霉素,成人每日剂量 2g。口服红霉素因食物会影响其吸收,故应在进食后一段时间给药,口服红霉素前或当时,嘱患者不要饮用酸性饮料(如橘子汁等)以免降低疗效。红霉素静滴时速度不宜过快,浓度不宜过高,以免引起疼痛及静脉炎。罗红霉素、阿奇霉素疗效亦佳,且不良反应少。

葡萄球菌肺炎宜早期选用敏感的抗菌药物,如青霉素 G,用量通常大于常规剂量。近年来,金黄色葡萄球菌对青霉素 G 的耐药率已高达 90% 左右。因此,可选用耐青霉素酶的半合成青霉素或头孢菌素。如苯唑西林钠、头孢呋辛钠等。临床选择抗生素时应参考细菌培养的药物敏感试验。

对于病毒性肺炎,主要以对症治疗为主。可选用抗病毒药物,如金刚烷胺、利巴韦林(病毒唑)、阿昔洛韦、阿糖腺苷等。抗生素治疗无效,同时还可选用中草药和生物制剂治疗。若继发细菌感染,可选用相应抗生素。

(七)健康指导

(1)向患者介绍有关肺炎的基本知识,避免受凉、过劳或酗酒,平时应注意锻炼身体,尤其要加强耐寒锻炼,并协助制定和实施锻炼计划。

(2)增加营养物质的摄取,保证充足的休息睡眠时间,以增加机体的抵抗力。

（3）老年人及久病卧床的慢性患者,更应根据天气的变化随时增减衣物,积极避免各种诱因,预防呼吸道感染。必要时可进行预防接种。

（4）出院后需继续用药者应做好用药指导,了解药物的作用、用法、疗程和不良反应,定期随访。

第七节　肺脓肿

肺脓肿(lung abscess)是由多种病原菌引起的肺部化脓性感染。早期为肺组织的化脓性炎症,继而坏死、液化,由肉芽组织包绕形成脓肿。临床特征为高热、咳嗽和咳大量脓臭痰,典型 X 线显示肺实质圆形空腔伴含气液平面。本病可见于任何年龄,青壮年男性及年老体弱有基础疾病者多见。自抗生素广泛应用以来,肺脓肿发病率明显降低。

急性肺脓肿的主要病原体是细菌,包括厌氧、需氧和兼性厌氧菌。厌氧菌感染占主要地位。免疫力低下者,如接受化学治疗、白血病或艾滋病患者,其病原菌也可为真菌。根据不同病因和感染途径,肺脓肿可分为以下三种类型。①吸入性肺脓肿:临床上最多见的类型,病原体多为厌氧菌。病原体经口、鼻、咽吸入致病,误吸是主要原因。在极度疲劳、熟睡、神志不清、意识障碍、全身麻醉或气管插管等情况下容易发生误吸,龋齿、牙槽脓肿、扁桃体炎、鼻窦炎等脓性分泌物,口、鼻、咽部手术后的血块、呕吐物等,经气管吸入肺内,造成细支气管阻塞,病原菌迅速繁殖致病。吸入性肺脓肿常为单发性,右总支气管较粗而陡直,故右侧多发。②继发性肺脓肿:可继发于某些肺部疾病,如细菌性肺炎、支气管扩张、空洞型肺结核、支气管囊肿、支气管肺癌等感染。支气管异物堵塞,是导致小儿肺脓肿的重要因素。邻近器官的化脓性病变蔓延至肺,如食管穿孔感染、膈下脓肿、肾周围脓肿及脊柱脓肿等均可波及肺组织引起肺脓肿。③血源性肺脓肿:因皮肤外伤感染、疖、痈、骨髓炎所致的败血症及脓毒血症,病原菌、脓栓经血行播散到肺,引起小血管栓塞、肺组织化脓性炎症、坏死而形成肺脓肿。致病菌多为金黄色葡萄球菌、表皮葡萄球菌等。

本病的治疗原则是抗生素治疗和痰液引流。一般选用青霉素,对青霉素过敏或不敏感者,可用林可霉素、克林霉素或甲硝唑等药物,疗程宜持续 8～12 周,直至胸片上空洞和炎症完全消失,或仅有少量稳定的残留纤维化。若疗效不佳,要注意根据细菌培养和药物敏感试验结果选用有效抗菌药物。痰液引流可缩短病程,提高疗效。若急性肺脓肿治疗不彻底,或支气管引流不畅,导致大量坏死组织残留脓腔内,炎症持续存在,转变为慢性肺脓肿。临床上对 3～6 个月或更长时间不能愈合的肺脓肿,称慢性肺脓肿。下列情况考虑手术治疗:①肺脓肿病程超过 3 个月,经内科治疗,病变未见明显吸收,并有反复感染,或脓腔过大(直径＞5cm)不易吸收者。②大咯血内科治疗无效或危及生命者。③并发支气管胸膜瘘或脓胸经抽吸、冲洗治疗效果不佳者。④怀疑肿瘤阻塞时。

【护理评估】

（一）健康史

评估有无脑血管意外、气道阻塞、化疗、应用免疫抑制剂、口腔及上呼吸道感染(如龋齿、牙龈脓肿、扁桃体炎、鼻窦炎等)、肺部疾病(如细菌性肺炎、慢性纤维空洞型肺结核、支气管扩张、支气管肺癌等)、邻近器官化脓性感染(如食管穿孔感染、膈下脓肿、肾周围脓肿及脊柱脓肿等)、皮肤感染、骨髓炎等。患者有无全身麻醉、受寒等病史。

(二)身体状况

1.主要症状

急性肺脓肿患者,起病急骤,寒战、高热,体温达 39～40℃,伴有咳嗽、咳少量黏液痰或黏液脓性痰,厌氧菌感染时痰带腥臭味。病变范围大时,可有气急伴精神不振、全身乏力和食欲减退。炎症累及胸膜,可出现患侧胸痛。如感染不能及时控制,于发病的 10～14 天,突然咳出大量脓臭痰及坏死组织,每天量可达 300～500 mL,静置后可分为 3 层。咳出大量脓痰后,体温开始下降,全身症状随之好转。约 1/3 患者有不同程度的咯血。偶有因大量脓痰、咯血而突然窒息死亡者。一般情况下,数周内逐渐恢复正常。若肺脓肿破溃到胸膜腔,则有突发性胸痛、气急,出现脓气胸。血源性肺脓肿多先有原发病灶引起的畏寒、高热等全身脓毒血症的表现,经数日或数周后才出现咳嗽、咳痰,痰量不多,极少咯血。慢性肺脓肿患者除咳嗽、咳脓痰、反复发热和咯血外,还有贫血、消瘦等慢性消耗症状,持续数周至数月。

2.护理体检

肺部体征与肺脓肿的大小、部位有关。病变大而浅表者,可有实变体征,异常支气管呼吸音;病变累及胸膜,有胸膜摩擦音或胸腔积液体征。慢性肺脓肿常有杵状指(趾)、贫血和消瘦。血源性肺脓肿体征多为阴性。

3.并发症

有脓胸、脓气胸和支气管胸膜瘘等。

【主要护理诊断/问题】

(1)体温过高:与肺组织炎症性坏死及脓液阻塞支气管有关。

(2)清理呼吸道无效:与大量脓痰聚积有关。

(3)营养失调:低于机体需要量:与肺部感染导致机体消耗增加有关。

(4)潜在并发症:脓胸、脓气胸、支气管胸膜瘘、转移性脓肿。

【护理目标/评价】

(1)体温逐渐恢复正常。

(2)咳嗽、咳痰症状减轻,呼吸道通畅。

(3)营养改善,体重逐渐恢复正常。

(4)未发生脓胸、脓气胸、支气管胸膜瘘、转移性脓肿。

【护理措施】

(一)保持呼吸道畅通

1.环境与休息

肺脓肿患者咳痰量大,常有厌氧菌感染,痰有臭味,应经常开窗、通风,保持室内空气流通和适宜的温湿度,注意保暖,避免受凉。急性期应卧床休息,症状好转后适当增加活动量。

2.病情观察

要注意观察痰的颜色、性质、气味和静置后是否分层。准确记录 24h 痰液排出量。当发现血痰时,应及时报告医生;咯血量大时需严密观察病情变化,准备好抢救药品和用品,嘱患者取患侧卧位,头偏向一侧,警惕大咯血或窒息的突然发生。对呼吸困难、发绀、胸痛明显者,应警惕脓气胸发生。

3.排痰护理

应鼓励患者进行有效的咳嗽,经常活动和变换体位,以利痰液排出。鼓励患者增加液体摄入量,使脓痰稀释易于咳出。给予雾化吸入,以利痰液稀释、排出。痰液引流是治疗肺脓肿的重要措施,身体状况允许时可采用体位引流,有利于大量脓痰排出体外,减轻感染程度。根据病变部位采用肺段、支气管引流的体位,使支气管内痰液借重力作用,经支气管、气管排出体外。对脓痰甚多,且体质虚弱的患者应监护,以免大量脓痰涌出但无力咳出而窒息。年老体弱、呼吸困难明显者或在高热、咯血期间不宜行体位引流。必要时应用负压吸痰。

4.口腔护理

肺脓肿患者高热时间较长,唾液分泌减少,口腔黏膜干燥;同时大量脓臭痰利于细菌繁殖,易引起口腔炎及黏膜溃疡;大量抗生素的应用,易因菌群失调诱发真菌感染。因此要在晨起、饭后、睡前、体位引流后协助患者漱口,做好口腔护理。

5.用药护理

遵医嘱给予抗生素、祛痰药、支气管舒张药,注意观察药物疗效及不良反应。

(二)改善营养状况

评估患者的营养状况,制定切实可行的饮食营养摄入计划。营造良好的进餐环境,保证食物的色、香、味,以增进食欲及促进消化液的分泌。应给予清淡、易消化的高热量、高蛋白质、高维生素、低脂肪饮食,摄入足够热量及水分,必要时静脉增加营养。每周监测体重。

(三)健康指导

(1)指导患者应彻底治疗口腔、上呼吸道慢性感染病灶如龋齿、化脓性扁桃体炎、鼻窦炎、牙周溢脓等。重视口腔清洁,经常漱口,多饮水,预防口腔炎的发生。积极治疗皮肤外伤感染、痈、疖等化脓性病灶,不挤压痈、疖,防止血源性肺脓肿的发生。不酗酒。

(2)教会患者有效咳嗽及时排出呼吸道异物,防止吸入性感染。指导慢性病、年老体弱患者家属经常为患者翻身、叩背,促进痰液排出。

(3)抗生素治疗非常重要,但需时较长,为防止病情反复,应遵从治疗计划。

第八节　肺结核

肺结核是由结核杆菌侵入人体引起的肺部慢性传染性疾病。排菌肺结核患者为重要传染源。结核杆菌可累及全身多个脏器,但以肺结核最常见,临床常有低热、乏力等全身症状和咳嗽、咯血等呼吸系统表现。据世界卫生组织报道,目前结核杆菌感染者占全球人口近1/3,其中活动性肺结核患者约2000万,每年新发结核患者800万~1000万,每年约有180万人死于结核病,结核病已成为全世界成人因传染病死亡的主要疾病之一。我国是全球22个结核病高负担国家之一,活动性肺结核患者数居世界第2位,应引起人们的高度关注。

【病因与发病机制】

(一)结核杆菌

结核杆菌属分枝杆菌,分为人型、牛型及鼠型等种类。前两型,尤其是人型是人类结核病的主要病原菌;牛型结核杆菌可经饮用未消毒的带菌牛奶引起肠道结核杆菌感染。结核杆菌具有以下生物学特性:

1.抗酸性结核杆菌

耐酸染色呈红色,可抵抗盐酸酒精的脱色作用,故又称抗酸杆菌。一般细菌无抗酸性,因此,抗酸染色是鉴别分枝杆菌和其他细菌的方法之一。

2.生长缓慢结核杆菌

为需氧菌,其适宜温度为37℃;生长缓慢,增殖一代需14~20小时;对营养有特殊要求,培养时间一般为2~8周。

3.抵抗力强结核杆菌

对干燥、低温、酸、碱的抵抗力较强,在干燥环境中可存活数月或数年,在室内阴暗、潮湿处可存活数月。结核杆菌的灭菌方法:①焚烧:将痰吐在纸上直接焚烧是最简易的灭菌方法;②紫外线:结核杆菌对紫外线较敏感,衣服、被褥在阳光下曝晒2~7小时可杀菌,病房空气常用紫外线灯照射消毒30分钟可达到杀菌作用;③湿热:湿热对结核杆菌杀伤力强,煮沸5分钟即可杀死结核杆菌;④化学消毒剂:70%的乙醇在2分钟内可杀灭结核杆菌;含氯消毒剂对结核杆菌有较强的杀灭作用,1000 mg/L有效氯在不含有机物条件下作用4分钟,可杀灭结核杆菌,一般性污染物可用2000 mg/L有效氯浸泡30分钟达到消毒目的。

4.菌体成分复杂结核杆菌

菌体成分复杂,主要是类脂质、蛋白质和多糖类。类脂质占总量50%~60%,与病变组织坏死、干酪液化、空洞发生以及结核变态反应有关。菌体蛋白质以结合形式存在,是结核菌素的主要成分,可诱发皮肤变态反应。多糖类与免疫应答有关。

(二)结核病的传播

1.传染源

肺结核的传染源是排菌的肺结核患者,传染性的大小取决于痰内菌量的多少。直接涂片法查出结核杆菌者属于大量排菌,直接涂片阴性而培养阳性者属微量排菌。

2.传播途径

主要经呼吸道飞沫传播,通过咳嗽、打喷嚏、大笑、大声谈话、随地吐痰等方式把含有结核杆菌的微滴排到空气中而传播;经消化道和皮肤等途径传播现已少见。

3.易感人群

①遗传学因素:黑人和因纽特人易感性高;②未接种卡介苗的新生儿或接种卡介苗后免疫力自然消退的儿童;③免疫力降低者,如老年人、糖尿病患者、艾滋病患者以及长期使用皮质激素、免疫抑制剂药物的患者;④营养不良、过度劳累、居住拥挤、流动人口等;⑤与肺结核患者密切接触者,如肺结核患者的家庭成员、医务人员。

4.影响传染性的因素

肺结核传染性的大小取决于患者排出结核杆菌量的多少、空间含结核杆菌微滴的密度及通风情况、接触的密切程度和时间长短及接触者个体的免疫力状况。通风换气减少空间微滴密度是减少肺结核传播的有效措施。

(三)结核杆菌感染和肺结核的发生与发展

结核病在人体的发生有两个阶段:第一阶段是个体受到结核杆菌的感染;第二阶段是感染的个体发展为结核病,在感染后的两年内发展为活动性结核病的风险最大,潜伏感染可持续终身。

1.原发感染

当首次吸入含菌微滴后,是否感染取决于结核杆菌的毒力和肺泡内巨噬细胞固有的吞噬杀菌能力。如果结核杆菌能够存活并在肺泡内巨噬细胞内、外生长繁殖,这部分肺组织即出现炎性病变,称为原发病灶。原发病灶中的结核杆菌沿着肺内引流淋巴管到达肺门淋巴结,引起淋巴结肿大,原发病灶和肿大的气管、支气管及淋巴结合称为原发复合征。大多数病灶可自行吸收或钙化,但仍然有少量结核杆菌没被消灭,长期处于休眠期,成为继发性结核的潜在来源。少数患者因免疫反应强烈或免疫力低下,原发病灶可扩大呈干酪样坏死,形成空洞或干酪样肺炎。

2.结核病的免疫和迟发性变态反应

(1)免疫力:结核病主要的免疫保护机制是细胞免疫。人体对结核杆菌的免疫力分为非特异性免疫力(先天或自然免疫力)和特异性免疫力(后天性免疫力),特异性免疫力是通过接种卡介苗或感染结核杆菌后所获得的免疫力,其免疫力强于自然免疫。机体免疫力强可防止发病或使病情减轻,而营养不良、婴幼儿、老年人、糖尿病、硅沉着病(硅肺)、艾滋病及使用糖皮质激素、免疫抑制剂等使人体免疫功能低下时,容易受结核杆菌感染而发病,或使原有稳定的病灶重新活动。

(2)变态反应:结核杆菌侵入人体后4~8周,组织对结核杆菌及其代谢产物所发生的敏感反应称为变态反应,为第Ⅳ型(迟发型)变态反应,可通过结核菌素试验来测定。

(3)科赫(Koch)现象:科赫观察到,将结核杆菌皮下注射到未感染的豚鼠,10~14天后注射局部皮肤红肿、溃烂,形成深溃疡,不愈合,最后豚鼠因结核杆菌播散至全身而死亡;而对4~6周前受少量结核杆菌感染和结核菌素皮肤试验阳转的豚鼠,皮下注射同等剂量的结核杆菌,2~3天后局部出现红肿,形成浅表溃烂,继之较快愈合,无淋巴结肿大,无播散和死亡。这种机体对结核杆菌初次感染和再次感染所表现出不同反应的现象称为科赫(Koch)现象,较快的局部红肿和表浅溃烂是由结核菌素诱导的迟发性变态反应的表现;结核杆菌无播散,引流淋巴结无肿大、溃疡较快愈合是免疫力增强的反应。

3.继发性结核

继发性结核病指原发性结核感染时期遗留的潜在病灶中的结核杆菌重新活动而发生的结核病,又称为内源性复发。另一种观点认为继发性结核病是由于受到结核杆菌地再感染而发病,称为外源性重染。继发性肺结核的发病方式有两种,一种发病慢,症状少而轻,多发生在肺尖或锁骨下,痰涂片阴性,预后良好;另一种发病快,几周时间即出现广泛病变、空洞和播散,痰涂片阳性,这类患者多为青春期女性或营养不良、抵抗力低下及免疫功能受损者。继发性肺结核病有明显的临床症状,容易出现空洞和排菌,具有传染性,是防治工作的重点。痰涂片检查阳性的肺结核不经治疗,预后极差,5 年内死亡率约为 50%,另各有 25% 发展为慢性排菌者和自然痊愈。

4.结核病的基本病理改变

其基本病理变化是炎性渗出、增生(结核结节形成)和干酪样坏死,以破坏与修复同时进行为特点,上述 3 种病理变化多同时存在,或以某种变化为主,且可相互转化,此取决于结核杆菌的感染量、毒力大小以及机体的抵抗力和变态反应状态。渗出性病变主要出现在结核性炎症初期或病变恶化复发时;当病灶内菌量少而机体抵抗力较强或病变处于恢复阶段时则以增生性病变为主;干酪样坏死病变多发生在结核杆菌毒力强、感染菌量多、机体超敏反应增强、抵抗力低下的情况下。干酪样坏死镜检为红染无结构的颗粒状物质,含脂质多,肉眼观察坏死组织呈黄色,状似乳酪,故称干酪样坏死,是结核病的特征性病理改变。坏死组织液化排出形成空洞。干酪灶内含结核杆菌量大,传染性强,肺组织坏死已不可逆。

【临床表现】

各型肺结核的临床表现具有以下共同之处:

(一)症状

1.全身症状

发热最常见,多为长期午后低热;部分患者有乏力、自汗、食欲减退、体重减轻;育龄女性可有月经失调或闭经。

2.呼吸系统症状

(1)咳嗽、咳痰:多为干咳或有少量白色黏液痰;有空洞形成或合并细菌感染时,痰量增多;合并支气管内膜结核者为刺激性咳嗽。

(2)咯血:1/3~1/2 的患者出现不同程度咯血,多为小量咯血,少数人可大量咯血,甚至发生失血性休克或窒息。

(3)胸痛:病变累及壁层胸膜时出现胸痛,性质多为刺痛,并随呼吸和咳嗽而加重。

(4)呼吸困难:多见于病变广泛、大量胸腔积液、干酪样肺炎或纤维空洞性肺结核患者。

(二)体征

肺结核患者的体征取决于病变的性质和范围,病变范围小或深者多无异常体征;当肺部渗出病变范围较大时可有肺实变体征;慢性纤维空洞型肺结核或胸膜粘连增厚者可出现胸廓塌陷,纵隔及气管向患侧移位;结核性胸膜炎早期有局部性胸膜摩擦音,以后有胸腔积液体征;支气管结核可有局限性哮鸣音。

(三)并发症

可合并自发性气胸、脓气胸、支气管扩张等;结核杆菌可随血行播散并发淋巴结、脑膜、骨及泌尿生殖器官等肺外结核。

【诊断要点】

(一)肺结核分类标准

1.原发型肺结核

原发型肺结核包括原发复合征和胸内淋巴结结核,多见于儿童及从偏远山区、农村初次进城的成人。症状多轻微而短暂,有结核病家庭接触史,结核菌素试验多为强阳性。X线胸片表现为哑铃型阴影,即原发病灶、引流淋巴管炎和肿大的肺门淋巴结,形成典型的原发复合征。原发病灶一般吸收较快,不留任何痕迹。

2.血行播散型肺结核

包括急性血行播散型肺结核(急性粟粒型肺结核)、亚急性及慢性血行播散型肺结核。急性粟粒型肺结核常见于婴幼儿和青少年,特别是营养不良、长期应用免疫抑制剂导致免疫力低下时,大量结核杆菌在较短时间内多次侵入血循环,血管通透性增加,结核杆菌进入肺间质,并侵犯肺实质,形成典型的粟粒大小的结节。起病急,有全身毒血症状,常伴发结核性脑膜炎。X线显示双肺满布粟粒状阴影,大小、密度和分布均匀,结节直径 2 mm。若人体抵抗力较强,少量结核杆菌分批经血液循环进入肺部,病灶常大小不均匀、新旧不等,在双上、中肺野呈对称性分布,为亚急性或慢性血行播散型肺结核。

3.继发型肺结核

多见于成人,病程长,易反复。X线表现为多态性,好发在上叶尖后段和下叶背段。痰结核杆菌检查常为阳性。

(1)浸润性肺结核:浸润渗出性结核病变和纤维干酪增殖病变多发生在肺尖和锁骨下。X线显示为片状、絮状阴影,可融合和形成空洞。渗出病变易吸收,纤维干酪增殖病变吸收很慢,可长期无变化。

(2)空洞性肺结核:由于干酪渗出病变溶解形成空洞,洞壁不明显,有多个空腔,形态不一。空洞性肺结核多有支气管播散,临床表现为发热、咳嗽、咳痰和咯血等。空洞性肺结核患者痰中常有排菌。

(3)结核球:干酪样坏死灶部分消散后,周围形成纤维包膜;或空洞的引流支气管阻塞,空洞内干酪样物质不能排出,凝成球形病灶,称"结核球"。

(4)干酪样肺炎:发生于免疫力低下、体质衰弱、大量结核杆菌感染的患者,或有淋巴结支气管瘘,淋巴结中的大量干酪样物质经支气管进入肺内。大叶性干酪样肺炎X线呈大叶性密度均匀的磨玻璃状阴影,逐渐出现溶解区,呈虫蚀样空洞,可有播散病灶,痰中能查出结核杆菌。小叶性干酪样肺炎的症状和体征比大叶性干酪样肺炎轻,X线呈小叶斑片播散病灶,多发生在双肺中下部。

(5)纤维空洞性肺结核:病程长,反复进展恶化,肺组织破坏及肺功能受损严重,双侧或单侧出现纤维厚壁空洞和广泛的纤维增生,造成肺门抬高,肺纹理呈下垂样,纵隔向患侧移位,健侧代偿性肺气肿。

4.结核性胸膜炎

包括结核性干性胸膜炎、结核渗出性胸膜炎、结核性脓胸。

5.其他肺外结核

按部位和脏器命名,如骨关节结核、肾结核、肠结核等。

6.菌阴肺结核

指3次痰涂片及1次痰培养阴性的肺结核。

(二)诊断要点

活动性与转归的判断应根据患者的临床表现、X线胸片及痰菌等进行综合判断,可有以下3期转归:①进展期:应具备下述1项:新发现的活动性病变,新出现空洞或增大,痰菌阳转,病变较前增多、恶化;②好转期:病变较前吸收好转,痰菌减少或阴转,空洞缩小或闭合,需具备上述1项;③稳定期:病变无活动性,空洞关闭,痰菌阴性(每月至少查痰1次)持续6个月以上。若空洞仍然存在,则痰菌需持续阴性1年以上。

1.菌(涂)阳肺结核病

(1)初诊肺结核病患者,直接痰涂片镜检2次痰菌阳性;

(2)1次涂片阳性+1次培养阳性;

(3)虽1次涂片阳性,但经病例讨论会或主管专业医师确认,胸片显示活动性肺结核病变阴影。

2.菌(涂)阴肺结核病

(1)典型肺结核病临床和胸部X线表现;

(2)抗结核治疗有效;

(3)临床可排除其他非结核性肺部疾患;

(4)PPD强阳性,血清抗结核抗体阳性;

(5)痰结核菌PCR+探针检测呈阳性;

(6)肺外组织病理证实结核病变;

(7)支气管肺泡灌洗液检出抗酸分枝杆菌;

(8)支气管或肺组织病理证实结核病变。

具备(1)~(6)中3项或(7)~(8)中任何1项可确诊。

(三)肺结核的记录方式

按结核病分类、病变部位、范围、痰菌情况、化学治疗史书写。

1.病变范围及空洞部位

按左右侧,分上、中、下肺野记述;空洞以"0"表示。

2.痰查结核杆菌

痰菌阳性或阴性分别以(+)或(-)表示,以"涂""培"分别代表涂片和培养的方法。

3.治疗状况

(1)初治:①未开始抗结核治疗的患者;②正进行标准化疗方案而未满疗程的患者;③不规则化学治疗未满1个月的患者。符合1项即为初治。

(2)复治:①初治失败的患者;②规则用药满疗程后痰菌又复阳的患者;③不规律化学治疗超过1个月的患者或慢性排菌患者。符合1项即为复治。

记录举例:继发型肺结核,双上涂(+),复治。

【治疗要点】

(一)化学治疗(化疗)

化疗原则是早期、联合、适量、规律和全程。化疗目的是彻底杀灭结核病变中静止或代谢缓慢的结核杆菌,防止获得性耐药菌的产生,使患者达到临床治愈和生物学治愈。

1.早期

对所检出和确诊患者均应立即给予化学治疗,早期化疗有利于迅速发挥杀菌作用、促使病变吸收和减少传染性。

2.联合

联合用药指同时采用多种抗结核药物治疗,可提高疗效,防止耐药性产生。

3.适量

严格遵照适当的药物剂量用药,药物剂量过低不能达到有效血药浓度,影响疗效且易产生耐药性,剂量过大则易发生药物毒副作用。

4.规律

严格遵照医嘱规律用药,不漏服、不停药,以避免耐药性的产生。

5.全程

按规定完成治疗疗程是提高治愈率和减少复发的重要措施。

严格执行统一标准的化疗方案能达到预期目的,执行全程督导短程化学治疗(DOTS)管理,有助于提高患者的治疗依从性,达到最高治愈率。全国结核病化疗方案:①初治菌阳者:$2HRZS(E)/4HR,2HRZ(E)S/4H_2R_2$;②初治菌阴者:$2HR2/4HR,2HRZS/4H_2R_2$。

H、R、Z、S分别代表异烟肼(INH)、利福平(RFP)、吡嗪酰胺(PZA)和链霉素(SM),2、4分别指疗程2个月和4个月。异烟肼(INH)和利福平(RFP)对巨噬细胞内、外的结核菌都有杀灭作用,称为全杀菌剂。链霉素与吡嗪酰胺只能作为半杀菌剂,链霉素在碱性环境中作用最强,对细胞内结核菌作用较小;吡嗪酰胺能杀灭吞噬细胞内酸性环境中的B菌群。乙胺丁醇、对氨基水杨酸钠等为抑菌剂。常用抗结核药的用法、剂量、主要不良反应及注意事项见表1-4。

高热患者给予物理或药物降温;咳嗽、咳痰者给予止咳祛痰药物治疗,必要时雾化吸入;口服或静脉抗感染治疗;胸腔积液者给予胸腔穿刺抽胸腔积液;呼吸困难者给予氧气吸入;严重营养不良者可静脉高营养支持治疗。

(二)咯血的处理

①体位:咯血量较大时应采取患侧半卧位,轻轻将气管内积血咯出。②药物治疗:酌情选用小量镇静剂、止咳剂,年老体弱肺功能不全者要慎用强镇咳药,以免抑制咳嗽发生窒息;并给予垂体后叶素5~10 U加入50%(或5%)葡萄糖中缓慢静脉注射(或静脉滴注),或继续用垂体后叶素10~20 U加入10%葡萄糖250 mL静脉滴注,其作用为收缩小动脉和毛细血管,使肺血流量减少而止血。对于血压过高、垂体后叶素使用禁忌的患者可单独或同时使用扩血管药物止血,常用扩血管药物有酚妥拉明、硝酸甘油、硝普钠、普鲁卡因等。以上药物通过直接或间接地扩张肺动脉、肺毛细血管,降低肺动脉压力,减少循环血量,使血流减缓以利于血栓形成,从而达到止血目的,同时扩血管药物还能保证重要脏器血供。扩血管药物使用过程中应严防直立性低血压的发生。咯血量过多,可酌情适量输血。③并发症的观察及预防:咯血窒息是致死的主要原因,需严加防范,一旦发生应紧急抢救。④其他:药物治疗无效或反复咯血的患者可经纤维支气管镜及(或)选择性支气管动脉栓塞术介入止血。

表 1-4　常用抗结核药物成人剂量、不良反应和注意事项

药名(缩写)	成人每天用量(g)	主要不良反应	注意事项
异烟肼(H,INH)	0.3～0.4 空腹顿服	周围神经炎,偶有肝功能损害	避免与抗酸药同时服用注意消化道反应
利福平(R、RFP)	0.45～0.6 空腹顿服	肝功能损害、变态反应	体液与分泌物呈橘黄色,使隐形眼镜永久变色,监测肝脏毒性及变态反应,该药可加速口服避孕药、降糖药、茶碱、抗凝血药物的排泄,使药效降低或失效
链霉素(S、SM)	0.75～1.0 肌内注射	听力障碍、眩晕、肾功能障碍	注意听力变化、有无平衡障碍、尿常规与肾功能变化(用药前、后 1～2 个月检查 1 次)
吡嗪酰胺(Z、PZA)	1.5～2.0 顿服或分 3 次服	胃肠不适、肝功能损害、高尿酸血症、过敏	警惕肝脏毒性,注意关节疼痛、皮疹等反应,定期监测 ALT 及血清尿酸,避免日光过度照射
乙胺丁醇(E、EMB)	0.75～1.0	视神经炎	检查视觉灵敏度和颜色的鉴别力(用药前、后每 1～2 月 1 次)
对氨基水杨酸(P、PAS)	8～12 分 3 次饭后顿服	胃肠不适、肝功能损害、过敏、黄疸	监测不良反应的症状、体征,定期复查肝功能

(三)外科手术治疗

经合理化学治疗无效、多重耐药的厚壁空洞、大块干酪灶、结核性脓胸、支气管胸膜瘘和大咯血上述治疗无效者可考虑外科手术治疗。

【常见护理诊断/问题】

1.体温过高

与结核菌感染有关。

2.营养失调:低于机体需要量

与消耗增加,食欲减退有关。

3.知识缺乏:缺乏疾病相关知识

4.有窒息的危险

与疾病所致大咯血有关。

【护理措施】

1.休息与活动

有高热、咯血、大量胸腔积液或呼吸困难者要卧床休息;恢复期可适当增加户外活动,如散步、保健操等;保证充足的睡眠。

2.饮食护理

评估患者全身营养状况及进食情况。向患者及家属宣传饮食营养与人体健康及疾病痊愈的关系,使患者高度重视饮食营养疗法。给予高蛋白、高热量、高维生素、易消化食物,勿食辛辣、油炸食品,戒烟酒,增加饮食品种。大量咯血患者需禁食,小量咯血者可进食少量温凉饮食;进食富含纤维素的食物,以保持排便通畅,避免排便时腹压增加引起再咯血。

3.心理护理

加强对患者及家属的心理咨询和卫生宣传,使之了解只有坚持合理、全程化疗才可完全康复。帮助患者增进机体免疫功能,树立信心,尽快适应环境,消除焦虑及病耻感,保持良好的心理状态,积极配合治疗。

4.病情观察

重点观察生命体征及神志变化。高热患者应观察体温变化及降温效果;观察患者有无咳嗽、咳痰及呼吸困难,必要时给予吸氧;对咯血患者密切观察其咯血的量、颜色及出血速度,保持呼吸道通畅,防止咯血窒息的发生。

5.用药护理

护士应指导患者按照结核治疗方案正确用药,不可自行减量、漏服或停药,并密切观察药物不良反应,及时处理。

6.咯血的护理

(1)评估患者咯血的量、性质、颜色及出血速度,以及患者对咯血的认识。

(2)观察病情,评估意识状态、血压、脉搏、呼吸、瞳孔等方面的变化,严密观察患者有无烦躁不安。对烦躁不安应用镇静剂的患者须严密观察。

(3)备好鼻导管、吸引器、气管切开包和气管插管等急救用品,以便及时抢救。

(4)协助患者取平卧位,头偏向一侧,尽量将气管内存留的积血轻轻咳出;或取患侧卧位,防止病灶向健侧扩散,减少患侧活动度,并有利于健侧肺的通气功能。

(5)做好心理护理,消除紧张情绪,可使小量咯血自行停止。保持病室安静,避免不必要的交谈和搬动患者,以减少肺活动度。向患者解释咯血时不能屏气,以免诱发喉头痉挛,血液引流不畅形成血块,导致窒息。

(6)饮食护理同前。

(7)垂体后叶素可引起子宫、肠道平滑肌和冠状动脉收缩,高血压、冠心病及孕妇忌用。静脉滴注速度不宜过快,以免引起心悸、面色苍白、恶心、便意等不良反应。使用扩血管药物硝酸甘油或酚妥拉明时应严密观察血压变化,严防直立性低血压的发生。

(8)保持呼吸道通畅,如有窒息征象,应立即取头低脚高体位,轻拍背部,以便血块排出,并尽快清除口、咽、喉、鼻部血块,必要时用张口器后将舌牵出,消除积血。

(9)保持口腔清洁、舒适,预防口腔异味刺激引起再度咯血。

7.消毒与隔离

宣传肺结核的传播途径及消毒、隔离的重要性,指导患者采取积极的预防方法和有效的消毒、隔离措施,并能自觉遵照、执行。早期发现患者并登记管理,及时给予合理化疗和良好护理。让患者单居一室,进行呼吸道隔离,室内保持良好通风,每天用紫外线照射消毒,或用1‰

过氧乙酸1～2 mL加入空气清洁剂溶液内做空气喷雾消毒。

【健康指导】

1.结核病预防控制

控制传染源,早期发现患者并及时给予合理化学治疗和良好的护理;肺结核病程长、易复发和具传染性,必须长期随访,直至治愈。

2.切断传播途径

(1)有条件的患者应独居一室;涂阳肺结核患者住院治疗时需进行呼吸道隔离;痰菌阳性患者在病情许可情况下要求佩戴口罩。

(2)注意个人卫生;严禁随地吐痰;不得面对他人咳嗽、打喷嚏、高声喧哗和大笑;咳嗽时用手或纸巾遮盖口鼻;嘱其将痰吐在专用加盖痰杯中,并经消毒后倒进厕所或吐于纸上放于塑料袋中密闭,集中送去焚烧处理。

(3)房间定时通风,每天用紫外线空气消毒。

(4)患者餐具单独使用,可用煮沸消毒。

(5)被褥、书籍可在烈日下曝晒6小时以上,浸泡消毒可用含氯消毒液(1000～2000 mg/L)。

3.保护易感染人群

(1)未受结核杆菌感染的新生儿、儿童及青少年可接种卡介苗(活的无毒力牛型结核杆菌疫苗),使人体产生对结核杆菌的获得性免疫力。卡介苗不能预防感染,但可减轻感染后的发病与病情。

(2)密切接触者应定期到医院进行有关检查。

(3)对高危人群,如HIV感染者、糖尿病患者等,可预防性化学治疗。

4.患者的自我管理

(1)日常生活调理:合理休息,避免劳累;室内保持通风;保证营养的供给,戒烟、戒酒。

(2)用药指导:①向患者及家属介绍有关药物治疗的知识,强调早期、联合、适量、规律和全程化学治疗的重要性,强调必须遵照医嘱服药;家属应督促患者按时按量服药,不得自行停药、漏服或改药。②告知患者正确的服药方法:为减轻药物不良反应,利福平在早餐前1小时服用,其余抗结核药在早餐后顿服。③告知患者抗结核药物可能出现的不良反应,及时向医师报告其不良反应,不得擅自停药,多数不良反应经处理可消失。

(3)定期复查:用药期间,患者要定期复查胸片和肝、肾功能,了解药物治疗效果和病情变化以及有无药物不良反应产生,坚持完成治疗,直到治愈。

第九节　呼吸衰竭和急性呼吸窘迫综合征

呼吸衰竭简称呼衰,是指各种原因引起的肺通气和(或)换气功能严重障碍,以致在静息状态下亦不能维持足够的气体交换,导致低氧血症伴(或不伴)高碳酸血症,进而引起一系列病理生理改变和相应临床表现的综合征。由于临床表现缺乏特异性,明确诊断需依据动脉血气分析,若在海平面、静息状态、呼吸空气条件下,动脉血氧分压(PaO_2)＜60 mmHg(8.0 kPa),伴或不伴二氧化碳分压（$PaCO_2$）＞50 mmHg(6.7 kPa)，并排除心内解剖分流和原发于心排血量降低等因素所致的低氧，即可诊断为呼吸衰竭。

导致呼吸衰竭的原因很多，参与肺通气和肺换气的任何环节，包括呼吸中枢、运动神经、肌肉、胸廓、胸膜、肺和气道的病变都会导致呼吸衰竭的发生。临床上常见的病因包括如下几点。①呼吸系统疾病：气道阻塞性病变如上呼吸道梗阻、慢性阻塞性肺疾病、支气管哮喘、呼吸道肿瘤等，导致通气不足或伴有气体分布不匀，引起通气与血流比例失调；肺组织病变，如肺部感染、重症肺结核、肺气肿、弥漫性肺纤维化、肺水肿、急性呼吸窘迫综合征（ARDS）、硅肺等导致有效呼吸面积减少，肺顺应性下降；胸廓病变，如胸廓畸形、外伤、手术创伤、气胸和大量胸腔积液等影响换气功能；肺血管疾病，如肺血管栓塞、肺毛细血管瘤等引起通气与血流比例失调。②神经系统及呼吸肌病变，如脑血管病变、脑炎、脑外伤、药物中毒、电击等直接或间接抑制呼吸中枢；脊髓灰质炎、多发性神经炎、重症肌无力等导致呼吸肌无力和麻痹，因呼吸动力下降引起通气不足。

呼吸衰竭在临床上分为如下几类。①根据动脉血气分析结果，分为Ⅰ型和Ⅱ型，Ⅰ型呼吸衰竭缺 O_2 但无 CO_2 潴留，即 PaO_2＜60 mmHg、$PaCO_2$ 降低或正常，见于存在换气功能障碍（通气与血流比例失调、弥散功能损害和肺动-静脉分流）的患者，如 ARDS 等；Ⅱ型呼吸衰竭型缺 O_2 伴 CO_2 潴留，即 PaO_2＜60 mmHg、$PaCO_2$＞50 mmHg，系肺泡通气不足所致，单纯通气不足，缺 O_2 和 CO_2 潴留的程度是平行的，若伴换气功能损害，则缺 O_2 更为严重，如 COPD。②按病程可分为急性和慢性，急性呼吸衰竭是指呼吸功能原来正常，由于突发因素的存在，引起通气或换气功能严重损害，在短时间内引起呼吸衰竭；慢性呼吸衰竭多发生在一些慢性疾病，主要是在呼吸和神经肌肉系统疾病的基础上，导致呼吸功能损害逐渐加重，经过较长时间才发展为呼吸衰竭。③按发病机制分类，分为泵衰竭和肺衰竭，泵衰竭由呼吸泵（驱动或制约呼吸运动的神经、肌肉和胸廓）功能障碍引起；肺衰竭由肺组织及肺血管病变或气道阻塞引起。

一、慢性呼吸衰竭

在引起慢性呼吸衰竭的病因中，以支气管-肺疾病为最多见，如 COPD、重症肺结核、肺间质纤维化、尘肺等。胸廓及神经肌肉病变亦可导致慢性呼吸衰竭的发生。呼吸道感染是引起慢性呼吸衰竭的主要诱因。

慢性呼吸衰竭的主要机制为肺泡通气量不足，通气与血流比例失调，以及气体弥散障碍，导致缺氧和二氧化碳潴留从而引起一系列临床表现。

1.肺泡通气不足

各种原因导致肺通气不足时，使进出肺的气体量减少，从而可导致肺泡氧分压降低和肺泡二氧化碳分压升高，进而使流经肺泡毛细血管的血液不能充分动脉化，出现缺氧和二氧化碳潴留。通气功能障碍的患者若同时伴有氧耗量增加，机体就不能通过增加通气量来防止肺泡氧分压下降，从而可出现严重的缺氧。

2.通气与血流比例失调

造成低氧血症最常见的原因。正常每分钟肺泡通气量（V）为 4 L，肺毛细血管血流量（Q）为5L，两者之比（V/Q）在正常情况下保持在 0.8 才能保证有效的气体交换。若 V/Q＜0.8，则静脉血不能充分氧合，形成肺动-静脉分流；若 V/Q＞0.8，则吸入气体就不能与血液进行有效的气体交换,从而使生理无效腔增多。V/Q 失调通常只引起缺 O_2 而无 CO_2 潴留。

3.弥散障碍

肺内气体交换是通过弥散过程来实现的。弥散过程受多种因素影响,如弥散面积、肺泡膜的厚度、气体的弥散能力、气体分压差等。氧的弥散能力仅为 CO_2 的 1/20,故弥散障碍主要影响氧的交换,产生单纯缺氧。

4.肺内动静脉解剖分流增加

这是 VA/Q 比例失调的特例。在生理情况下,肺内存在少量解剖分流。某些病理状态如支气管扩张可伴有支气管血管扩张和肺内动静脉短路开放,导致肺内解剖分流增加。在肺实变和肺不张时病变肺泡完全失去通气功能,但仍有血流,这种情况类似于解剖分流。上述两种情况均可使静脉血未经氧合直接进入肺静脉,造成低氧血症。

缺 O_2 和 CO_2 潴留对机体的影响包括以下几个方面。

1.对中枢神经系统的影响

脑组织耗氧量大,占全身耗氧量的 20%～25%,全身各组织器官的细胞中,脑细胞对缺 O_2 最为敏感。突然中断供氧 20s 即可出现深昏迷和全身抽搐,停止供氧 4～5 min 即可导致不可逆的脑损害。若逐渐降低吸 O_2 浓度,则缺氧由于机体代偿而发生的较轻且缓慢。轻度缺 O_2 可引起注意力不集中、智力减退、定向障碍,随着缺 O_2 加重,可导致烦躁不安、神志恍惚、谵妄甚至昏迷。CO_2 潴留可影响脑细胞代谢,降低脑细胞兴奋性,直接抑制大脑皮质活动。轻度 CO_2 潴留,对皮质下层刺激增加,间接兴奋大脑皮质,若 $PaCO_2$ 继续升高,皮质下层受抑制,使中枢神经处于麻醉状态。

缺 O_2 和 CO_2 潴留均会使脑血管扩张,血流量增加。严重缺氧会引起脑间质和脑细胞内水肿,导致颅内压增高,继而加重组织缺氧而造成恶性循环。

2.对循环系统的影响

缺 O_2 和 CO_2 潴留均可刺激心脏,使心率加快、心排血量增加、血压上升,引起肺动脉收缩、肺循环阻力增加,导致肺动脉高压、右心负荷加重,最终导致肺源性心脏病。严重缺氧或酸中毒可引起严重心律失常或心脏骤停;长期慢性缺氧可导致心肌纤维化、心肌硬化。$PaCO_2$ 轻、中度升高,可使浅表毛细血管和静脉扩张,使部分肌肉、肾和脾血管收缩,因此患者四肢红润、温暖、多汗。

3.对呼吸的影响

缺 O_2 对呼吸的影响远较 CO_2 为小。缺 O_2 主要通过颈动脉窦和主动脉体化学感受器的反射作用刺激通气,若缺 O_2 加重缓慢,则这种反射的反应迟钝。CO_2 是强有力的呼吸中枢兴奋剂,吸入 CO_2 浓度增加时,通气量明显增加,CO_2 过分升高时,呼吸中枢受到抑制,通气量反而下降。慢性高碳酸血症患者通气量增加不明显,则与呼吸中枢反应迟钝、肾功能的代偿,使 pH 值未能明显下降有关。

4.对体液平衡的影响

严重缺 O_2 抑制细胞的能量代谢,产生大量乳酸和无机磷,导致代谢性酸中毒。由于能量不足,引起钠泵功能障碍,使钾离子由细胞内转移到血液和组织间隙,钠和氢离子进入细胞内,造成细胞内酸中毒和高钾血症。急性 CO_2 潴留加重酸中毒,血 pH 值下降;慢性呼吸衰竭因

CO_2 潴留发生缓慢,由于机体的代偿作用,血 pH 值减低不明显减低。

5.对消化系统和肾功能的影响

严重缺氧可使胃壁血管收缩,胃黏膜屏障作用降低,而 CO_2 潴留可增强胃壁细胞碳酸酐酶活性,使胃酸分泌增多,出现胃肠黏膜糜烂、坏死、溃疡和出血。缺 O_2 可损害肝细胞,使 ALT 升高,随着缺 O_2 的纠正,肝功能可逐渐恢复正常。轻度缺 O_2 和 CO_2 潴留会扩张肾血管,增加肾血流量和肾小球滤过率,使尿量增多,但当 PaO_2 为 40 mmHg(5.3 kPa)时,肾血流量减少,肾功能受到抑制。当 $PaCO_2 > 65$ mmHg(8.6 kPa)时,pH 值明显下降,肾血管痉挛、肾血流量减少、尿量减少,导致肾功能不全。

慢性呼吸衰竭的临床表现除原发病症状外,主要表现为呼吸困难、发绀、心率加快、意识障碍等。本病为临床急症,一旦发现,应立即采取有效措施。处理原则是在保持呼吸道通畅的条件下,改善缺氧,纠正二氧化碳潴留以及代谢功能紊乱,抗感染,纠正酸碱平衡失调,防止多器官功能损害,加强支持治疗。慢性呼吸衰竭死亡率的高低,与能否早期诊断、合理治疗有密切关系。

【护理评估】

(一)健康史

了解患者病前是否有慢性呼吸道疾病及呼吸道感染史。感染、高浓度吸氧、手术、创伤、使用麻醉药等可诱发呼吸衰竭。在评估患者一般状况时,还应注意发热、寒战、呼吸困难、肌肉抽搐等可增加耗氧量,使缺氧加重。

(二)身体状况

1.主要症状

除原发病症状外,主要是缺氧和二氧化碳潴留引起的呼吸困难和多脏器功能紊乱的表现。

(1)呼吸困难:最早、最突出的症状,患者可出现呼吸频率、节律和深度的改变。表现为呼吸浅促、点头、提肩呼吸,或出现"三凹征"。严重者,有呼吸节律的改变,如中枢性呼吸衰竭呈潮式、间歇或抽泣样呼吸;严重肺心病并发呼吸衰竭二氧化碳麻醉时,可出现浅慢呼吸。

(2)发绀:缺氧的典型症状,当动脉血氧饱和度(SaO_2)低于 90% 时,可在口唇、甲床等处出现发绀。因发绀的程度与还原血红蛋白含量相关,故伴有严重贫血或出血者,发绀可不显露,而 COPD 的患者,由于红细胞数量增多,发绀则更明显。

(3)精神神经症状:慢性呼吸衰竭的精神症状不如急性呼吸衰竭明显,多表现为智力或定向功能障碍。缺氧早期由于脑血管扩张、血流量增加,出现搏动性头痛,继而注意力分散,智力或定向力减退;随着缺氧程度的加重,患者可逐渐出现烦躁不安、神志恍惚,进而嗜睡、昏迷。二氧化碳潴留常表现出先兴奋后抑制的症状,兴奋症状包括多汗、烦躁不安、白天嗜睡、夜间失眠等;二氧化碳潴留加重时,中枢神经系统则表现出抑制作用,患者出现神志淡漠、肌肉震颤、间歇抽搐、昏睡、昏迷等,称为"肺性脑病"。

(4)心血管系统症状:二氧化碳潴留使外周浅表静脉充盈、皮肤充血、温暖多汗。早期,由于心排血量增多,患者可有心率增快、血压升高;后期出现周围循环衰竭、血压下降、心率减慢和心律失常,同时,由于长期的慢性缺氧和二氧化碳潴留引起肺动脉高压,患者可出现右心衰竭的症状。

(5)消化和泌尿系统表现：严重呼吸衰竭时可损害肝、肾功能，并发肺心病时出现尿量减少。部分患者可引起应激性溃疡而发生上消化道出血。

2.护理体检

主要为缺氧和二氧化碳潴留的表现。除与症状共有的表现外，可见外周浅表静脉充盈、皮肤温暖、面色潮红、多汗、球结膜充血水肿。部分患者可见视神经盘水肿，瞳孔缩小，腱反射减弱或消失，锥体束征阳性等。

3.并发症

严重呼吸衰竭损害肝、肾功能，可出现转氨酶、血尿素氮升高，甚至黄疸、蛋白尿、氮质血症等；损害胃肠黏膜，发生充血水肿、糜烂、渗血，可引起上消化道出血，少数可出现休克及弥散性血管内凝血等。

（三）心理-社会状况

当脑细胞缺氧时，患者的意识状态发生改变，对外界环境及自我的认识能力逐渐减弱或消失，出现记忆、思维、定向力、性格、行为等一系列精神紊乱，生活自理能力减低或完全丧失，必须依赖于医护人员提供帮助和照顾。

二、急性呼吸窘迫综合征

急性呼吸窘迫综合征（ARDS）是指原心肺功能正常，由于严重的感染、休克、创伤、弥散性血管内凝血等肺内外严重疾病导致的急性、进行性呼吸困难。临床上以呼吸急促、呼吸窘迫、顽固性低氧血症为特征。

ARDS的病因尚不清楚。与ARDS发病相关的危险因素包括肺内（直接）因素和肺外（间接）因素两大类。肺内因素是指对肺的直接损伤，包括吸入胃内容物、毒气、烟尘及长时间吸入纯氧等；肺外因素包括各种类型的休克、败血症、严重的非胸部创伤、药物或麻醉品中毒、急性重症胰腺炎等。上述多种损伤因素除对肺部造成直接损伤外，还可激发机体启动一系列炎症反应，在炎性细胞和炎症介质的作用下，导致肺毛细血管内皮细胞和肺泡上皮细胞损伤，肺泡膜通透性增加，使毛细血管内液体和蛋白质漏入肺间质和肺泡，引起肺间质和肺泡水肿。肺泡大量积水又可使肺泡表面物质减少，出现小气管陷闭合肺泡萎陷不张，导致弥散和通气功能障碍、通气与血流比例失调和肺顺应性下降，从而造成严重的低氧血症和呼吸窘迫。

ARDS的主要病理改变为肺广泛充血、水肿和肺泡内透明膜形成。主要有三个病理阶段：渗出期、增生期和纤维化期，常重叠存在。

ARDS的治疗目标为，改善肺氧合功能，纠正缺氧，保护器官功能，防治并发症和治疗基础疾病。氧疗一般需用面罩进行高浓度（50%以上）、高流量（4～6 L/min）给氧，使 $PaO_2 \geqslant$ 60 mmHg或 $SaO_2 \geqslant 90\%$。机械通气的目的是维持适当的气体交换，减少呼吸做功，改善呼吸窘迫。维持适当的体液平衡，在血压稳定的前提下，出入液量宜呈轻度负平衡。适当使用利尿剂可以促进肺水肿的消退。不宜输胶体液，因内皮细胞受损，毛细血管通透性增加，胶体液可渗入间质加重肺水肿。大量出血患者必须输血时，最好输新鲜血，用库存1周以上的血时应加用微过滤器，避免发生微血栓而加重ARDS。积极治疗原发病并补充足够的营养，防止进一步损伤。

【护理评估】

（一）健康史

有无引起ARDS的基础疾病，如严重感染、创伤、休克、吸入刺激性气体、误吸反流、溺水、大量输血、胰腺炎等,既往有无心肺疾病史。

(二)身体状况

1.主要症状

除原发病的表现外,常在原发病起病后 5 天内(约半数发生于 24 h 内)突然出现进行性呼吸窘迫、气促、发绀,不能被通常氧疗所改善,也不能用其他心肺原因所解释。常伴有烦躁、焦虑、出汗。

2.护理体检

早期多无阳性体征;中期可闻及细湿啰音;后期可闻及水泡音及管状呼吸音。

【主要护理诊断/问题】

(1)气体交换受损:与肺气肿引起的肺顺应性降低、呼吸肌无力、气道分泌物过多,不能维持自主呼吸有关。

(2)清理呼吸道无效:与呼吸道感染或阻塞、呼吸肌无力及无效咳嗽有关。

(3)慢性意识障碍:与缺氧和二氧化碳潴留引起的中枢神经系统抑制有关。

(4)营养失调:低于机体需要量:与呼吸肌衰竭和呼吸道感染加重而致食欲下降或胃肠道淤血有关。

(5)语言沟通障碍:与气管插管、气管切开或脑组织缺氧和二氧化碳潴留抑制大脑皮质有关。

(6)焦虑:与呼吸窘迫、疾病危险以及对环境和事态失去自主控制有关。

(7)潜在并发症:

①体液平衡失调:与二氧化碳潴留引起呼吸性酸中毒,导致体液调节失控有关。

②上消化道出血:与缺氧和二氧化碳潴留使胃肠道黏膜充血、水肿、糜烂或发生应激性溃疡有关。

【护理目标,评价】

(1)患者呼吸困难缓解,发绀减轻或消失。

(2)气道通畅,痰能排出,痰鸣音明显减少或消失。

(3)患者精神状态好转,神志逐渐清醒。

(4)体重增加,营养状态好转。

(5)能够与医护人员有效沟通.并积极配合治疗护理。

(6)焦虑减轻,积极配合治疗。

(7)各种紊乱得以纠正,并发症能被及时发现并采取相应措施。

【护理措施】

(一)改善呼吸,保持气道通畅

1.休息与体位

协助患者取半卧位,以利于增加通气量。注意室内空气清新、温暖,定时消毒,防止交叉感染。

2.清除呼吸道分泌物

注意清除口咽分泌物或胃内反流物,预防呕吐物反流入气管。要鼓励患者多饮水和用力咳嗽排痰;对咳嗽无力者应定时帮助翻身、拍背,边拍边鼓励排痰。可遵医嘱给予口服祛痰剂,无效时采用雾化吸入的方法以湿化气道。对昏迷患者则定时使用无菌多孔导管吸痰,以保持呼吸道通畅。

3.缓解支气管痉挛

遵医嘱应用支气管扩张剂,以松弛支气管平滑肌,减少气道阻力,改善通气功能。

4.控制感染

呼吸衰竭时,呼吸道分泌物积滞常易导致继发感染而加重呼吸困难。因此,在保持呼吸道引流通畅的前提下,根据痰菌培养和药敏试验结果,选择有效的抗生素控制呼吸道感染十分重要。在实施氧疗、气管插管、气管切开、建立人工气道进行机械通气的过程中,必须注意无菌操作,并注意保暖和口腔清洁,以防呼吸道感染。

5.建立人工气道

对于病情严重又不能配合,昏迷或呼吸道大量痰液潴留伴有窒息危险,全身状态较差,明显无力,或动脉血二氧化碳分压进行性增高的患者,应及时建立人工气道和机械通气支持。

(二)合理给氧

通过增加吸氧浓度,提高肺泡内氧分压(P_AO_2),进而提高 PaO_2 和 SaO_2,可纠正缺氧和改善呼吸功能。目前多采用鼻导管、鼻塞或面罩给氧,配合机械通气可气管内给氧。

(1)对于低氧血症伴高碳酸血症者,应低流量(1～2 L/min)、低浓度(25%～29%)持续给氧,主要原因在于:缺氧伴高碳酸血症的慢性呼吸衰竭患者,其呼吸中枢化学感受器对 CO_2 的反应性差,此时呼吸的维持主要依靠缺氧对颈动脉窦和主动脉体化学感受器的兴奋作用;若吸入高浓度氧,PaO_2 迅速上升,使外周化学感受器失去了缺氧的刺激,其结果是患者的呼吸变慢变浅,肺泡通气量下降,$PaCO_2$ 随即迅速上升,严重时可陷入二氧化碳麻醉状态,病情加重。在使用呼吸兴奋剂刺激通气或使用辅助呼吸机改善通气时,吸入氧浓度可稍高。

(2)对低氧血症不伴高碳酸血症者,应予以高浓度吸氧(氧浓度>35%),使 PaO_2 提高到60 mmHg 或 SaO_2 在 90% 以上。此类患者的主要病变是氧合障碍,由于通气量足够,高浓度吸氧后,不会引起二氧化碳潴留。

(3)给氧过程中,注意观察氧疗效果,若吸氧后呼吸困难缓解、呼吸频率正常、心率减慢、发绀减轻、尿量增多、神志清醒、皮肤转暖,提示组织缺氧改善,氧疗有效。如果意识障碍加深或呼吸过度表浅、缓慢,可能为 CO_2 潴留加重。当患者发绀消失、神志清楚、精神好转、PaO_2>60 mmHg(8.0 kPa),$PaCO_2$<50 mmHg(6.7 kPa)时,可考虑终止氧疗。给氧同时注意保持吸入氧气的湿化,以免干燥的氧气对呼吸道产生刺激和气道黏液栓形成。输送氧气的导管、面罩、气管导管等应妥善固定,使患者舒适;保持其清洁与通畅,定时更换消毒,防止交叉感染。向患者及家属说明氧疗的重要性,嘱其不要擅自停止吸氧或变动氧流量。

(三)加强病情观察

呼吸衰竭和 ARDS 患者均需收住 ICU 进行严密监护,监测项目如下。①呼吸状况:呼吸频率、节律和深度,使用辅助呼吸肌呼吸的情况,呼吸困难的程度。②缺氧及 CO_2 潴留情况:如有无发绀、球结膜水肿、肺部有无异常呼吸音及啰音。③循环状况:监测心率、心律及血压,必要时进行血流动力学监测。④意识状况及神经精神症状:观察有无肺性脑病的表现,如有异常应及时通知医生。昏迷者应评估瞳孔、肌张力、腱反射及病理反射。⑤液体平衡状态：观察和记录每小时尿量和液体出入量，有肺水肿的患者需适当保持负平衡。⑥实验检查结果：监测动脉血气分析和生化检查结果，了解电解质和酸碱平衡情况。

(四)心理支持

呼吸衰竭和 ARDS 患者因呼吸困难、预感病情危重、可能危及生命，常会产生紧张、焦虑情绪。应多了解和关心患者的心理状况，特别是对建立人工气道和使用机械通气的患者，应经常巡视，通过语言或非语言交流抚慰患者，在采用各项医疗护理措施前，应向患者作简要说明，并以同情、关切的态度和有条不紊的工作作风给患者以安全感，取得患者信任和合作。

(五)观察及预防并发症

1.体液失衡

定期采血进行血气分析和血生化检查，根据血气分析结果判断酸碱失衡情况。呼吸衰竭中常见的酸碱失衡包括呼吸性酸中毒、呼吸性酸中毒合并代谢性酸中毒、呼吸性酸中毒合并代谢性碱中毒。针对这些酸碱失衡，临床上除做到充分供氧和改善通气以纠正呼吸性酸中毒外，护士可遵医嘱静脉滴注少量 5% 碳酸氢钠以治疗代谢性酸中毒，或通过采取避免二氧化碳排出过快、适当补氯、补钾等措施缓解代谢性碱中毒。

2.上消化道出血

严重缺氧和二氧化碳潴留患者，应根据医嘱服用硫糖铝以保护胃黏膜，预防上消化道出血，同时予以充足热量及高蛋白质、易消化、少刺激、富维生素饮食。注意观察呕吐物和粪便情况，出现黑便时，予以温凉流质饮食；出现呕血时，应暂禁食，并静脉滴注西咪替丁、奥美拉唑（洛赛克）等药物。

(六)用药护理

1.抗生素

呼吸道感染是呼吸衰竭最常见的诱因，建立人工气道进行机械通气和免疫功能低下的患者可因反复感染而加重病情。在保持气道通畅的条件下，根据痰细菌培养和药敏试验结果，选择有效的抗生素积极控制感染。

2.呼吸兴奋剂

为改善肺泡通气，促进二氧化碳的排出，可遵医嘱使用呼吸兴奋剂，以刺激呼吸中枢，增加呼吸频率和潮气量，从而改善通气。尼可刹米（可拉明）是目前常用的呼吸中枢兴奋剂，可兴奋呼吸中枢、增加通气量并有一定的苏醒作用。使用中应密切观察药物的毒副作用。都可喜是口服的呼吸兴奋剂，主要通过刺激颈动脉窦和主动脉体化学感受器来兴奋呼吸中枢，适用于较轻的呼吸衰竭患者。使用呼吸兴奋剂时应保持呼吸道通畅，适当提高吸入氧分数，静脉滴注时速度不宜过快，注意观察呼吸频率、节律、神志变化以及动脉血气的变化，以便调节剂量。如出现恶心、呕吐、烦躁、面色潮红、皮肤瘙痒等现象，需减慢滴速。若经 4~12h 未见效，或出现肌肉抽搐等严重不良反应时，应及时通知医生。

3.镇静剂

呼吸衰竭患者常因缺氧和二氧化碳潴留引起烦躁不安、失眠，护士在执行医嘱使用镇静剂时，应准确给药并密切观察不良反应。

(七)健康指导

(1)向患者及家属讲解呼吸衰竭的病因、发病机制、临床表现、发展和转归。

(2)鼓励患者进行呼吸运动锻炼(缩唇、腹式呼吸等),以促进康复、延缓肺功能的恶化。指导患者如何进行体位引流以及如何有效地进行咳嗽、咳痰,以保持气道通畅。

(3)嘱患者坚持正确用药,掌握药物剂量、用法和注意事项。对出院后仍需吸氧的患者,应指导患者和家属学会合理的家庭氧疗方法,并了解氧疗时应注意的问题,保证用氧安全。

(4)增强体质,积极避免各种引起呼吸衰竭的诱因。积极预防上呼吸道感染,加强耐寒锻炼;指导加强营养,合理膳食;避免吸入刺激性气体,劝告吸烟者戒烟;避免日常生活中不良因素的刺激,保持情绪平稳;尽量少去公共场所,减少与感冒者的接触,减少呼吸道感染的机会。

(5)若有咳嗽、咳痰加重,痰量增多,出现脓性痰,气急加重或伴发热时,应及时就医。

第十节　原发性支气管肺癌

原发性支气管肺癌简称肺癌,起源于支气管黏膜或腺体,是最常见的肺部原发性恶性肿瘤。

【病因】

病因和发病机制至今未明,研究表明肺癌的发生与下列因素有关:吸烟、大气污染、电离辐射、职业性致癌因子、饮食与营养、慢性肺部炎症及病毒感染、遗传因素。

【分类】

包括鳞癌、腺癌、小细胞癌和大细胞癌几种主要的类型。

【临床表现】

1.症状

多数肺癌患者就诊时已为晚期,肺癌患者的常见症状如下。

(1)全身一般表现:消瘦、食欲缺乏、乏力、发热、恶病质。

(2)原发肿瘤引起的症状:①咳嗽,为最常见的症状。早期常出现刺激性咳嗽,肿瘤肿块引起支气管狭窄,咳嗽呈高金属音,继发感染时痰量增多,呈黏液脓性。②咯血,癌组织血管丰富,易发生组织坏死,多为持续性痰中带血,如侵犯大血管可引起大咯血。③其他,由于肿瘤造成较大气道的阻塞,患者可出现不同程度的阻塞症状如喘鸣、气促、胸痛和发热等。

(3)肿瘤胸内蔓延:如胸痛、呼吸困难、胸闷、声音嘶哑、上腔静脉压迫综合征(SVCS)、肺上沟瘤综合征(Pancoast瘤)、胸腔及心包积液症状、吞咽困难、气管食管瘘、膈肌麻痹。

(4)远处转移:锁骨上、颈部等淋巴结肿大。中枢神经系统症状,往往提示颅内转移,如头痛、呕吐、眩晕、复视、共济失调、偏瘫、癫痫发作。

(5)癌细胞作用于其他系统引起的肺外表现:又称伴癌综合征。如内分泌异常(如Cushing综合征、男性乳房发育征、稀释性低钠综合征)及肥大性肺骨关节病,表现为杵状指和肥大性骨关节病、神经肌肉综合征、高钙血症。

2.体征

早期无异常,肺部体征有局限性吸气性哮鸣音、积液或肺不张体征。肺外体征有锁骨上淋巴结肿大、消瘦等。

【诊断】

肺癌的早期发现、早期诊断、早期治疗至关重要。40 岁以上、长期吸烟、患有慢性呼吸道疾病、具有肿瘤家族史及致癌职业接触史的高危人群,出现相关的临床表现者。特别是出现刺激性咳嗽或原有咳嗽性质改变;反复间歇性痰中带血,无其他原因者;胸痛部位固定并逐渐加重;均应考虑肺癌的可能。胸 X 线片或胸部 CT 扫描提示不规则影块,密度高而不均匀、边缘有毛刺、肺门或纵隔淋巴结肿大等,强烈支持肺癌诊断。肿瘤标志物异常升高有辅助诊断价值。痰脱落细胞检查或胸液脱落细胞检查或肺活检病理查见癌细胞可确诊。

【治疗原则】

综合治疗是肿瘤治疗的总原则。肺癌综合治疗的方案为小细胞肺癌多选用化疗加放疗加手术,非小细胞癌则先手术,然后放疗和化疗。

1.肺癌

早期首选手术治疗。

2.化疗

对小细胞未分化癌最敏感,鳞癌次之,腺癌治疗效果最差。

3.放疗

主要用于不能手术患者同时配合化疗,小细胞未分化癌疗效最好,鳞癌次之,腺癌效果最差。

4.肺癌

介入性治疗,如支气管动脉灌注化疗,经支气管镜介导治疗等。

5.生物靶向制剂的治疗

6.生物免疫治疗

7.其他

对症处理(升白细胞、止吐、镇痛)、营养支持等。

【护理】

1.一般护理

(1)饮食护理:给予高蛋白质、高维生素、高热量、易消化的食物,动、植物蛋白应合理搭配,避免产气食物。

(2)保持病室整洁、通风,每日 2 次。

(3)预防上呼吸道感染,尽量避免咳嗽,必要时给予镇咳药。

(4)给予精神安慰和心理护理。

2.病情观察

(1)观察有无咳嗽、喘鸣、胸闷、气短、胸痛、肝痛、骨痛、锁骨上淋巴结肿大、肝大等。

(2)观察病情变化,有无感染、发热和咯血。

(3)观察有无营养不良、体重下降、恶病质等。

(4)观察有无化疗的不良反应:免疫力低下、骨髓抑制、脱发、胃肠道反应、肝肾毒性等。

(5)观察有无化疗药物的外渗,有无静脉炎。

3.对症护理

(1)疼痛护理

①评估患者的疼痛原因、部位及程度。

②多与患者交流,教会患者减轻疼痛的方法,如听音乐,看报纸等,分散患者的注意力。鼓励患者多与家人、朋友交谈,宣泄自己的感受。

③给予患者舒适的体位,如患侧卧位,以减轻随呼吸运动产生的疼痛。

④随咳嗽加重的胸痛,在患者需要咳嗽时,以手压迫疼痛部位,鼓励患者咳嗽。

⑤遵医嘱按 WHO 提出的癌症患者三级镇痛原则给予镇痛药按阶梯用药、按时用药、口服用药、个体化用药、注意具体细节。

⑥注意镇痛药物的不良反应:便秘,恶心、呕吐,排尿困难,呼吸抑制等。

(2)化疗药毒性反应护理:过敏、恶心、呕吐、腹泻、便秘、直立性低血压、末梢神经疼痛、静脉炎。

①密切观察患者进食、腹痛性质和排便情况,胃肠道反应重者可安排在晚餐后给药,并服用镇静、镇痛药。

②每周监测血常规 1 次或 2 次。必要时遵医嘱给予升白细胞及血小板的药物。对重度骨髓抑制者,需实施保护性隔离。血小板严重减少者注意观察出血情况。

③保持口腔清洁,口腔护理每日 2 次。

④监测肝、肾功能,嘱患者多饮水,每日 2000～3000 mL。

⑤熟练掌握静脉穿刺技术,正确选择血管:应选择不弯曲、弹性好、无破损、无炎症、回流通畅的血管,最好采用 PICC 置管或中心静脉置管输入化疗药物。先输入生理盐水或 10% 葡萄糖注射液,确定针头在血管内后再输入化疗药。输液期间加强巡视,谨防药液外渗。

⑥化疗药物外渗的处理:停止注射或输液,保留针头接注射器回抽后,用硫酸镁湿敷。

⑦给予患者心理安慰,以平和的心态接受化疗。

【健康教育】

(1)戒烟。

(2)加强营养,多吃高蛋白质、高维生素、高热量、易消化的食物。尽可能改善患者食欲。

(3)合理安排休息和活动,保持良好精神状态。

(4)避免呼吸道感染以调整机体免疫力,增强抗病能力。

(5)督促患者坚持化疗或放疗,并告知患者若出现呼吸困难、疼痛等症状加重或不缓解应及时就医。

第二章　消化科护理

第一节　胃　炎

胃炎是由多种病因引起的胃黏膜炎性病变,是最常见的消化系统疾病之一。按临床发病的急缓和病程的长短分为急性胃炎和慢性胃炎。

一、急性胃炎患者的护理

急性胃炎是由多种病因引起的胃黏膜急性炎症,常表现为上腹部不适,胃镜检查可见胃黏膜充血、水肿、出血和糜烂,伴有浅表性溃疡等一过性改变。

【病因与发病机制】

引起急性糜烂出血性胃炎常见病因:

1.急性应激

如重要脏器衰竭、大手术、大面积烧伤、休克等,严重者可导致大出血或发生急性溃疡,称为"应激性溃疡"。Cushing溃疡,又称库欣溃疡,是指在颅脑损伤、脑病变或颅内手术后发生的应激性溃疡,溃疡可见于食管、胃与十二指肠。Curling溃疡,又称柯林溃疡,是指中度、重度烧伤后继发的应激性溃疡,溃疡可见于食管、胃与十二指肠。Curling溃疡可分为两类,最常见的一类在烧伤后最初数天内发生,为急性多发性浅表性溃疡,位于胃底部;第二类发生较晚,常发生于烧伤恢复期,通常位于十二指肠,多为慢性,很少有穿孔。

2.药物

阿司匹林、吲哚美辛等非甾体抗炎药(NSAIDs),肾上腺皮质激素,某些抗肿瘤药,口服氯化钾和铁剂等可直接损伤胃黏膜上皮细胞。非甾体抗炎药可干扰胃、十二指肠黏膜内前列腺素合成,使黏膜细胞因失去前列腺素的保护作用而发生出血、糜烂。

3.乙醇

乙醇具有亲脂性和溶脂能力,高浓度乙醇可直接破坏黏膜屏障。

【临床表现】

病因不同,临床表现亦不同。

1.症状

多症状轻微或无症状,或症状被原发病所掩盖。少数患者有上腹部不适、腹胀、恶心、呕吐等消化道症状。急性应激或药物引起者多以突发呕血和黑粪为主,出血量不多时可自行停止。

2.体征

急性期可有上腹轻压痛。

【诊断要点】

根据病史、临床表现可初步诊断,确诊需纤维胃镜检查。

【治疗要点】

(1)积极治疗原发病:急性应激引起的胃炎要积极治疗原发疾病,消除应激因素,常规应用H_2-受体拮抗剂或质子泵抑制剂,或应用胃黏膜保护药。

(2)停用损伤胃黏膜的药物,服用制酸剂。

(3)出现消化道大出血时及时处理。

(4)呕吐明显,不能进食者需静脉补液,补充水、电解质。

(5)明确为细菌感染者需应用抗菌药物治疗。

【常见护理诊断/问题】

1.知识缺乏

缺乏胃炎的病因及预防保健知识;

2.潜在并发症

上消化道大出血。

【护理措施】

1.休息与体位

为患者提供良好的生活环境,减少活动.保证充足的睡眠。急性应激导致出血的患者嘱其卧床休息,避免病情加重。

2.饮食护理

注意饮食卫生,少量多餐,给予少渣、温凉、易消化的半流质饮食。少量出血可给予牛奶、米汤等流质饮食以中和胃酸,利于胃黏膜修复;出血量大或频繁呕吐者应暂禁食。

3.病情观察

观察上腹部不适、恶心、呕吐等症状是否缓解,观察患者呕吐物和大便的颜色、量以便了解有无上消化道出血。合并上消化道出血的患者要注意生命体征的监测。

4.对症护理

(1)帮助患者认识和去除诱因。

(2)腹痛监测:严密观察患者腹痛的变化情况,通过对神志、面容表情、生命体征等观察,判断疼痛的严重程度;对急性腹痛患者,应详细了解疼痛的特点,重点询问患者腹痛的部位、性质、程度、持续时间以及伴随症状。

(3)减轻疼痛的护理:协助患者采取有利于减轻疼痛的体位,应用转移注意力、音乐疗法、局部热敷、针灸等方法缓解疼痛,必要时遵医嘱合理应用镇痛药物。急性腹痛诊断未明者,不可随意使用镇痛药,以免掩盖症状、体征而延误病情。

5.用药护理

按医嘱给予止血制酸药,注意观察药物不良反应。

6.心理护理

急性胃炎并消化道出血的患者应加强心理护理,消除思想顾虑;解释病情,鼓励患者积极配合治疗,保持轻松愉快的心情,有利于促进疾病康复。

【健康指导】

(1)向患者及家属讲解急性胃炎的病因和诱发因素,并提供指导;

（2）避免使用非甾体消炎药；

（3）注意饮食卫生，规律进食，少用或不用过冷、过热、刺激性食物，戒烟酒，防止损伤胃黏膜；

（4）嘱患者定期门诊复查，如有疼痛持续不缓解、排黑粪等应立即到医院检查。

二、慢性胃炎患者的护理

慢性胃炎指各种病因所致胃黏膜的慢性非特异性炎症。我国目前采用新悉尼系统的分类方法，根据病理组织学改变和病变部位，结合可能病因，将慢性胃炎分为非萎缩性（既往称浅表性）、萎缩性、特殊类型3大类。慢性非萎缩性胃炎不伴有黏膜萎缩，病变仅局限于黏膜层，以淋巴细胞和浆细胞的黏膜浸润为主，幽门螺杆菌感染是主要病因。慢性萎缩性胃炎胃黏膜发生萎缩性改变，常伴有肠上皮化生，又分为多灶萎缩性胃炎和自身免疫性胃炎两大类。

【病因与发病机制】

1.幽门螺杆菌（H.pylori）感染

H.pylori感染是慢性胃炎的主要病因，机制：①幽门螺杆菌具有鞭毛结构，可在胃内黏液层中自由活动，并依靠其黏附素与胃黏膜上皮细胞紧密接触，直接侵袭胃黏膜；②幽门螺杆菌分泌的尿素酶能分解尿素产生 NH_3，中和胃酸，形成有利于幽门螺杆菌定居和繁殖的中性环境，同时损伤上皮细胞膜；③幽门螺杆菌能产生细胞毒素使上皮细胞空泡变性，造成黏膜损害和炎症；④幽门螺杆菌的菌体胞壁还可作为抗原诱导自身免疫反应，后者损伤胃上皮细胞。

2.自身免疫

自身免疫性胃炎病变以富含壁细胞的胃体黏膜萎缩为主。壁细胞可分泌盐酸和内因子，内因子与食物中的维生素 B_{12}（外因子）结合形成复合物，使之不能被消化，到达回肠后，维生素 B_{12} 得以吸收。壁细胞受损后能作为自身抗原刺激机体产生相应的壁细胞抗体和内因子抗体，破坏壁细胞，使之数量减少，导致胃酸分泌减少，内因子不能发挥正常功能，并影响维生素 B_{12} 吸收，从而产生恶性贫血。

3.饮食和环境因素

研究发现，饮食中高盐和缺乏新鲜蔬菜水果与胃黏膜萎缩、肠化及胃癌的发生密切相关。

4.其他因素

长期饮浓茶、咖啡，进食过热、过冷、粗糙食物，长期服用非甾体抗炎药（NSAID），酗酒，肠液反流至胃等均会破坏胃黏膜屏障，损伤胃黏膜。

【临床表现】

1.症状

病程迁延，进展缓慢，无特异性症状。部分患者有上腹疼痛、食欲减退、腹胀、嗳气、恶心等，症状常与进食或食物种类有关。自身免疫性胃炎可伴有恶性贫血、体重减轻。

2.体征

一般无明显体征，少数患者可见舌苔黄白色厚腻、舌乳头萎缩、上腹部有轻度压痛等。

【诊断要点】

因临床表现不典型，确诊必须依靠纤维胃镜检查及胃黏膜活组织病理检查。

【治疗要点】

1.根除幽门螺杆菌

对于幽门螺杆菌引起的慢性胃炎是否应常规根除幽门螺杆菌尚缺乏统一意见。根据中国慢性胃炎共识意见,根除幽门螺杆菌的治疗特别适用于:①伴有胃黏膜糜烂、中至重度萎缩及肠化生、异型增生者;②有消化不良症状者;③有胃癌家族史者。目前常用方案:-种胶体铋剂(柠檬酸铋钾)或一种质子泵抑制剂(奥美拉唑、兰索拉唑等)加两种抗生素(阿莫西林、甲硝唑、克拉霉素、呋喃唑酮等),疗程 7~14 天。由于各地抗生素耐药情况不同,抗生素及疗程的选择依当地耐药情况而定。

2.消化不良症状的治疗

给予抑酸或抗酸剂、促胃肠动力药、胃黏膜保护剂等经验性治疗。

3.自身免疫性胃炎治疗

目前无特异治疗,给予维生素 B12 治疗恶性贫血。

4.异型增生的治疗

异型增生是胃癌的癌前病变,应高度重视。轻度异型增生的关键是定期随访,重度异型增生宜予预防性手术。

【常见护理诊断/问题】

1.疼痛:腹痛

与胃黏膜慢性炎症有关。

2.营养失调:低于机体需要量

与食欲不振、消化吸收不良有关。

3.活动无耐力

与自身免疫性胃炎致恶性贫血有关。

4.知识缺乏

缺乏对慢性胃炎病因和防治知识的了解。

【护理措施】

1.休息与体位

慢性胃炎急性发作时,患者需卧床休息;恢复期患者生活要有规律,避免过度劳累,注意劳逸结合。

2.饮食护理

(1)饮食原则:鼓励患者养成良好的进食习惯,少量多餐、定时定量、细嚼慢咽,避免摄入粗糙、过咸、过甜、过辣的刺激性食物和饮料,戒除烟酒。

(2)食物选择:向患者说明摄取足够营养素的重要性,与患者共同制订饮食计划,以高热量、高蛋白、高维生素、易消化的饮食为主。指导患者及家属改善烹饪技术,粗粮细做,软硬适中,使食物色、香、味俱全,增进患者食欲。根据病情选择适宜的食物,如胃酸缺乏的患者食物应完全煮熟后食用,以利于消化吸收,并可选用刺激胃酸分泌的食物如肉汤、鸡汤等,或酌情食用酸性食物如山楂、食醋等;高胃酸者应避免进酸性及多脂肪食物,可食用牛奶、菜泥、面包等,口味要清淡,少盐。

3.病情观察

密切观察腹痛的部位、性质等有无改变;观察患者每天进食的数量并定期测体重;观察用药前后患者症状是否改善。如果疼痛性质突然发生改变,且经一般对症处理,疼痛不仅不能减轻,反而加重,需警惕并发症的发生。

4.对症护理

分散注意力缓解紧张情绪可减轻疼痛;用热水袋热敷上腹部,以解除痉挛,缓解疼痛;借助中医针灸疗法缓解疼痛。详见本章第3节"消化性溃疡患者的护理"。

5.用药护理

多潘立酮的不良反应较少,偶可引起惊厥、肌肉震颤等锥体外系症状,宜饭前口服,栓剂最好在直肠排空后插入肛门;莫沙必利可有腹泻、腹痛、口干等不良反应,服用时间不宜过长,孕妇及哺乳期妇女应避免使用本品;应用2周后,消化道症状无改善,应停止服用。

6.心理护理

护理人员应向患者说明及时治疗和护理能获得满意的疗效。患者应保持轻松、愉快的心情,紧张、焦虑情绪会诱发加重病情。解释异型增生经严密随访,即使有恶变,及时手术也可获得满意的疗效,使其树立治疗信心,配合治疗。

【健康指导】

(1)向患者及家属讲明慢性胃炎的病因,某些药物对胃黏膜有损伤作用,要尽量避免使用,必须应用者要在医师指导下加用胃黏膜保护药;

(2)教育患者注意饮食卫生及养成良好的饮食习惯,进餐时要细嚼慢咽以使食物充分与胃酸混合;

(3)帮助患者制订戒烟、酒计划;

(4)介绍常用药物的名称、作用、疗程、服用的剂量和方法;

(5)慢性萎缩性胃炎有恶变的可能,嘱患者定期门诊复查。

第二节　消化性溃疡

消化性溃疡是指发生在胃和十二指肠的慢性溃疡,因溃疡形成与胃酸和胃蛋白酶的消化作用有关,故称消化性溃疡,根据发生部位不同分为胃溃疡(GU)和十二指肠溃疡(DU)。

本病是全球常见病,约10%的人一生中患过此病。临床上十二指肠溃疡比胃溃疡多见,两者之比为3∶1,男性多于女性,十二指肠溃疡好发于青壮年,胃溃疡发病年龄较十二指肠溃疡约迟10年。

【病因与发病机制】

正常生理情况下,由于胃、十二指肠黏膜有一系列的防御和修复功能,因此,胃、十二指肠黏膜在消化和吸收食物营养成分的同时不被强侵蚀力的胃酸和胃蛋白酶损伤。概括起来,胃、十二指肠黏膜有3层保护:①黏膜上皮细胞前的黏液和碳酸氢盐:黏液层是一道对胃蛋白酶弥散的物理屏障,黏膜层与上皮细胞之间的碳酸氢盐层是保持胃液与中性黏液间高 pH 值梯度的缓冲层;②上皮细胞:上皮细胞分泌黏液与碳酸氢盐,维持上皮前的结构和功能,对胃酸起屏障作用,上皮细胞再生速度很快,可及时修复受损部位;③上皮后:胃黏膜有丰富的血液供应,为细胞的不断更新和分泌提供营养,并将弥散人黏膜的 H＋带走。此外,前列腺素、表皮生长因子具有保护黏膜细胞的作用。当这一系列防御因素削弱,胃酸和胃蛋白酶才可侵袭黏膜发生溃疡。近年的研究表明,幽门螺杆菌和非甾体抗炎药可以损害胃、十二指肠黏膜屏障导致胃、十二指肠溃疡的发生。

1.幽门螺杆菌(Hp)感染

近年大量研究表明,Hp 感染是消化性溃疡的主要原因。基于两方面证据:①消化性溃疡患者幽门螺杆菌检出率显著高于普通人群,DU 患者检出率约为 90％,GU 患者检出率为 70％～80％。②成功根治幽门螺杆菌后,溃疡复发率明显下降;对常规抑制胃酸分泌药物疗效不佳的难治性溃疡,在有效根除 Hp 治疗后可痊愈。

2.药物

NSAID 是引起消化性溃疡的又一常见病因,可通过破坏黏膜屏障使黏膜防御和修复功能受损导致消化性溃疡的发生。NSAID 引起的胃溃疡较十二指肠溃疡多见。溃疡的形成及其并发症的危险因素与服用 NSAID 的种类、剂量、疗程有关,与同时服用抗凝药物、糖皮质激素等因素有关。

3.胃酸和胃蛋白酶

消化性溃疡的最终形成是胃酸和胃蛋白酶的自身消化作用所致,胃蛋白酶只有在 pH＜4时才有活性,因此,胃酸是溃疡形成的直接和关键原因,胃酸的损害作用只有在胃、十二指肠黏膜的防御和修复机制遭破坏时才发生。综合研究表明,十二指肠溃疡患者中大多存在基础酸排量(BAO)、夜间酸分泌、最大酸排量(MAO)、十二指肠酸负荷增高现象,胃溃疡患者 BAO、MAO 多为正常或偏低,可能的原因是胃溃疡患者多伴有多灶萎缩性胃炎,影响壁细胞的泌酸功能,而十二指肠溃疡患者胃体黏膜损害轻微,壁细胞仍能保持旺盛的分泌能力。

4.其他因素

①吸烟:吸烟影响溃疡愈合,增加溃疡的复发率,其发生机制还不十分明确,可能与吸烟增加胃酸分泌、减少十二指肠碳酸氢盐的分泌、影响胃十二指肠的正常运动、黏膜损害性氧自由基增加等因素有关。②急性应激:长期临床观察发现情绪应激是消化性溃疡的诱发因素,可能通过神经内分泌途径影响胃、十二指肠分泌、运动和黏膜血液供应,急性应激可引起应激性溃疡已被临床证实。③胃、十二指肠运动异常:十二指肠溃疡患者胃排空增快,影响食物与胃酸的充分混合,造成十二指肠酸负荷增高;胃溃疡患者胃排空减慢,可增加十二指肠液反流入胃,增加胃黏膜侵袭因素。④遗传因素:消化性溃疡发病有家族聚集现象,O 型血者易患 DU 等。

【临床表现】

十二指肠溃疡多发生在球部,胃溃疡多在胃角和胃窦小弯。

典型的消化性溃疡具有三大临床特点:①慢性过程:病程长,可达数年或数十年;②周期性发作:发作和缓解期交替出现,秋冬和早春季节是溃疡病的好发季节,精神因素和过度劳累可诱发;③节律性疼痛。

（一）症状

1.上腹部疼痛

上腹部疼痛是消化性溃疡的主要症状，GU 疼痛多位于剑突下正中或偏左，DU 疼痛常在上腹正中或偏右；性质多为隐痛、胀痛、烧灼痛、钝痛、剧痛或饥饿样不适感；疼痛范围有手掌大小。疼痛具有节律性，与饮食关系密切，GU 患者疼痛常在进餐后 0.5～1.0 小时出现，持续 1～2 小时后逐渐缓解，至下次进餐前疼痛消失，其典型节律为进食-疼痛-缓解；DU 患者疼痛为饥饿痛、空腹痛或夜间痛，其疼痛节律为疼痛-进食-缓解。

2.其他

患者常有泛酸、嗳气、恶心、呕吐等胃肠道症状，可有失眠、多汗、脉缓等自主神经功能失调表现。临床上少数溃疡患者可无症状，首发症状多为呕血和黑粪。

（二）体征

活动期可有上腹部轻压痛，缓解期无明显体征。

（三）并发症

1.出血

最常见，发生率为 10％～15％，以十二指肠溃疡并发出血较为多见。出血是由于溃疡侵蚀周围血管所致，临床表现视出血的部位、速度和出血量决定，一般可表现为呕血或/和黑粪。

2.穿孔

溃疡病灶向深部发展穿透浆膜层引起穿孔，发生率为 2％～7％，多见于十二指肠溃疡。急性穿孔表现为突发上腹部剧烈疼痛，如刀割样，可迅速遍及全腹，大汗淋漓、烦躁不安，服用抑酸剂不能缓解，是外科常见的急腹症之一。腹部检查可见腹肌紧张，呈板状腹，压痛及反跳痛，肠鸣音减弱或消失，部分患者出现休克。

3.幽门梗阻

发生率为 2％～4％，多由十二指肠溃疡或幽门溃疡引起，分功能性梗阻和器质性梗阻。功能性梗阻是由溃疡周围组织炎性充血、水肿或幽门平滑肌痉挛所致，梗阻为暂时性，炎症消退即可好转，内科治疗有效；器质性梗阻是由溃疡愈合瘢痕收缩或粘连造成，梗阻为持久性，需外科手术治疗。临床表现为上腹持续性胀痛、嗳气、泛酸，且餐后加重；呕吐大量酸腐味宿食，呕吐后腹部症状减轻，严重及频繁呕吐者可致失水、低氯、低钾、代谢性碱性中毒及营养不良等；腹部可见胃型、蠕动波，可闻及振水音。

4.癌变

十二指肠溃疡极少发生癌变，胃溃疡癌变的概率在 1％以下。临床上对年龄在 45 岁以上、有长期 GU 病史、溃疡顽固不愈、粪潜血试验持续阳性者要提高警惕，胃镜检查可帮助确诊，要取多点活组织做病理检查，必要时定期复查。

【诊断要点】

病史是诊断消化性溃疡的主要依据，根据本病具有慢性过程、周期性发作和节律性中上腹疼痛等特点，可做出初步诊断。最后确诊需要依靠胃镜检查和 X 线钡餐检查，胃镜检查可确定溃疡的部位、形态、大小和数目；X 线检查发现龛影是可确诊的唯一依据，其他征象可作为参考。

【治疗要点】

治疗原则为消除病因,控制症状,促进愈合,预防复发和防治并发症。治疗消化性溃疡的药物可分为降低胃酸药物和保护胃黏膜药物两大类,同时还要根除幽门螺杆菌。

(一)降低胃酸药物

1.抗酸药

可直接中和胃酸,迅速缓解疼痛症状。抗酸药不宜单独使用,只作为治疗消化性溃疡的辅助用药,常用药物有碳酸氢钠、碳酸钙、氢氧化铝等。

2.抑制胃酸分泌的药物

(1)H_2-受体拮抗剂:阻止组胺与 H_2-受体结合,抑制胃酸分泌,临床上特别适用于根除幽门螺杆菌疗程完成后的后续治疗及半量做长期维持治疗。常用药物有西咪替丁、雷尼替丁、法莫替丁,已证明全日量于睡前顿服与一日 2~3 次分服效果相仿。常规剂量十二指肠溃疡患者疗程 4~6 周,胃溃疡患者 6~8 周。服药后基础胃酸分泌量、食物刺激后胃酸分泌量及夜间胃酸分泌量均减少。

(2)质子泵抑制剂(H^+-K^+-ATP 酶抑制剂)(PPI):PPI 是目前已知的抑制胃酸分泌作用最强的药物,可作用于壁细胞胃酸分泌终末过程的关键酶 H^+-K^+-ATP 酶,使其失去活性,并不可逆转。与 H_2-受体拮抗剂相比,PPI 促进溃疡愈合的速度快,溃疡愈合率较高,尤其适合非甾体消炎药所致溃疡患者不能停用非甾体消炎药时或难治性溃疡的治疗。PPI 是根除幽门螺杆菌基础药物,常用奥美拉唑(洛赛克)20 mg,每日 2 次;兰索拉唑 30 mg,每日 1 次;泮托拉唑 40 mg,每日 1 次。

(二)保护胃黏膜药物

1.胶体次枸橼酸铋(CBS)

除有硫糖铝的作用外,还有较强抑制幽门螺杆菌作用,疗程 4~8 周。

2.硫糖铝

硫糖铝可黏附在溃疡表面阻止胃酸、胃蛋白酶的侵袭,促进内源性前列腺素合成,刺激表皮生长因子分泌。常规用量为每日 1g,分 4 次口服。

3.前列腺素类药物

可抑制胃酸分泌,增加胃、十二指肠黏膜的黏液和碳酸氢盐分泌,增加黏膜血流,代表药物为米索前列醇。

(三)根除幽门螺杆菌

目前常采用 PPI 或胶体铋剂为基础加上两种抗菌药物的三联疗法。

【常见护理诊断/问题】

1.疼痛:上腹痛

与消化道黏膜溃疡有关。

2.营养失调:低于机体需要量

与疼痛导致摄入量减少、消化吸收障碍有关。

3.知识缺乏

缺乏溃疡病防治的知识。

4.焦虑

与疼痛症状反复出现、病程迁延不愈有关。

5.潜在并发症

上消化道大出血、胃穿孔。

【护理措施】

1.休息与体位

轻症者适当休息,可参加轻体力活动,注意劳逸结合,避免过度劳累,溃疡活动粪潜血试验阳性患者应卧床休息1~2周。

2.饮食护理

宜选用营养丰富、清淡、易消化的食物,以促进胃黏膜修复和提高抵抗力。急性活动期应少食多餐,每天5~6餐,少食多餐可中和胃酸,减少胃饥饿性蠕动,同时可避免过饱所引起的胃窦部扩张增加促胃蛋白酶的分泌。以牛奶、稀饭、面条等偏碱性食物为宜。由于蛋白质类食物具有中和胃酸的作用,可摄取适量脱脂牛奶,宜安排在两餐间饮用,但牛奶中的钙质反过来刺激胃酸分泌,故不宜多饮。脂肪到达十二指肠时虽能刺激小肠黏膜分泌肠抑胃蛋白酶,抑制胃酸分泌,但同时又可引起胃排空减慢、胃窦扩张,致胃酸分泌增多,故脂肪摄取也应适量。忌食辛辣、过冷、油炸、浓茶等刺激性食物及饮料,戒烟、酒。

3.病情观察

观察患者腹痛的部位、性质、时间及节律;腹痛与饮食、气候、药物、情绪等的关系;定时测量生命体征,同时注意观察患者的面色,呕吐物、粪便的量、性状和颜色,以便及时发现和处理出血、穿孔、梗阻、癌变等并发症。

4.对症护理

(1)帮助患者认识和去除诱因:讲解消化性溃疡疼痛的诱因,使患者能够在饮食、嗜好、情绪、生活节奏等方面多加注意,并做到坚持服药。

(2)腹痛监测:参见病情观察。

(3)减轻疼痛的护理:参见本章第2节"胃炎患者的护理"。

5.用药护理

(1)H_2-受体拮抗剂:药物应在餐中或餐后即刻服用,也可一日剂量于夜间顿服。西咪替丁可通过血-脑屏障,偶尔引起精神症状;与雄激素受体结合,影响性功能;与肝细胞色素P450结合,影响华法林、利多卡因等药物的肝内代谢,用药期间应注意监测肝、肾功能和血常规。雷尼替丁和法莫替丁不良反应较少。

(2)质子泵抑制剂:不良反应较少,可有头晕,初次应用应减少活动。

(3)胃黏膜保护药:此类药在酸性环境下有效。硫糖铝在餐前1小时给药,全身不良反应少,常引起便秘;本药含糖量高,糖尿病患者不宜应用。胶体铋剂在餐前0.5小时服用,短期服用可有舌苔和粪便变黑,长期服用可造成铋在体内大量堆积引起神经毒性,故不宜长期应用。米索前列醇的常见不良反应是腹泻,可引起子宫收缩,孕妇禁服。

(4)其他药物:抗酸药,如氢氧化铝凝胶等应在餐后1小时或睡前服用,以液体制剂效果最好,服用时要充分摇匀,服用片剂时应嚼服。其与奶制品相互作用可形成络合物,要避免同服。

6.心理护理

不良的心理因素可诱发和加重病情,而消化性溃疡患者因疼痛刺激或并发出血,易产生紧张、焦虑等不良情绪,使胃黏膜保护因素减弱、损害因素增加而致病情加重,故应为患者创造安静、舒适的环境,减少不良刺激;多与患者交谈,使患者了解本病的诱发因素、疾病过程和治疗效果,增强治疗信心,克服焦虑、紧张心理。

【健康指导】

1.活动与休息指导

指导患者合理安排休息时间,保证充足的睡眠,生活要有规律,劳逸结合,避免精神过度紧张,长时间脑力劳动后要适当活动,保持良好心态,在秋冬或冬春气候变化明显的季节要注意保暖。

2.饮食指导

指导患者定时进餐,不宜过饱。生活要有规律,避免辛辣、咖啡、浓茶等刺激性食物及饮料,有烟、酒嗜好者应戒除。

3.用药指导

嘱患者避免应用对胃、十二指肠黏膜有损害的药物,如阿司匹林、泼尼松、咖啡因、利舍平等。嘱患者遵医嘱按时、正确服药,学会观察不良反应,不随意停药,避免复发。

4.心理指导

指导患者身心放松,保持乐观精神,促进溃疡愈合。

5.出院指导

对患者及家属进一步讲解消化性溃疡的病因和诱发因素,嘱患者定期门诊复查,如有疼痛持续不缓解、疼痛规律性消失、排黑粪等应立即到门诊检查。

第三节　肝硬化

肝硬化是由于一种或多种致病因素长期或反复作用于肝脏,造成以肝细胞坏死、肝组织弥漫性纤维化、假小叶和再生结节形成特征的慢性肝病,门静脉高压和肝功能损害为主要临床表现,晚期可出现上消化道出血、肝性脑病、继发感染等严重并发症。

我国肝硬化患者占内科住院人数的 4%~14%,发病年龄在 35~50 岁,男女比例为(4~8):1。

【病因与发病机制】

引起肝硬化的病因很多,我国以病毒性肝炎最为常见,国外则以酒精中毒居多。

1.病毒性肝炎

主要为乙型、丙型或乙型加丁型重叠感染,甲型和戊型病毒性肝炎不发展为肝硬化。一般认为肝硬化是经过慢性肝炎演变而来的。

2.酒精中毒

长期大量酗酒引起酒精性肝炎,继而发展为肝硬化,主要是乙醇和其中间代谢产物乙醛对肝脏的毒性作用所致。

3.循环障碍

慢性充血性心力衰竭、缩窄性心包炎、肝静脉和/或下腔静脉阻塞,可使肝脏长期淤血,肝细胞发生缺氧、坏死和结缔组织增生,最终演变为淤血性肝硬化。

4.胆汁淤积

持续存在肝外胆管阻塞或肝内胆汁淤积时,高浓度的胆汁酸和胆红素对肝细胞有损害作用,可导致肝硬化。

5.遗传和代谢障碍

由于遗传或先天性酶缺陷,致使代谢产物积聚于肝脏,引起肝细胞坏死和结缔组织增生。

6.工业毒物或药物

长期接触四氯化碳、磷、砷等或服用甲基多巴、四环素、双醋酚汀等,可引起中毒性肝炎,最终演变为肝硬化。

7.营养障碍

食物中长期缺乏蛋白质、维生素,或脂肪堆积可引起吸收不良和营养失调、肝细胞脂肪变性和坏死以及降低肝对其他致病因素的抵抗力。

8.血吸虫病

虫卵沉积于汇管区,引起纤维组织增生,导致窦前性门静脉高压。

9.免疫紊乱

自身免疫性肝炎可演变为肝硬化。

10.隐源性肝硬化

病因不明者占 5%~10%,其中一部分可能是由非酒精性脂肪性肝炎发展而成的。

【临床表现】

肝硬化起病隐匿,病程发展一般比较缓慢,病情亦较轻微,可潜伏 3~5 年或更长时间。临床上将肝硬化分为肝功能代偿期和失代偿期,两期的界限不明显。

(一)代偿期

症状轻,或无任何不适。早期以乏力、食欲不振较突出,可伴有上腹部不适、腹胀、恶心、腹泻、厌油腻等,症状经休息或治疗可缓解。肝脏轻度肿大,质偏硬,可有轻度压痛,脾脏轻、中度肿大。肝功能正常或轻度异常。

(二)失代偿期

症状显著,主要为肝功能减退和门静脉高压引起。

1.肝功能减退的临床表现

(1)全身症状:患者一般情况及营养状况差,消瘦、乏力,面色灰暗、无光泽,精神不振,皮肤干而粗糙,有舌炎、口角炎,常有不规则低热及水肿。

(2)消化道症状:食欲明显减退,甚至厌食,进食后感上腹饱胀不适、恶心、呕吐等;对脂肪和蛋白质含量高的食物耐受差,稍进油腻食物即可引起腹泻;患者可因胃肠胀气和腹水终日腹胀。上述症状的产生与门静脉高压引起胃肠道淤血、水肿、消化吸收障碍和胃肠道菌群失调有关。半数以上患者有轻度黄疸,少数可有中或重度黄疸,提示肝细胞有进行性或广泛坏死。

（3）出血倾向和贫血：可有鼻出血、牙龈出血、皮肤紫癜和胃肠出血倾向，系肝脏合成凝血因子减少、脾功能亢进和毛细血管脆性增加所致。患者常有不同程度贫血，是由于肠道吸收障碍、营养不良、胃肠失血以及脾功能亢进等因素引起。

（4）内分泌失调：肝脏对雌激素的灭活功能减退，雌激素水平增高，通过负反馈抑制腺垂体的分泌功能，从而影响垂体-性腺轴或垂体-肾上腺皮质轴的功能，致使雄激素和糖皮质激素减少。雌、雄激素平衡失调，男患者常表现为性欲减退、睾丸萎缩、毛发脱落及乳房发育；女患者有月经失调、闭经、不孕等。部分患者出现蜘蛛痣，主要分布在面颈部、上胸、肩背和上肢等上腔静脉引流区域；手掌大、小鱼际和指端、腹侧部位皮肤发红称为肝掌，肝掌和蜘蛛痣的形成与雌激素增多有关。肝功能减退时，肝脏对醛固酮及抗利尿激素灭活作用减弱，导致继发醛固酮及抗利尿激素增多，致钠、水潴留和水肿，促进和加重腹水的形成。肾上腺皮质功能减退，表现为面部和其他暴露部位皮肤色素沉着。

2.门静脉高压的临床表现

门静脉系统阻力增加和门静脉血流增多是形成门静脉高压的发生机制，门静脉高压症的3大临床表现是脾大、侧支循环建立与开放、腹水。

（1）脾大、脾功能亢进：脾脏因长期淤血而肿大，一般为轻、中度肿大，上消化道大出血时脾脏可暂时缩小。晚期脾大常出现白细胞、红细胞、血小板计数减少，称为脾功能亢进。

（2）侧支循环建立与开放：门静脉压力增高，超过 1.96 kPa（20 mmH$_2$O）时，正常来自消化器官和脾脏的回心血液至肝脏受阻，致使门静脉系统与腔静脉之间建立门-体侧支循环：①食管和胃底静脉曲张：在门静脉压力持续增高的情况下，食管和胃底静脉曲张明显，常因恶心、呕吐、剧烈咳嗽等使腹腔压力增高，或因粗糙、坚硬食物机械损伤，或因胃酸反流腐蚀损伤时，导致曲张静脉破裂出血，表现为呕血和黑粪，严重者可有周围循环衰竭的表现；②腹壁静脉曲张，脐静脉重新开放，在脐周和腹壁可见以脐为中心向上及下腹延伸的迂曲静脉，脐周静脉曲张明显时，外观呈水母状；③痔静脉扩张，形成痔核，破裂时引起便血。

（3）腹水：占 75% 以上，是肝硬化失代偿期最突出的临床表现，也是患者就医的主要原因。腹水形成与下列因素有关：①门静脉压力增高，使腹腔脏器毛细血管床静水压增高，组织间液回吸收减少而漏入腹腔；门静脉压力增高，肝静脉血流受阻，血浆自肝窦壁渗透至窦旁间隙，形成大量肝淋巴液，超过胸导管的引流能力，淋巴液自肝包膜表面和肝门淋巴管壁漏入腹腔。②血浆清蛋白降低，低于 30g/L 时，血浆胶体渗透压降低，致使血液成分外渗。③有效循环血容量不足致肾血流量减少，肾小球滤过率降低，排尿减少。④抗利尿激素及继发醛固酮增多而引起水、钠重吸收增多。

（三）肝脏触诊

肝脏大小与肝内脂肪浸润、再生结节、纤维化的程度有关。质地坚硬，早期表面光滑，晚期可触及结节或颗粒状，一般无压痛，在肝细胞进行性坏死或炎症时可有轻压痛。

（四）并发症

1.上消化道出血

最常见。多突然发生大量呕血或黑粪，出血原因为食管下段或胃底静脉曲张破裂或并发急性胃黏膜糜烂、消化性溃疡。出血量大可并发出血性休克或诱发肝性脑病，病死率高。

2.肝性脑病

肝性脑病是晚期肝硬化的最严重并发症,也是最常见死因,主要临床表现为性格行为失常、意识障碍、昏迷。

3.胆石症

肝硬化患者胆结石发生率增高,且随肝功能失代偿程度加重,胆石症发生率随之增高。胆囊及肝外胆管结石均较常见。

4.感染

患者机体抵抗力低下,常并发肺炎、胆道感染、大肠埃希菌败血症和自发性腹膜炎等细菌感染。

5.原发性肝癌

患者如短期内出现肝脏迅速增大、持续性肝区疼痛、肝表面发现肿块或腹水呈血性等,应考虑并发原发性肝癌,需做进一步检查。

6.肝肾综合征

又称功能性肾衰竭,表现为自发性少尿或无尿、氮质血症、稀释性低钠血症和低尿钠,但肾脏无明显器质性损害。引起肝肾综合征的关键环节是肾血管收缩,导致肾皮质血流量减少,肾小球滤过率持续下降。

7.肝肺综合征

严重肝病、肺血管扩张和低氧血症组成的三联征。肝硬化时由于体内血管活性物质增多,使肺内毛细血管扩张,肺动、静脉分流,动脉氧合不足,造成通气/血流比例失调,临床表现为卧位呼吸和直立性低氧血症。尚无理想治疗药物,肝移植可能为其根本治疗措施。

8.电解质和酸碱平衡失调

常见的电解质紊乱:①低钠血症:由于长期利尿、大量放腹水导致钠丢失,抗利尿激素增多致水潴留超过钠潴留,低盐饮食引起;②低钾低氯血症与代谢性碱中毒:呕吐、腹泻、摄入不足、长期应用利尿剂或高渗葡萄糖液、继发性醛固酮增多等,均可导致或加重血钾和血氯的降低,低钾低氯血症可导致代谢性碱中毒。

【诊断要点】

主要根据有病毒性肝炎病史、长期饮酒史;患者有肝功能减退和门静脉高压的临床表现;肝脏质地坚硬有结节感;肝功能检查异常;肝活组织检查有假小叶形成等诊断。

【治疗要点】

(一)保护或改善肝功能

1.去除或减轻病因

(1)抗 HBV 治疗:治疗指征为 HBV 阳性的肝硬化失代偿期患者,HBV DNA 阳性,无论 ALT 水平如何。无固定疗程,需长期应用。肝功能失代偿患者不宜使用干扰素。

(2)抗 HCV 治疗:适用于肝功能代偿的肝硬化患者,尽管对治疗的耐受性和效果有所降低,但为使病情稳定、延缓或阻止肝衰竭和肝细胞癌(HCC)等并发症的发生,在严密观察下,使用聚乙二醇干扰素-α 联合利巴韦林或普通干扰素联合利巴韦林等方案。

2.营养支持

尽量维持肠内营养,肠内营养是机体获取能量的最好方式,应进食易消化的食物,以糖类为主,蛋白质摄入量以患者可耐受为宜,辅以多种维生素,可给予胰酶助消化。对于食欲减退、不能耐受食物者,可给予易消化的、蛋白已水解为小肽段的肠内营养剂。肝衰竭或有肝性脑病先兆者,应限制蛋白质的摄入。

3.保护肝细胞

胆汁淤积时,微创方法解除胆道梗阻,可避免对肝功能的进一步损伤;也可口服熊去氧胆酸降低肝内鹅去氧胆酸的比例,减少其对肝细胞的破坏。其他保护肝细胞的药物有水飞蓟宾、多烯磷脂酰胆碱、还原型谷胱甘肽及甘草酸二胺。

4.慎用损害肝脏的药物

避免使用疗效不明确的药物,以减轻肝脏代谢负担。

(二)腹水治疗

治疗腹水可减轻症状及防止在腹水基础上发展的一系列并发症如自发性腹膜炎(SBP)、肝肾综合征等。

1.限制水、钠的摄入

钠摄入量限制在 500～800 mg/d(相当于氯化钠 1.2～2.0 g/d),摄入水量在 500～1000 mL/d。

2.利尿剂

应用原则是联合、间歇、交替使用,常用保钾利尿剂螺内酯和呋塞米联合使用。利尿速度不宜过快、剂量不宜过大,以每天体重减轻不超过 0.5 kg 为宜,以免诱发肝性脑病等。

3.经颈静脉肝内门体分流术(TIPS)

TIPS 以血管介入的方法在肝内的门静脉分支与肝静脉分支间建立分流通道,能有效降低门静脉压力,创伤小、安全性高,显著减少或消除腹水。如果能对因治疗,使肝功能稳定或有所改善,可较长期维持疗效,多数患者术后不需要限盐、限水及长期使用利尿剂,可减少肝移植。

4.排放腹水并补充清蛋白

用于不具备 TIPS 技术、对 TIPS 禁忌及失去 TIPS 机会顽固性腹水的姑息治疗,一般每次放腹水 1000 mL,同时输注清蛋白 80 g,该方法缓解症状时间短,易于诱发肝性脑病、肝肾综合征。

(三)肝移植手术

肝移植手术是终末期肝硬化治疗的最佳选择。

(四)并发症的治疗

1.自发性腹膜炎

一旦确诊,应立即治疗,早期、足量、联合应用抗生素。主要选用针对革兰阴性杆菌的抗生素,如环丙沙星、氧氟沙星、丁胺卡那等,或选用广谱抗生素如头孢噻肟钠、头孢曲松、头孢哌酮等。通常选择 2～3 种抗生素联合应用,然后根据治疗的反应和细菌培养结果调整抗生素,用药时间不得少于两周。

2.肝肾综合征

①控制上消化道大出血、感染等诱发肝肾综合征的因素。②严格控制输液量,纠正水、钠

代谢紊乱和酸碱失衡等。③输入清蛋白、右旋糖酐-70 或腹水回输,提高血容量、改善肾血流量,然后给予利尿剂。④特利加压素联合清蛋白治疗,特利加压素系加压素与甘氨酸的结合物。⑤避免单纯大量放腹水、大量利尿,避免使用肾毒性药物;应用血管活性药物如多巴胺、山莨菪碱等,改善肾血流量,增加肾小球滤过率。

【护理评估】

1.健康史

详细询问患者有无肝炎或输血、心力衰竭、胆道疾病史;是否有在血吸虫病流行区生活史;有无长期化学毒物接触史;有无长期使用对肝脏有损害药物或嗜酒,其用量和持续时间。了解患者有无慢性肠道感染、消化不良、消瘦、黄疸、出血史。询问患者饮食及消化情况,如食欲、进食量及食物种类、饮食习惯及爱好,日常休息及活动量、活动耐力;既往及目前检查、用药和治疗情况。详细询问肝硬化的发生、发展及治疗情况,此次就诊的主要症状,腹水的程度,有无呕血、黑粪及神志变化等。

2.身体评估

(1)意识状态:注意观察患者的精神状态,对人物、时间、地点的定向力,如有表情淡漠、性格改变或行为异常多为肝性脑病表现。

(2)营养状况:身高、体重及全身营养状况,是否消瘦及其程度,有无水肿;应注意当有腹水或皮下水肿时,不能以体重判断患者的营养状况。

(3)皮肤和黏膜:皮肤、黏膜有无黄染、出血点、蜘蛛痣、肝掌、腹壁静脉曲张。

(4)肝、脾:肝、脾触诊应注意其大小、质地、表面情况、有无压痛。

(5)腹水体征:检查腹式呼吸是否减弱,有无腹部膨隆、脐疝,有无移动性浊音,是否因呼吸困难、心悸而不能平卧。

(6)尿量及尿液的颜色:询问患者 24 小时的尿量、颜色。

3.心理、社会状况

肝硬化病程较长,随着病情发展、加重,患者逐渐丧失工作能力,以及长期治病影响家庭生活、经济负担沉重等,使患者及其照顾者常出现各种心理问题和应对不良甚至无效。评估时应注意患者的心理状态,有无个性、行为的改变,有无焦虑、抑郁、易怒、悲观等情绪,应注意鉴别患者是心理问题或并发肝性脑病时的精神障碍表现。评估患者及家庭成员对疾病的认识程度及态度、家庭经济情况以及社会保障情况。

【常见护理诊断/问题】

1.营养失调:低于机体需要量

与肝硬化所致的食欲下降及营养吸收障碍有关。

2.体液过多

与肝硬化所致的门静脉高压、低蛋白血症及水、钠潴留有关。

3.活动无耐力

与肝功能减退、大量腹水有关。

4.有皮肤完整性受损的危险

与水肿、皮肤瘙痒、长期卧床有关。

5.有感染的危险与机体抵抗力低下有关。

【护理目标】

(1)患者能描述营养不良的病因,能遵循饮食计划,保证营养物质的摄入;

(2)能描述水肿的主要原因,腹水有所减轻,感觉舒适;

(3)自觉精神状态良好,体力有所恢复;

(4)皮肤无破损或感染,无其他部位感染。

【护理措施】

1.休息与体位

病室环境整洁、安静、舒适,根据病情合理安排患者休息和活动,代偿期患者可适当从事轻体力活动,失代偿期则需卧床休息,降低肝脏的代谢活动,增加肝脏血流量,以利于肝脏功能的恢复。

2.饮食护理

饮食原则为高热量、高蛋白、高维生素、易消化饮食,血氨偏高者限制或禁食蛋白质,待病情好转后逐渐增加蛋白质的摄入量。蛋白质来源以豆制品、鸡蛋、牛奶、鸡肉、鱼肉、瘦猪肉为主;有肝性脑病先兆或血氨增高时应限制或禁食蛋白质,主要以植物蛋白为主,如豆制品。补充足够维生素,尤其是脂溶性维生素,新鲜蔬菜和水果含有丰富的维生素。有腹水者应低盐或无盐饮食,钠限制在每日 $500\sim800$ mg(氯化钠 $1.2\sim2.0$ mg),少食含钠食物,如咸肉、酱菜、酱油、含钠味精等;谷物、瓜果含钠较少,水果、硬壳果、干豆、肉类、马铃薯含钾多。饮水量每日 1000 mL 左右。戒烟酒。进餐时要细嚼慢咽,避免进食刺激性强、粗纤维多和较硬的食物,以防损伤曲张的食管、胃底静脉导致出血。

3.病情观察

观察生命体征、尿量等情况,注意有无并发症发生,出现异常情况及时通知医师,以便采取紧急措施。

4.对症护理

(1)腹水的护理:①体位:大量腹水患者取半卧位,以减轻呼吸困难;少量腹水患者取平卧位,以增加肝、肾血流量。注意预防压疮。②限制水、钠摄入:遵医嘱严格限制水、钠摄入,向患者及家属讲明其有利于腹水消退。遵医嘱使用利尿剂,并注意观察电解质及酸碱平衡情况。③准确记录 24 小时出入液量,定期测量腹围和体重,并教会患者正确测量和记录方法。④协助腹腔放液:术前向患者说明操作过程和注意事项,测量腹围、体重和生命体征,排空膀胱以免穿刺时损伤;术中及术后监测生命体征,观察不良反应;术毕用无菌敷料覆盖穿刺部位,并观察穿刺部位有无渗液,应缚紧腹带,防止腹腔穿刺后腹压骤降,记录腹水量、颜色、性质,及时送检标本。

(2)皮肤护理:肝硬化患者常伴有四肢水肿,皮肤干燥、瘙痒,机体抵抗力下降,因此应加强皮肤护理。每日可用温水擦浴,避免用力搓拭、使用刺激性的药皂或沐浴液、水温过高等;衣服宜柔软、宽松;床铺要平整、洁净;定时更换体位,以防局部组织长期受压、皮肤损伤发生压疮或感染;皮肤瘙痒时勿搔抓,可涂抹止痒剂,以免皮肤破损和继发感染;向患者解释发生压疮的危险因素和早期表现,指导患者及其家属学会预防的方法。

5.用药护理

遵医嘱静脉补充营养,以提高血浆胶体渗透压。应用利尿剂时注意观察电解质情况。

6.心理护理

肝硬化是慢性病,症状很难控制,预后不良,患者和家属容易产生悲观情绪,护理人员要同情和关心患者,及时解答患者提出的疑问,安慰、理解、开导患者,使患者及家属树立战胜疾病的信心。对有严重焦虑和抑郁的患者,应加强巡视并及时进行心理干预,以免发生意外。

【评价】

(1)患者能叙述不适宜的饮食,并能合理选择有利于健康的饮食;摄入足够的热量、蛋白质、维生素。

(2)腹水减少,由腹水引起的身体不适症状减轻;能叙述产生腹水的原因,正确记录出入量、腹围、体重。

(3)能下床适当活动,自觉体力有所恢复,精神较好。

(4)无皮肤破溃,能正确处理皮肤瘙痒,不搔抓。

【健康指导】

1.知识普及

护士应帮助患者和家属掌握本病的有关知识和自我护理方法,健康人群要避免酗酒、积极治疗病毒性肝炎以防止肝硬化发生。

2.休息、活动指导

代偿期宜适当减少活动,参加较轻的工作,避免劳累;病情加重或合并腹水、食管胃底静脉曲张、肝性脑病时,应卧床休息,腹水者取半卧位。

3.饮食指导

帮助患者制订合理的营养食谱,遵循饮食治疗原则,以高热量、高蛋白、丰富维生素、适当脂肪且易消化饮食为宜。对病情严重或血氨偏高者,根据病情限制蛋白质摄入;有腹水的患者应限制水、钠摄入。此外,忌酒,避免进食粗糙、坚硬或辛辣的刺激食物,以防食管胃底静脉曲张破裂出血。

4.心理指导

告诉患者在疾病早期积极针对病因治疗和加强一般治疗,能使病情缓解及延长其代偿期。在失代偿期,积极对症治疗,让患者了解身心两方面休息对疾病的恢复很重要,要保持心情愉快,生活要有规律,提高生活质量,改善其身心状态,积极配合治疗。

5.用药指导

按医嘱用药,勿擅自增减药物,教会患者观察药物疗效和不良反应,及时识别病情变化并及时就诊。

第四节 原发性肝癌

原发性肝癌是指肝细胞或肝内胆管细胞发生的肿瘤,是我国常见恶性肿瘤之一,其死亡率在消化系统恶性肿瘤中列第 3 位,仅次于胃癌和食管癌。我国肝癌死亡率占全球死亡率的45％,江苏启东和广西扶绥发病率最高。本病可发生于任何年龄,以 40～49 岁多见,男女之比(2～5)：1。

【病因与发病机制】

原发性肝癌的病因尚未明确,目前认为可能与以下因素有关。

1.病毒性肝炎

原发性肝癌患者中约有 1/3 有慢性肝炎病史。流行病学调查显示,肝癌高发区人群HBsAg 阳性率高于低发区,而肝癌患者 HBsAg 及其他乙型病毒性肝炎标志物的阳性率达90％,提示乙型肝炎病毒与肝癌发病有关。近年来发现,丙型病毒性肝炎亦与肝癌的发病有关。

2.肝硬化

原发性肝癌合并肝硬化者占 50％～90％。病理检查发现肝癌合并肝硬化多为乙型病毒性肝炎后大结节性肝硬化,肝细胞恶化在肝细胞再生过程中发生,丙型病毒性肝炎发展成肝硬化的比例并不低于乙型病毒性肝炎。欧美国家,肝癌常发生在酒精性肝硬化的基础上。一般认为血吸虫性肝硬化、胆汁性或淤血性肝硬化与原发性肝癌无关。

3.黄曲霉毒素

黄曲霉毒素代谢产物黄曲霉毒素 B.有很强的致癌作用。流行病学调查发现粮油、食品受黄曲霉毒素 B1 污染严重的地区,肝癌发病率也相应增高,提示黄曲霉毒素可能是某些地区肝癌发病率高的原因。

4.饮用水污染

肝癌高发区的启示,饮池塘水的居民比饮井水的居民肝癌发病率、死亡率高。

5.其他因素

某些化学物质如亚硝胺类、偶氮芥类、有机氯农药等均是可疑致癌物。硒缺乏、遗传因素、嗜酒也是肝癌的重要危险因素,华支睾吸虫感染可引起胆管细胞癌。

肝癌按病理改变可分为巨块型、结节型、弥漫型、小癌型 4 种类型;按细胞来源可分为肝细胞型、肝内胆管细胞型和混合型 3 种。

原发性肝癌可经血行转移、淋巴转移、种植转移使癌细胞扩散,其中,肝内血行转移最早、最常见,肝外血行转移最常见转移到肺,其次为肾上腺、骨、肾、脑。

【临床表现】

原发性肝癌起病多隐匿,早期无典型症状和体征,以 AFP 普查及 B 超检查检出的早期肝癌称为亚临床肝癌。自行就诊患者多为中晚期,常有以下临床表现：

1.肝区疼痛

半数以上患者有肝区疼痛,多呈持续性胀痛或钝痛。如病变侵犯横膈,疼痛可牵涉右肩。如肿瘤生长缓慢,可完全无痛或仅有轻微钝痛。肝区疼痛是由于肿瘤增长快速,肝包膜被牵拉所致。如肝癌结节破裂,坏死癌组织及血液流入腹腔时,可引起腹部剧烈疼痛,并迅速遍及全腹。

2.肝大

肝脏呈进行性肿大,质地坚硬,表面凹凸不平,有大小不等的结节或巨块,边缘钝而不整齐,有不同程度的压痛。

3.肝硬化征象

肝癌伴有门静脉高压时可有脾大、脾功能亢进,腹水,侧支循环的建立和开放等表现。

4.黄疸

肝癌晚期可出现黄疸,因肝细胞损害、癌肿压迫或侵蚀肝门附近的胆管,或癌组织和血块脱落引起胆道梗阻所致。

5.恶性肿瘤的全身表现

患者可出现食欲减退、腹胀、食欲减退、乏力、进行性消瘦、发热等;由于癌肿本身代谢异常,可引起低血糖、红细胞增多症、高血钙、高血脂等,称伴癌综合征。

6.转移灶表现

肝癌可向肺、骨、胸腔等处转移,肺或胸腔转移以咯血、气短为主;骨转移局部有压痛或神经受压症状;脑转移则有头痛、呕吐和神经定位性体征。

7.并发症

(1)上消化道出血:出血约占肝癌死亡原因的15%。肝癌患者常因肝硬化或门静脉、肝静脉癌栓引起门静脉高压,导致食管胃底静脉曲张或小肠静脉淤血,一旦血管破裂,则表现为呕血和黑粪;晚期患者还可因胃肠道黏膜糜烂合并凝血功能障碍而发生广泛出血。

(2)肝性脑病:通常发生在肝癌的终末期,约1/3患者因肝性脑病死亡。

(3)肝癌结节破裂出血:约10%的患者死于肝癌结节破裂出血。破裂可局限于肝包膜下,表现为局部疼痛;如肝包膜下出血迅速增多则形成压痛性包块;也可破入腹腔引起急性腹膜炎。

(4)继发感染:肝癌患者因长期卧床、放疗或化疗导致白细胞减少、机体抵抗力下降,容易合并肺炎、败血症、肠道感染等。

【诊断要点】

凡有肝炎病史的中年人,特别是男患者,如有原因不明的肝区疼痛、消瘦、进行性肝大者,应作 AFP 测定和其他检查,争取早期诊断。对高危人群(肝炎病史 5 年以上,乙型或丙型病毒标记物阳性,35 岁以上)每年 1～2 次检测 AFP 结合超声显像检查是发现早期肝癌的基本措施。AFP 诊断肝癌的标准参见前述。

【治疗要点】

随着诊疗技术的提高,高危人群的普查和随访,早期肝癌和小肝癌的检出率和手术根治切除率逐年提高,加上手术方法的改进及多种治疗措施的综合应用,肝癌治疗效果有了一定提高。

1.手术治疗

手术切除是目前治疗原发肝癌的最好方法,凡有手术指征者均应积极争取手术切除。手术适应证:①诊断明确,估计病变局限于一叶或半肝,未侵及第一、第二肝门和下腔静脉者;②肝功能代偿良好,凝血酶原时间不低于正常50%;③无明显黄疸、腹水或远处转移者;④心、肺、肾功能良好,能耐受手术者;⑤术后复发,病变局限于肝一侧者;⑥经肝动脉栓塞化疗或肝动脉结扎、插管化疗后,病变明显缩小,估计有可能手术切除者。

由于手术切除仍有很高的复发率,因此术后宜加强综合治疗与随访。

2.局部治疗

(1)肝动脉化疗栓塞治疗(TACE):TACE对肝癌有较好疗效,可提高患者3年生存率,是肝癌非手术治疗的首选方法。

(2)无水乙醇注射疗法(PEI):PEI是在B超引导下,将无水乙醇直接注入肝癌组织内,使癌细胞脱水、变性,产生凝固性坏死,属于一种化学性治疗肝癌的方法。PEI对小肝癌可使肿瘤明显缩小,.甚至根治;对晚期肝癌可控制生长速度,延长生存期。PEI目前已被推荐为肿瘤直径小于3 cm,结节数在3个以内伴有肝硬化而不能手术治疗的主要治疗方法。

3.物理疗法

局部高温疗法不仅可使肿瘤细胞变性、坏死,还可增强肿瘤细胞对放疗的敏感性,常见方法有微波组织凝固技术、射频消融、高功率聚焦超声治疗、激光等。冷冻疗法和直流电疗法也可杀伤肝癌细胞。

4.肝移植

肝癌合并肝硬化患者,肝移植可将整个病肝切除,是治疗肝癌和肝硬化的有效手段;但若肝癌已有血管侵犯及远处转移(常见肺、骨),则不宜行肝移植术。

5.药物治疗

HBV感染者在手术、局部治疗或肝移植后,均需坚持口服抗病毒药物;肝移植患者需终身使用免疫抑制剂。

【常见护理诊断/问题】

1.疼痛:肝区疼痛

与肝癌细胞增长迅速,肝包膜被牵拉有关。

2.营养失调:低于机体需要量

与恶性肿瘤对机体的慢性消耗以及胃肠道反应有关。

3.有感染的危险

与恶性肿瘤长期消耗及化疗、放疗致白细胞减少、机体抵抗力降低有关。

4.潜在并发症

上消化道出血、肝性脑病、肝癌结节破裂出血。

5.预感性悲哀

与死亡威胁有关。

【护理措施】

1.休息与体位

轻症患者可适当参加日常活动,进行身体锻炼,以不感到劳累、腹痛为原则。重症患者应卧床休息,给予舒适体位以减轻疼痛。

2.饮食护理及营养支持

应提供高蛋白、适当热量、高维生素饮食;伴有肝衰竭或肝性脑病倾向者,蛋白质摄入量应减少或暂禁蛋白质,有腹水时限制水、钠摄入。避免摄入高脂肪、高热量和刺激性食物,防止加重肝脏负担。有恶心、呕吐时,于服用止吐剂后进少量食物,增加进餐次数。进食少者可给予支持疗法,如静脉补液,必要时给予清蛋白等。

3.病情观察

观察有无肝区疼痛加重,有无发热、腹水、黄疸、呕血、便血等;观察有无转移表现,有无肝性脑病先兆表现;密切观察患者体温、脉搏、呼吸、血压,询问有无咽痛、咳嗽、腹泻等感染迹象。病房应定期紫外线消毒,加强口腔和皮肤的护理以预防感染。

4.对症护理

针对疼痛的护理。

(1)给患者创造一个安静、舒适的休息环境,减少各种不良刺激和心理压力,尊重患者,尽量满足患者的要求。

(2)教会患者放松技巧,如深呼吸等,鼓励患者适当参加活动以转移注意力,如与病友交谈、听音乐以及做文字、数字游戏等。

(3)有严重疼痛的患者,应与医师协商给予镇痛药物。最新的镇痛方式为患者自控镇痛(PCA),即应用特制泵,连续输入止痛药。患者可自行控制,采取间歇性投药,增强患者自我照顾和自主能力以及对疼痛的控制能力。

(4)观察患者疼痛的性质、部位及伴随症状,及时发现问题并协助医师及时处理。

5.肝动脉栓塞化疗术后护理

(1)术前护理:①向患者及家属解释手术的目的、方法和效果,减轻疑虑,积极配合治疗;②做好相关检查,如心电图、血常规、出凝血时间等;③术前1日做碘过敏试验;④术前6小时禁食、禁水,术前半小时遵医嘱给予镇静剂并测量血压。

(2)术中配合:①准备好各种抢救物品和药物;②注射对比剂时密切观察患者有无恶心、心慌、胸闷等变态反应,并监测血压变化;③注射化疗药物后要注意观察患者有无恶心、呕吐。

(3)术后护理:术后由于肝动脉血供突然减少,可产生栓塞后综合征而出现腹痛、发热、恶心、呕吐、清蛋白降低、肝功能异常等改变,需做好以下护理:①饮食:术后禁食2～3天,后可摄流质并少食多餐,减轻恶心、呕吐等不适症状。②穿刺部位护理:穿刺部位压迫止血15分钟,再加压包扎,沙袋压迫6小时,保持穿刺侧肢体伸直24小时,并观察穿刺部位有无血肿及渗血。③栓塞后综合征护理:48小时内出现腹痛可根据需要按医嘱注射哌替啶以缓解疼痛。少数患者于术后4～8小时体温升高,持续1周左右,应观察体温变化,中、低度发热不需特殊处理,持续高热应与医师联系进行对症处理。

6.心理护理

(1)及时评估患者心理状态,患者最初常因不能接受患重病的打击,产生悲观、绝望、烦躁或抑郁等不良情绪,护理人员应给予诚挚的关心和帮助。

(2)多鼓励患者参与治疗和护理,适当讲解治疗知识,使其增强与疾病斗争的勇气和决心。

(3)关注患者家属的情绪,家属的不良情绪可影响患者,因此也要给予家属一定心理支持,倾听他们的诉说,并给予指导。

【健康指导】

1.心理指导

多与患者沟通,使其保持乐观情绪,以最佳心理状态配合治疗和护理。

2.饮食指导

注意饮水和食物卫生,大力宣传不吃霉变食品及粮食、不饮烈性酒、不酗酒的重要性。告诫患者戒烟、酒,全面摄取各种营养物质,以利肝组织修复,增强机体抵抗力。

3.活动与休息指导

保持生活规律、生活环境稳定,防止情绪波动和劳累,休息可减少肝糖原分解,减少乳酸与血氨的产生。

4.用药指导

按医嘱用药,忌服对肝脏有损害的药物。

5.出院指导

定期复诊;对存在易患因素的患者亲属进行定期普查;指导家属做好患者的护理工作。

第五节　急性胰腺炎

急性胰腺炎是多种病因导致的胰酶在胰腺内被激活后引起胰腺组织自身消化所致的化学性炎症,是消化系统的常见病,临床以急性腹痛,发热伴有恶心、呕吐及血尿淀粉酶增高为特点。根据病理损害程度将急性胰腺炎分为水肿型和出血坏死型两种类型,水肿型多见,病情常呈自限性,于数天内自愈;出血坏死型则病情较重,易并发休克、腹膜炎、继发感染等,死亡率高。本病多见于青壮年,女性多于男性。

【病因与发病机制】

引起急性胰腺炎的病因较多,在我国以胆道疾病最为常见,西方国家则以大量饮酒和暴饮暴食常见。

1.胆道疾病

导致急性胰腺炎的胆道疾病中最常见的是胆石症。可能引起胆源性胰腺炎的因素:①解剖上有 70%～80% 的胰管和胆总管汇合后共同开口于十二指肠壶腹部,上述疾病可致壶腹部狭窄和(或)Oddi 括约肌痉挛,造成胆汁逆流入胰管,胆盐损伤胰管黏膜的完整性,使胰腺分泌的消化酶进入胰实质,引起急性胰腺炎;②胆石移行中损伤胆总管、壶腹部或胆道炎症引起暂时性 Oddi 括约肌松弛,使富含肠激酶的十二指肠液反流入胰管,激活胰酶,引起急性胰腺炎;③胆道炎症时,细菌毒素、游离胆酸、非结合胆红素及溶血卵磷脂等可通过胆胰间淋巴管交通支扩散至胰腺,激活胰酶,引起急性胰腺炎。

2.大量饮酒和暴饮暴食

大量饮酒和暴饮暴食可致胰液分泌量增加,刺激 Oddi 括约肌痉挛、乳头水肿,使胰液排出受阻,胰管内压力增加,胰管破裂引起急性胰腺炎。暴饮暴食还可使胆汁分泌增加,在发病中也起到重要作用。

3.胰管梗阻

胰管结石、狭窄及肿瘤等可使胰液排泄受阻,胰管内压增高,导致胰腺腺泡破裂,胰液消化酶溢入间质引起急性胰腺炎。

4.其他因素

腹部手术或外伤可直接或间接损伤胰腺组织引起胰腺炎;任何原因引起的高钙血症和高脂血症,均可使胰管硬化,增加胰液分泌和促进胰蛋白酶原激活,引起胰腺炎;某些药物如硫唑嘌呤、糖皮质激素、磺胺类等可损伤胰腺组织,影响胰腺正常分泌,使胰液黏稠度增加,引起急性胰腺炎。

在上述各种病因作用下,胰液中的胰酶在胰腺内被激活,使胰腺自身组织发生了化学性消化。其中起主要作用的活化酶有:①磷脂酶 A2:可分解细胞膜的磷脂,其产物的细胞毒作用导致胰实质凝固性坏死及溶血;②激肽释放酶:可使激肽酶原变为缓激肽和胰激肽,使血管舒张和通透性增加,引起水肿和休克;③弹性蛋白酶:可溶解血管弹性纤维引起出血和血栓形成;④脂肪酶:渗入胰周脂肪层包囊时,可致脂肪组织液化性坏死。

【临床表现】

水肿型胰腺炎症状相对较轻;出血坏死型胰腺炎起病急骤,症状严重,变化迅速,常伴有休克及多种并发症。

1.症状

(1)腹痛:腹痛为本病的首发症状和主要表现,多为中、上腹剧痛,呈持续性,向腰背部呈带状放射,弯腰抱膝体位可缓解,进食可加剧。水肿型者腹痛持续 3～5 天后缓解;坏死型者病情发展迅速,疼痛剧烈而持续,由于腹腔渗液扩散可引起腹膜炎,致全腹痛。

(2)恶心、呕吐及腹胀:恶心、呕吐及腹胀是本病常见的症状。恶心、呕吐多在发病后出现,呕吐物为食物残渣及胆汁,呕吐后腹痛并不减轻。常伴有腹胀,严重者可并发麻痹性肠梗阻。

(3)发热:多数患者有中度以上发热,持续 3～5 日。坏死型胰腺炎或并发腹膜炎、胰腺脓肿等继发感染时,可有持续高热。

(4)低血压或休克:低血压或休克仅见于坏死型胰腺炎。休克主要原因为有效循环血容量不足,部分患者可由于出血或感染等原因所致。

(5)水、电解质及酸碱平衡紊乱:患者多有轻重不等的脱水;呕吐频繁可致代谢性碱中毒,重症者可发生代谢性酸中毒、低钾血症和低镁血症,少数患者可出现持续低钙血症。

2.体征

水肿型胰腺炎患者腹部体征较轻,上腹部压痛不明显,无腹肌紧张及反跳痛,少数有轻度腹胀伴肠鸣音减弱。坏死型胰腺炎腹膜刺激征明显,腹肌紧张,全腹明显压痛及反跳痛。伴麻痹性肠梗阻时,可有明显腹胀,肠鸣音减弱或消失;可出现腹水征,腹水多呈血性;患者脐周皮肤青紫(Cullen 征)或两侧胁腹部皮肤出现青紫(Grey-Turner 征);胆总管或壶腹部结石、胰头炎性水肿压迫胆总管时,可出现黄疸。

3.并发症

可分为局部并发症和全身并发症。

(1)局部并发症:①胰腺脓肿:坏死型胰腺炎起病 2～3 周后,因胰腺及胰周坏死继发感染而并发胰腺脓肿,可出现高热、腹痛、上腹肿块和中毒症状;②胰腺假性囊肿:假性囊肿常发生在病后 3～4 周,由胰液和液化的坏死组织在胰腺内或其周围被包裹形成,囊肿破裂可致胰源性腹水。

（2）全身并发症：重症胰腺炎常并发不同程度的多器官衰竭：①上消化道出血：多由应激性溃疡或上消化道黏膜糜烂引起。②败血症及真菌感染：局部感染扩散，可并发败血症，且常与胰腺脓肿并存；重症患者机体抵抗力低下，加上大量应用抗生素，易并发真菌感染。③急性肾衰竭：表现为少尿、蛋白尿和进行性血尿素氮、肌酐升高。④急性呼吸窘迫综合征：突然发作的进行性呼吸窘迫、发绀等。⑤心力衰竭与心律失常：常伴有心包积液。⑥高血糖：多为暂时性。⑦胰性脑病：表现为精神异常（幻想、幻觉）和定向力障碍。

【诊断要点】

有胆道疾病、酗酒、暴饮暴食等病史，患者突然出现上腹部持续疼痛伴恶心、呕吐，血、尿淀粉酶升高，即可诊断为急性胰腺炎。

【治疗要点】

治疗原则为减轻腹痛、减少胰腺分泌、防治并发症。轻症急性胰腺炎，经 3～5 天积极治疗多可治愈。重症急性胰腺炎必须采取综合性措施，积极抢救治疗。

1.轻症急性胰腺炎治疗

①禁食及胃肠减压：目的在于减少胃酸分泌，进而减少胰液分泌，以减轻腹痛和腹胀；②静脉输液：补充血容量，维持水、电解质和酸碱平衡；③止痛：腹痛剧烈者可予哌替啶；④抗感染：我国大多数急性胰腺炎与胆道疾病有关，故多应用抗生素；⑤抑酸治疗：静脉给予 H_2-受体拮抗剂或质子泵抑制剂。

2.重症急性胰腺炎治疗

除上述治疗措施外，还应：①维持水、电解质平衡：积极补充液体和电解质，维持有效循环血容量；伴有休克者，应给予清蛋白、新鲜血或血浆代用品。②营养支持：早期一般采用全胃肠外营养（TPN）.如无肠梗阻，应尽早过渡到肠内营养（EN），以增强肠道黏膜屏障。③抗感染治疗：重症患者常规使用抗生素，以预防胰腺坏死并发感染，常用药物有氧氟沙星、环丙沙星、克林霉素、甲硝唑及头孢菌素类等。④减少胰液分泌：生长抑素具有抑制胰液分泌、胰酶合成的作用。尤以生长抑素和其拟似物奥曲肽疗效较好，生长抑素剂量为 250 $\mu g/h$，奥曲肽为 25～50 $\mu g/h$，持续静脉滴注，疗程 3～7 天。⑤抑制胰酶活性：仅用于重症胰腺炎的早期，常用药物有抑肽酶，(20 万～50 万)U/d，分 2 次溶于葡萄糖液静脉滴注；加贝酯 100～300 mg 溶于500～1500 mL 葡萄糖盐水，每小时 2.5 mg/kg，静脉滴注。

3.并发症治疗

对急性出血坏死型胰腺炎伴腹腔内大量渗液者，或伴急性肾衰竭者，可采用腹膜透析治疗；急性呼吸窘迫综合征除药物治疗外，可做气管切开和应用呼吸机治疗；并发糖尿病者可使用胰岛素。

4.其他治疗

（1）内镜下奥迪括约肌切开术（EST）：EST 适用于胆源性胰腺炎合并胆道梗阻或胆道感染者。

（2）中医治疗：中医治疗对急性胰腺炎有一定疗效。

（3）外科治疗：①腹腔灌洗可清除腹腔内细菌、内毒素、胰酶、炎性因子等；②对于急性出血坏死型胰腺炎经内科治疗无效，或胰腺炎并发脓肿、假性囊肿、弥漫性腹膜炎、肠穿孔、肠梗阻及肠麻痹坏死时,需实施外科手术治疗。

【常见护理诊断/问题】

1.疼痛:腹痛

与急性胰腺炎所致的胰腺组织水肿、坏死有关。

2.体温过高

与胰腺炎症有关。

3.潜在并发症

休克、急性腹膜炎、急性肾功能不全。

4.有体液不足的危险

与禁食、呕吐、胰腺急性出血有关。

【护理措施】

1.休息与体位

急性期应绝对卧床休息,采取弯腰屈膝侧卧位,待病情缓解后逐渐增加活动。因剧痛辗转不安者要防止坠床,必要时加护栏。环境要安静,避免增加患者焦虑。

2.饮食护理

急性期严格禁食、禁水1~3日,甚至更长;有腹胀者予胃肠减压。患者口渴时可含漱或用水湿润口唇,向患者及家属解释禁食、禁饮的重要性,以取得积极配合。病情缓解后可恢复进食,从少量流质、半流质渐进为普通饮食,先给予对胰腺刺激小的糖类,慢慢增加蛋白质及少量脂肪,切忌暴饮暴食及酗酒。

3.病情观察

注意观察腹痛、恶心、呕吐、发热等症状的程度及变化;观察呕吐物、引流物、大小便的量和性质,观察皮肤、黏膜的色泽与弹性变化,判断失水程度;准确记录24小时出入量,作为补液依据;定时监测生命体征及意识的变化等以防治休克。严密观察心、肺、肾等重要脏器功能的变化,防止多器官衰竭并发症的发生,如有异常及时报告医师,并协助医师积极治疗。

4.对症护理

剧烈腹痛是最突出症状,应采取相应护理措施。

(1)腹痛监测:严密观察患者腹痛的变化情况,通过对神志、面容、生命体征等的观察判断疼痛的严重程度;对急性腹痛患者,应详细了解疼痛的特点,重点询问患者腹痛的部位、性质、程度、持续时间以及伴随症状。

(2)减轻疼痛的护理:协助患者采取有利于减轻疼痛的体位;应用转移注意力法、音乐疗法等缓解疼痛;遵医嘱合理应用镇痛药物,急性腹痛诊断未明者,不可随意使用镇痛药,以免掩盖症状、体征而延误病情。

5.用药护理

反复使用哌替啶止痛可能成瘾。禁用吗啡,因其可致括约肌痉挛,加重病情。肌内注射阿托品可致膀胱尿潴留,每日需做膀胱触诊,有膀胱尿潴留时给予导尿。生长抑素入量超过50 μg/min时,可致眩晕、耳鸣、恶心、呕吐,要调节滴速。使用加贝酯有时可出现恶心、皮疹、暂时性血压下降等不良反应,应注意观察。

6.心理护理

由于疼痛剧烈,患者易产生紧张、焦虑等不良情绪,诱发和加重病情,故应为患者创造安静、舒适的环境,减少不良刺激,采取有效止痛措施缓解疼痛。同时多与患者交谈,使其了解本病的诱发因素、疾病过程和治疗效果,增强治疗信心,克服焦虑、紧张情绪。

【健康指导】

(1)帮助患者及其家属了解本病的主要诱发因素;

(2)指导患者及家属掌握饮食卫生知识,使患者养成规律进食习惯,避免暴饮暴食,戒烟、酒,平时应食用低脂、低蛋白、无刺激的食物,防止复发;(3)有胆道疾病、十二指肠疾病者宜积极治疗。

第六节 慢性胰腺炎

慢性胰腺炎是一种伴有胰实质进行性毁损的慢性炎症,我国以胆石症为常见原因,国外则以慢性乙醇中毒为主要病因。慢性胰腺炎可伴急性发作,称为慢性复发性胰腺炎。由于本病临床表现缺乏特异性,可为腹痛、腹泻、消瘦、黄疸、腹部肿块、糖尿病等,易被误诊为消化性溃疡、慢性胃炎、胆管疾病、肠炎、消化不良、胃肠神经官能症等。本病虽发病率不高,但近年来有逐步增高的趋势。

一、病因

慢性胰腺炎的发病因素与急性胰腺炎相似,主要有胆道系统疾病、乙醇、腹部外伤、代谢和内分泌障碍、营养不良、高钙血症、高脂血症、血管病变、血色病、先天性遗传性疾病、肝脏疾病及免疫功能异常等。

二、临床表现

慢性胰腺炎的症状繁多且无特异性。典型病例可出现五联征,即上腹疼痛、胰腺钙化、胰腺假性囊肿、糖尿病及脂肪泻。但是同时具备上述五联征的患者较少,临床上常以某一或某些症状为主要特征。

(一)腹痛

腹痛为最常见症状,见于60%～100%的病例,疼痛常剧烈,并持续较长时间。一般呈钻痛或钝痛,绞痛少见。多局限于上腹部,放射至季肋下,半数以上病例放射至背部。疼痛发作的频度和持续时间不一,一般随着病变的进展,疼痛期逐渐延长,间歇期逐渐变短,最后整天腹痛。在无痛期,常有轻度上腹部持续隐痛或不适。

痛时患者取坐位,膝屈曲,压迫腹部可使疼痛部分缓解,躺下或进食则加重(这种体位称为胰体位)。

(二)体重减轻

体重减轻是慢性胰腺炎常见的表现,约见于3/4以上的病例。主要由于患者担心进食后疼痛而减少进食所致。少数患者因胰功能不全、消化吸收不良或糖尿病而有严重消瘦,经过补充营养及助消化剂后,体重减轻往往可暂时好转。

(三)食欲减退

患者常有食欲欠佳,特别是厌油类或肉食。有时食后腹胀、恶心和呕吐。

(四)吸收不良

吸收不良表现疾病后期,胰脏丧失90％以上的分泌能力,可引起脂肪泻。患者有腹泻,大便量多、带油滴、恶臭。由于脂肪吸收不良,临床上也可出现脂溶性维生素缺乏症状。碳水化合物的消化吸收一般不受影响。

(五)黄疸

少数病例可出现明显黄疸(血清胆红素高达 20 mg/dL),由胰腺纤维化压迫胆总管所致,但更常见假性囊肿或肿瘤的压迫所致。

(六)糖尿病症状

约 2/3 的慢性胰腺炎病例有葡萄糖耐量降低,半数有显性糖尿病,常出现于反复发作腹痛持续几年以后。当糖尿病出现时,一般均有某种程度的吸收不良存在。糖尿病症状一般较轻,易用胰岛素控制。偶可发生低血糖、糖尿病酸中毒、微血管病变和肾病变。

(七)其他

少数病例腹部可扪及包块,易误诊为胰腺肿瘤。个别患者呈抑郁状态或有幻觉、定向力障碍等。

三、并发症

慢性胰腺炎的并发症甚多,一些与胰腺炎有直接关系,另一些则可能是病因(如乙醇)作用的后果。

(一)假性囊肿

假性囊肿见于 9％～48％的慢性胰腺炎患者。多数为单个囊肿。囊肿大小不一,表现多样。假性囊肿内胰液泄漏至腹腔,可引起胰性无痛性腹水,呈隐匿起病,腹水量甚大,内含高活性淀粉酶。

巨大假性囊肿,压迫胃肠道,可引起幽门或十二指肠近端狭窄,甚至压迫十二指肠空肠交接处和横结肠,引起不全性或完全性梗阻。假性囊肿破入邻近脏器可引起内瘘。囊肿内胰酶腐蚀囊肿壁内小血管可引起囊肿内出血,如腐蚀邻近大血管,可引起消化道出血或腹腔内出血。

(二)胆管梗阻

8％～55％的慢性胰腺炎患者发生胆总管的胰内段梗阻,临床上有无黄疸不定。有黄疸者中罕有需手术治疗者。

(三)其他

酒精性慢性胰腺炎可合并存在酒精性肝硬化。慢性胰腺炎患者好发口腔、咽、肺、胃和结肠癌肿。

四、实验室检查

(一)血清和尿淀粉酶测定

慢性胰腺炎急性发作时血尿淀粉酶浓度和 Cam/Ccr 比值可一过性地增高。随着病变的进展和较多的胰实质毁损,在急性炎症发作时可不合并淀粉酶升高。测定血清胰型淀粉酶同工酶(Pam)可作为反映慢性胰腺炎时胰功能不全的试验。

(二)葡萄糖耐量试验

葡萄糖耐量试验可出现糖尿病曲线。有报告慢性胰腺炎患者中78.7%试验阳性。

(三)胰腺外分泌功能试验

在慢性胰腺炎时有80%～90%的病例胰外分泌功能异常。

(四)吸收功能试验

最简便的是做粪便脂肪和肌纤维检查。

(五)血清转铁蛋白放射免疫测定

慢性胰腺炎血清转铁蛋白明显增高,特别对酒精性钙化性胰腺炎有特异价值。

五、护理

(一)体位

协助患者卧床休息,选择舒适的卧位。有腹膜炎者宜取半卧位,利于引流和使炎症局限。

(二)饮食

脂肪对胰腺分泌具有强烈的刺激作用并可使腹痛加剧。因此,一般以适量的优质蛋白、丰富的维生素、低脂无刺激性半流质或软饭为宜,如米粥、藕粉、脱脂奶粉、新鲜蔬菜及水果等。每天脂肪供给量应控制在20～30 g,避免粗糙、干硬、胀气及刺激性食物或调味品。少食多餐、禁止饮酒。对伴糖尿病患者,应按糖尿病饮食进餐。

(三)疼痛护理

绝对禁酒、避免进食大量肉类食物、服用大剂量胰酶制剂等均可使胰液与胰酶的分泌减少,缓解疼痛。护理中应注意观察疼痛的性质、部位、程度及持续时间,有无腹膜刺激征。协助取舒适卧位以减轻疼痛。适当应用非麻醉性镇痛剂,如阿司匹林、吲哚美辛、布洛芬、对乙酰氨基酚等非团体抗感染药。对腹痛严重,确实影响生活质量者,可酌情使用麻醉性镇痛剂,但应避免长期使用,以免导致患者对药物产生依赖性。给药20～30分钟后需评估并记录镇痛药物的效果及不良反应。

(四)维持营养需要量

蛋白-热量营养不良在慢性胰腺炎患者是非常普遍的。进餐前30分钟为患者镇痛,以防止餐后腹痛加剧,使患者惧怕进食。进餐时胰酶制剂同食物一起服用,可以保证酶和食物适当混合,取得满意效果。同时,根据医嘱及时给予静脉补液,保证热量供给,维持水、电解质、酸碱平衡。严重的慢性胰腺炎患者和中至重度营养不良者,在准备手术阶段应考虑提供肠外或肠内营养支持。护理上需加强肠内、外营养液的输注护理,防止并发症。

(五)心理护理

因病程迁延,反复疼痛、腹泻等症状,患者常有消极悲观的情绪反应,对手术及预后的担心常引起焦虑和恐惧。护理上应关心患者,采用同情、安慰、鼓励法与患者沟通,稳定患者情绪,讲解疾病知识,帮助患者树立战胜疾病的信心。

第七节　肠梗阻

肠内容物不能正常运行、顺利通过肠道,称为肠梗阻,是外科常见的急腹症之一。其病因复杂,病情多变,发展迅速,若处理不及时常危及患者的生命。肠梗阻发生后,肠管局部和机体全身出现一系列复杂的病理生理变化。①肠管局部变化:单纯性机械性肠梗阻一旦发生,梗阻以上肠蠕动增加,以克服障碍。另一方面,由于梗阻以上肠腔积气、积液,使肠管膨胀。70%的气体来自吞咽的气体,30%的气体来自血液中的气体及肠道细菌分解发酵产生的气体。积液主要来源于梗阻近端的胃肠道分泌液。梗阻发生后,梗阻近端肠腔内压力升高,到一定程度可使肠壁血运障碍,最初表现为静脉血回流受阻,肠壁充血水肿,呈暗红色;若肠腔内压力继续增高,可使小动脉血运受阻,血栓形成,肠壁表面失去光泽,呈暗黑色,最后肠管可缺血、坏死甚至穿孔。②体液丧失:消化道每日分泌消化液约 8000 mL,内含各种电解质,正常情况下大部分被肠道再吸收。肠梗阻发生后,由于不能进食及频繁呕吐,大量丢失胃肠道液,尤以高位肠梗阻为甚。低位肠梗阻时,这些液体不能被吸收而潴留在肠腔内,同时由于组织缺氧,毛细血管通透性增加,致使液体自肠壁渗透至肠腔和腹腔(等于丢失于体外)。体液的丢失伴随着电解质的丢失。高位肠梗阻因严重呕吐丢失了大量胃酸和氢离子,可引起代谢性碱中毒。低位小肠梗阻,钠、钾离子丢失多于氢离子,并在已有脱水和缺氧的情况下,酸性代谢产物剧增,可引起严重的代谢性酸中毒,临床较多见。③感染和毒血症:梗阻以上肠内容物积聚,细菌繁殖并产生大量毒素,同时因肠壁通透性改变,肠内细菌和毒素随之渗入腹腔,并经腹膜再吸收,可引起腹膜炎、菌血症、感染性休克,甚至死亡。

肠梗阻的治疗原则主要是解除梗阻和矫正因梗阻引起的全身生理紊乱。具体的治疗方法应根据肠梗阻的类型、部位和患者的全身情况而定。①非手术治疗:适用于单纯性粘连性肠梗阻、麻痹性或痉挛性肠梗阻、蛔虫或粪块堵塞引起的肠梗阻。肠套叠早期可用空气(或氧气)灌肠复位,疗效可达 90% 以上,如果肠套叠不能复位,或病期超过 48h,或怀疑有肠坏死者禁忌灌肠复位,应采用手术治疗。②手术治疗:各种类型的绞窄性肠梗阻、肿瘤及先天性肠道畸形引起的肠梗阻,以及非手术治疗无效的患者适宜手术治疗。手术治疗的原则是在最短时间内,以最简单的手术方法解除梗阻或恢复肠腔的通畅。方法包括松解粘连术、肠切除吻合术、肠造口术等。

【护理评估】

(一)健康史

肠梗阻按其病因可分为三类。

1.机械性肠梗阻

最常见,主要是由于各种原因引起的肠腔变窄,肠内容物通过障碍。原因包括如下几点。

(1)肠腔堵塞,如寄生虫、粪块、粪石、异物等。

(2)肠管受压,如粘连带压迫、肠扭转、嵌顿疝或受肿瘤压迫等。

(3)肠壁病变,如先天性肠道闭锁、狭窄、肿瘤等。

2.动力性肠梗阻

较少见,肠壁本身无病变,其梗阻的原因是由于神经反射或毒素刺激引起肠壁肌功能紊乱,使肠蠕动丧失或肠管痉挛,以致肠内容物不能正常运行。可分为麻痹性肠梗阻与痉挛性肠梗阻两类。麻痹性肠梗阻是肠管丧失蠕动功能,导致肠内容物停止运行所致。常见于急性弥漫性腹膜炎、腹部大手术、腹膜后血肿或感染等。痉挛性肠梗阻比较少见,是由于肠壁肌肉超常收缩所致。可见于急性肠炎或慢性铅中毒等。

3.血运性肠梗阻

较少见。由于肠系膜血管栓塞或血栓形成,使肠管血运障碍,继而发生肠麻痹,肠内容物不能通过。

血运性肠梗阻又可按肠壁血运有无障碍分为单纯性肠梗阻和绞窄性肠梗阻两类。

(1)单纯性肠梗阻:只有肠内容物通过受阻,而无肠管血运障碍。

(2)绞窄性肠梗阻:肠梗阻发生后,伴有肠管血运障碍。

血运性肠梗阻还可按肠梗阻发生的部位分高位(如空肠上段)肠梗阻和低位(如回肠末段和结肠)肠梗阻两类,根据肠梗阻的程度分为完全性肠梗阻和不完全性肠梗阻,按梗阻现象发生的快慢分为急性肠梗阻和慢性肠梗阻。若一段肠袢两端完全阻塞,如肠扭转,则称为闭袢性肠梗阻,此类梗阻肠腔高度膨胀,容易发生肠坏死和穿孔。

(二)身体状况

尽管由于肠梗阻的病因、部位、病变程度、发病急慢不同,各有不同的临床表现,但都有一个共同的特征,即肠内容物不能顺利通过肠道,因此各类型的肠梗阻共有的表现是腹痛、呕吐、腹胀及停止排便、排气等。

1.腹痛

单纯机械性肠梗阻的特点是阵发性绞痛,这是由于梗阻上方肠管强烈蠕动引起的。疼痛多在腹中部,也可偏于梗阻所在的部位。腹痛发作时,患者自觉有"气块"在腹中窜动,并受阻于某一部位,此刻绞痛最为剧烈,难以忍受。绞痛发作时检查腹部,多数可见肠型和肠蠕动波。当腹痛的间歇期不断缩短,成为剧烈的持续性腹痛时,应考虑绞窄性肠梗阻的可能。麻痹性肠梗阻,腹痛多不明显,为持续性胀痛。

2.呕吐

早期呕吐常为反射性,呕吐物为食物和胃液。以后由于梗阻部位不同,呕吐出现的时间和性质也不同。高位肠梗阻呕吐出现早、频繁,呕吐物主要为胃液、十二指肠液、胆汁;低位肠梗阻呕吐出现较晚,呕吐物常为带臭味的粪便样物。若呕吐物为血性或棕褐色液体,提示肠管有血运障碍。麻痹性肠梗阻的呕吐呈溢出性。

3.腹胀

腹胀一般出现较晚。高位肠梗阻由于呕吐频繁,腹胀不明显;低位肠梗阻腹胀明显,遍及全腹,肠扭转等闭袢性肠梗阻腹胀多不对称,麻痹性肠梗阻表现为均匀性全腹胀。

4.停止排便、排气

不完全性肠梗阻可有多次少量排便、排气。完全性肠梗阻发生后,患者多不再排便、排气,但梗阻早期,尤其是高位肠梗阻,因梗阻以下肠内残存的粪便和气体仍可排出,故早期有少量排便时,不能否定肠梗阻存在。绞窄性肠梗阻,可排出血性黏液样便。

5.全身变化

单纯性肠梗阻早期全身情况多无明显改变,晚期可有唇干舌燥、眼窝内陷、皮肤弹性差、尿少等脱水体征。严重缺水或绞窄性肠梗阻时,可出现脉搏细速、血压下降、面色苍白、四肢发凉等休克征象。

6.腹部体征

视诊:机械性肠梗阻常可见腹胀、肠型和蠕动波,肠扭转时腹胀多不对称,麻痹性肠梗阻则腹胀均匀。触诊:单纯性肠梗阻可有轻度压痛但无腹膜刺激征,绞窄性肠梗阻时可有固定压痛和腹膜刺激征。叩诊:绞窄性肠梗阻,腹腔有渗液,可有移动性浊音。听诊:闻及气过水声或金属音,肠鸣音亢进,为机械性肠梗阻表现。麻痹性肠梗阻,肠鸣音减弱或消失。

(三)心理-社会状况

了解患者患病后的心理反应,有无焦虑、恐惧等表现。询问患者对本病的认知程度和心理承受能力,了解家属及亲友的态度、经济承受能力。

【主要护理诊断/问题】

(1)腹痛、腹胀:与肠内容物不能正常运行或通过肠道障碍。

(2)体液不足:与呕吐、禁食、肠腔积液、胃肠减压有关。

(3)潜在并发症:肠坏死、腹腔感染、休克。

(4)营养失调:低于机体需要量:与禁食、呕吐有关。

【护理目标/评价】

(1)缓解腹痛、腹胀、呕吐不适。

(2)维持水、电解质和酸碱平衡。

(3)预防或及时发现并发症。

(4)摄入足够的营养。

【护理措施】

(一)非手术治疗的护理

1.饮食肠梗阻

患者应禁食,如梗阻缓解,患者排气排便,腹痛、腹胀消失后可进流质饮食,忌容易产气的甜食和牛奶等。

2.胃肠减压

胃肠减压是治疗肠梗阻的重要措施之一,通过胃肠减压吸出胃肠道内的积气、积液,减轻腹胀、降低肠腔内压力,改善肠壁血液循环,有利于改善局部和全身情况。胃肠减压期间注意观察和记录引流液的颜色、性状和量,如发现有血性液体,应考虑有绞窄性肠梗阻的可能。

3.缓解疼痛

在确定无肠绞窄或肠麻痹后,可应用阿托品类抗胆碱药物,以解除胃肠道平滑肌痉挛,使患者腹痛得到缓解。但不可随意应用吗啡类止痛剂,以免影响病情观察。

4.呕吐的护理

呕吐时应坐起或头侧向一边,及时清除口腔内呕吐物,以免误吸引起吸入性肺炎或窒息;观察记录呕吐物的颜色、性状和量。呕吐后给予漱口,保持口腔清洁。

5.记录液体出入量

包括胃肠减压量、呕吐量等。

6.缓解腹胀

除行胃肠减压外,热敷或按摩腹部,针灸双侧足三里穴;如无绞窄性肠梗阻,也可从胃管注入液状石蜡,每次 20～30 mL,可促进肠蠕动。

7.纠正水、电解质紊乱和酸碱失衡

基本溶液为葡萄糖、等渗盐水,重者尚须输给血浆或全血。输液所需种类和量需根据呕吐情况、胃肠减压量、脱水体征,并结合血钠、血钾、氢和血气分析结果而定。

8.防治感染和毒血症

对单纯性肠梗阻晚期,特别是绞窄性肠梗阻患者,应用抗生素可以防治细菌感染,减少毒素产生。

9.严密观察病情变化

定时测量记录体温、脉搏、呼吸、血压,严密观察腹痛、腹胀、呕吐及腹部体征情况,若患者症状与体征不见好转或反而加重,应考虑有肠绞窄的可能。绞窄性肠梗阻的临床特征如下。①腹痛发作急骤,起始即为持续性剧烈疼痛,或在阵发性加重之间仍有持续性剧烈疼痛。肠鸣音可不亢进。呕吐出现早、剧烈而频繁。②病情发展迅速,早期出现休克,抗休克治疗后改善不显著。③有明显腹膜刺激征,体温升高,脉率增快,白细胞计数增高。④腹胀不对称,腹部有局部隆起或触及有压痛的肿块。⑤呕吐物、胃肠减压抽出液、肛门排出物为血性,或腹腔穿刺抽出血性液体。⑥经积极非手术治疗而症状、体征无明显改善。⑦腹部 X 线,符合绞窄性肠梗阻的特点。此类患者病情危重,多处于休克状态,需紧急手术治疗。应积极做好术前准备。

(二)术后护理

1.观察病情变化

观察生命体征变化。观察有无腹痛、腹胀、呕吐及排气等。有腹腔引流时,应观察记录引流液颜色、性质及量。

2.体位

病情平稳后给予半卧位。

3.饮食

术后禁食,禁食期间应给予补液。肠蠕动恢复并有排气后,可开始进少量流质饮食,进食后无不适,逐步过渡至半流质饮食。肠吻合术后,进食时间应适当推迟。

4.术后并发症的观察与护理

术后尤其是绞窄性肠梗阻术后,如出现腹部胀痛、持续发热、白细胞计数增高,腹壁切口处红肿,以后流出较多带有粪臭味液体,应警惕腹腔内感染及肠瘘的可能,并积极处理。

(三)健康指导

(1)注意饮食卫生,避免暴饮暴食。

(2)避免饭后进行剧烈活动。

(3)保持大便通畅。

(4)如有腹痛、腹胀等不适,及时就诊。

第八节　直肠、肛管疾病

一、肛裂

肛裂是齿状线以下肛管皮肤裂开后形成的小溃疡。好发部位在肛管后正中线。多发生于青、中年人,女性多于男性。

长期便秘的患者,粪便硬,大便时用力过猛,可撕裂肛管皮肤,反复损伤可致全层皮肤裂开,继发感染,形成溃疡。少数肛裂由肛窦炎向下蔓延而形成肛管皮下脓肿。由于反复损伤与感染,肛裂基底纤维化后变硬,肉芽灰白。上端与肛窦接近,有肥大的肛乳头,下端形成外痔样的袋状皮垂,称为"前哨痔"。肛裂、前哨痔和肥大乳头肛裂常同时存在,称为肛裂"三联征"。

肛裂的治疗目的是解除肛门括约肌痉挛,中断恶性循环,促进裂口愈合。

【护理评估】

(一)健康史

肛裂的主要原因是慢性便秘、干硬的粪便强行通过肛管所致的裂伤。

(二)身体状况

1.疼痛

排便时和排便后肛门剧烈疼痛是肛裂的主要症状。排便时粪块刺激溃疡面的神经末梢,立即出现肛门剧烈疼痛,排便后疼痛可暂时缓解或消失,数分钟后由于括约肌发生痉挛性收缩,再次剧痛,疼痛可持续数小时,患者坐立不安,难以忍受。

2.便秘

由于排便时剧痛,患者往往强忍便意,使原有便秘更为严重,粪块更加干燥,排便时更痛,两者形成恶性循环。

3.便血

排便时肛裂加深,创面可有少量出血,血迹鲜红黏附于粪便表面和便纸上。

4.肛门检查

用手轻轻分开臀部,可见前哨痔及后正中线的典型溃疡。应避免直肠指诊及镜检,以免引起疼痛。

(三)心理-社会状况

了解患者患病后的心理反应,有无焦虑、恐惧等表现。询问患者对本病的认知程度和心理承受能力。

【主要护理诊断/问题】

(1)疼痛:与排便时粪块刺激溃疡面的神经末梢有关。

(2)便秘:与粪块干硬患者惧怕排便时疼痛有关。

【护理目标/评价】

(1)减轻疼痛。

(2)保持排便通畅。

【护理措施】

1.肛门坐浴

坐浴是清洁肛门、改善血液循环、促进炎症吸收、裂口愈合的有效方法,并有缓解括约肌痉挛,减轻疼痛的作用。可用 1∶5000 高锰酸钾温水坐浴。坐浴的盆具应足够大,能盛放 3000 mL溶液,消毒后放人已降温至 40℃的沸水,然后将整个肛门、会阴部浸泡在温水中,一般每日坐浴 2 次,每次 15～20 min,如水温下降应补充热水加温。

2.保持大便通畅

多饮水,多吃蔬菜、水果,多运动,必要时口服缓泻剂,使大便松软、润滑以利于排便。

3.扩张疗法

必要时在局麻下行扩张疗法。

4.其他

对经久不愈的慢性肛裂,可行肛裂切除,使创面新鲜,并以凡士林纱布覆盖创面,术后第2天开始用温水坐浴,每日2次,直至创面愈合。

二、直肠肛管周围脓肿

直肠肛管周围脓肿是指直肠肛管组织内或其周围间隙内的感染,可发展成为脓肿。多数脓肿在穿破或手术切开引流后形成肛瘘。多见于青壮年,儿童、老年人较少见。

绝大部分的直肠肛管周围脓肿由肛腺或肛窦感染引起。由于直肠肛管周围间隙是疏松的脂肪结缔组织,感染极易扩散,可向上、下、外三处扩散到直肠肛管周围间隙,形成各种不同部位的脓肿,如向下到肛管开口处产生肛门周围脓肿,向外到坐骨直肠间隙产生坐骨直肠窝脓肿;向上产生骨盆直肠窝脓肿。

初期脓肿未形成时,可先行非手术疗法。脓肿形成后应立即手术切开引流,切开的方法因脓肿部位不同而不同。肛门周围脓肿,以波动感最明显的部位为中心,做放射状切开,切口应够大,脓腔内放置浸泡过高效碘的纱条填塞引流坐骨直肠窝脓肿,在距肛门3~5cm处做弧形切开,切口要够长;骨盆直肠窝脓肿,先做穿刺定位,然后做切开引流。

【护理评估】

1.健康史

绝大部分的直肠肛管周围脓肿由肛腺或肛窦感染引起。

2.身体状况

(1)肛门周围脓肿:临床上最多见。主要症状是肛门周围持续性跳痛,排便、肛门受压及咳嗽时加重,患者行动不便,坐卧不安。脓肿初起时肛门周围皮肤红肿、发硬或压痛,脓肿形成后有波动感,穿刺可证实。全身感染中毒症状较轻。

(2)坐骨直肠窝脓肿(坐骨肛管间隙脓肿):临床上较多见。因坐骨肛管间隙最深大、内积脓较多,因此寒战、高热、食欲不振、乏力、恶心等全身感染中毒症状较重。局部由持续性胀痛而逐渐加重为明显跳痛。初期局部体征不明显,以后出现患处肛门红肿。直肠指检可发现肛管内有局限性隆起,压痛明显,脓肿形成后有波动感。

(3)骨盆直肠窝脓肿:临床上很少见。因位置深、空间大,局部仅有直肠下部坠胀、便意不尽、排尿困难等症状,全身感染中毒症状明显,严重时有败血症表现。直肠指检可在骨盆深处触及肿块存压痛或波动感。直肠穿刺可抽出脓液。

3.心理-社会状况

了解患者患病后的心理反应,询问患者对本病的认知程度和心理承受能力。

【主要护理诊断/问题】

(1)疼痛:与直肠肛管周围脓肿刺激及压迫有关。

(2)体温过高:与直肠肛管周围感染有关。

【护理目标/评价】

(1)减轻疼痛。

(2)防止感染扩散。

【护理措施】

(1)急性炎症期应卧床休息。

(2)发病初期,局部热敷或温水坐浴,每日2次。

(3)保持大便通畅。鼓励患者多喝水,多吃新鲜蔬菜、水果,少吃辛辣刺激性食物,避免饮酒。养成定时排便习惯,有便秘者,可服用缓泻剂。

(4)应用抗生素控制感染。

(5)一旦脓肿形成,应及时切开引流。术后伤口盖敷料,外盖消毒棉垫,然后以"丁"字带妥善固定。每日2次更换敷料,更换敷料前用1:5000高锰酸钾溶液坐浴。保持引流通畅。

三、肛瘘

肛瘘是肛管或直肠下端与肛周皮肤间的感染性管道。肛瘘主要侵及肛管,很少累及直肠。肛瘘内口位于齿状线附近,外口位于肛周皮肤,是肛管直肠疾病中的常见病,青壮年多见。

肛瘘根据瘘管所在位置高低分为低位肛瘘和高位肛瘘。低位肛瘘:瘘管位于肛管直肠环以下。高位肛瘘:瘘管位于肛管直肠环以上。根据肛瘘外口所在位置分为外瘘和内瘘。外瘘:肛瘘外口在肛门周围皮肤。内瘘:肛瘘的两个出口都在直肠肛管内。按瘘管数目分为单纯性瘘和复杂性瘘。单纯性瘘:仅有一个外口和一个内口,一个管道。复杂性瘘:一个内口,多个外口和多个管道(图13-7)。图13-7肛瘘的类型

肛瘘通常不能自愈,必须采取手术方法切开瘘管或敞开瘘管,暴露创面,促使愈合。①肛瘘切开适用于低位单纯性肛瘘。②挂线疗法:适用于高位单纯性肛瘘。手术时将一根橡皮筋穿入瘘管内并拉紧结扎,使被结扎组织发生血运障碍,逐渐坏死,缓慢切开瘘管。一般7～14天后瘘管完全破开,橡皮筋脱落,暴露创面,以后逐渐愈合。此法简单,出血少,痛苦少,不会造成肛门失禁。③肛瘘切除术:适用于低位单纯性肛瘘。

【护理评估】

1.健康史

大多数肛瘘起自直肠周围脓肿。当脓肿自行破溃或手术切开引流处成为外口时,脓腔逐渐缩小,形成感染性管道,其原发病灶成为感染源不断进入内口。感染的管道多迂曲,内积脓液引流不畅。外口皮肤生长较快,常常假性愈合,以致又破溃,反复发作,经久不愈。

2.身体状况

肛瘘的主要症状是肛门周围的外瘘口不断有少量脓性分泌物排出,内裤经常被脓液污染。脓液刺激皮肤引起瘙痒感。当外口阻塞或假性愈合,瘘管内脓液不能排出形成脓肿时,表现为直肠肛管周围脓肿的症状,如局部红肿、疼痛、全身发热、乏力,直至脓肿自行穿破或切开引流后,症状才消失。反复形成脓肿而破溃或切开后可出现多个外口,成为复杂性肛瘘。高位肛瘘可有粪便及气体从外口排出。

直肠指检时,在肛门外可见瘘管开口,少数可扪及一较硬的索状瘘管。

3.心理-社会状况

了解患者患病后的心理反应,有无焦虑、恐惧等表现。询问患者对本病的认知程度和心理承受能力。

【主要护理诊断/问题】

(1)舒适的改变:瘙痒、疼痛:与外口排出脓性液刺激肛门周围皮肤有关。

(2)潜在并发症:肛门伤口感染,术后肛门失禁。

【护理目标/评价】

(1)减轻疼痛和瘙痒。

(2)预防或及时发现并发症。

【护理措施】

1.术前护理

(1)适当休息,防止肛门受压或摩擦。

(2)保持大便通畅,口服缓泻剂,软化大便。

(3)急性炎症期,应用抗生素,保持肛门部位清洁。

2.术后护理

(1)术后2~3天内进半流质少渣饮食。

(2)术后3日内为控制排便,可口服阿片酊。3日后口服液状石蜡,以软化粪便,防止便秘。

(3)保持局部清洁:肛瘘切开术后48~72h内,如未排便可仅更换外面敷料,排便后用1:5000高锰酸钾溶液温水坐浴,坐浴后取出伤口内纱布,检查伤口引流情况。伤口内填充的纱布要逐渐减少,既要保持引流通畅,又不延长伤口愈合时间。伤口愈合后期,每隔数日扩张肛管,防止出现假性愈合。

(4)并发症的观察和护理:肛瘘手术如切断肛门直肠环,可造成肛门失禁,患者粪便无法控制。对肛门失禁者,由于粪汁外流,造成局部皮肤糜烂,应保持肛周皮肤清洁干燥,局部皮肤涂氧化锌软膏保护。

四、痔

痔是直肠下段黏膜下或肛管皮肤下静脉丛淤血扩张和屈曲所形成的静脉团块,并因此而引起出血、栓塞或团块脱出。痔在肛肠疾病中发病率最高,是成人的常见病。

根据痔所在部位分为内痔、外痔和混合痔。内痔位于齿状线以上,是直肠上静脉丛扩大曲张所致,表面为直肠黏膜所覆盖,外痔位于齿状线以下,是直肠下静脉丛扩大曲张所致,表面为肛管皮肤所覆盖,混合痔位于齿状线附近,是由于直肠上、下静脉丛互相吻合,齿状线上、下的静脉丛同时扩大曲张所致,表面同时为直肠黏膜和肛管皮肤所覆盖。

痔的治疗方法包括如下几点。①注射疗法:适用于单纯性内痔。将硬化剂注射在供应痔块的黏膜下小血管周围及注入痔块内,以产生无菌性炎症反应,使小血管闭塞,痔块内纤维增生,痔萎缩应用硬化剂时应警惕局部溃疡的发生。②冷冻疗法:适用于较小的出血性痔。方法是采用液态氮(-196℃),通过特制探头与痔块接触,使组织冻结、坏死、脱落,创面逐渐愈合。③激光治疗:治疗内痔的一种新方法,效果较好。④手术治疗:适用于非手术治疗无效,痔块脱出严重者。方法包括结扎法、胶圈套扎法、痔切除术、痔环切除术。

【护理评估】

(一)健康史

痔的发生与下列因素有关。

1.解剖因素

站立或坐位时,直肠、肛管处于最低位,静脉回流困难,加上直肠上、下静脉丛没有静脉瓣、壁薄位置浅,易发生静脉扩张迂曲。

2.腹内压增高

习惯性便秘、妊娠、前列腺增生症、腹水及盆腔内巨大肿瘤等均可造成腹压增高,阻碍直肠静脉血液回流,从而使静脉丛淤血扩大、曲张。

3.其他

直肠下端和肛管的慢性感染可使静脉壁纤维化,失去弹性;而长期饮酒、喜辛辣食物,导致局部充血,均可促进痔的发生。

(二)身体状况

1.内痔

(1)便血:最常见的症状。特点是无痛性间歇性便后出鲜血,轻者在便纸上发现鲜血或便池中滴入鲜血,出血量少,重者为喷射状出血,便血可自行停止,便秘粪块干硬、高血压、咳嗽、酗酒、刺激性食物等是出血的诱因。长期出血可出现贫血。

(2)痔核脱出:内痔发展到一定程度可脱出肛门,脱出的痔块为暗红色,初时便后能自行回纳,严重时须用手推回。

(3)瘙痒:由于痔块反复脱出,肛门括约肌松弛,黏液流出肛门外刺激周围皮肤,引起瘙痒甚至湿疹。

(4)疼痛:单纯性内痔无痛,当内痔因黏膜受损感染时即可出现剧烈疼痛。内痔脱出嵌顿,出现水肿、感染、坏死时,患者局部疼痛剧烈。

2.外痔

通常只见肛门外皮垂,便秘,排便时用力过猛,可引起痔静脉破裂,血凝块结于皮下形成血栓性外痔,可出现剧烈疼痛及局部肿胀,排便以及咳嗽时稍受牵动均可使疼痛加重。

3.混合痔

具有内、外痔的表现,出血、脱垂、嵌顿、瘙痒、疼痛均较明显。

(三)心理-社会状况

了解患者患病后的心理反应,有无焦虑、恐惧等表现,询问患者对本病的认知程度和心理承受能力。

【主要护理诊断/问题】

(1)疼痛:与黏膜受损感染血栓形成及手术损伤有关。

(2)舒适的改变:肛门瘙痒:与痔块脱出黏液刺激肛门周围皮肤有关。

(3)潜在并发症:术后尿潴留、术后大便失禁、伤口感染。

【护理目标/评价】

(1)减轻疼痛和瘙痒。

(2)预防感染与损伤。

（3）保持大便通畅。

（4）预防或及时发现并发症。

【护理措施】

1.非手术治疗时的护理

（1）观察患者便血的情况：长期出血可出现贫血，注意防止患者在排便时或淋浴时晕倒受伤。

（2）缓解疼痛：对有剧烈疼痛者，应给予止痛处理，可于肛管内注入有消炎、止痛作用的药膏或栓剂，肛门周围给予冷敷。

（3）坐浴：用1∶5000高锰酸钾溶液每日坐浴2次，便后也应坐浴，以减轻水肿和疼痛，并防治感染。

（4）内痔脱出者，应用温水洗净，涂润滑油后将其复位；水肿者，可用50%硫酸镁湿敷，能使水肿消退。

（5）保持排便通畅，预防便秘。

（6）做好术前准备：行痔手术时，术前1日给予半流质饮食，术前1日晚可给予缓泻剂，必要时行清洁灌肠。

2.术后护理

（1）观察局部出血情况：观察伤口敷料渗血情况。如有出血征象，应及时通知医生，并准备好凡士林纱布，做填塞肛门压迫止血用。

（2）减轻疼痛：肛门对痛觉非常敏感，加上有止血纱条的压迫，术后患者常有疼痛，可遵医嘱给予止痛剂，并告诉患者不要穿过紧的内裤。

（3）提供合适饮食：手术后伤口未愈合前，给予流质饮食，以减轻排便时对伤口的刺激。伤口愈合后多摄取高纤维素食物，如蔬菜、水果，促进水分吸收，使大便易于排出。

（4）保持局部清洁：术后2～3天服阿片酊，有减少肠蠕动、控制排便的作用。术后3天内尽量不解大便，以保证手术切口良好愈合。每次排便后应彻底清洗并坐浴，坐浴后擦干再盖上凡士林纱布和敷料。

（5）尿潴留的观察和护理：行痔切除术的患者，因术后肛门疼痛不适，反射性引起膀胱括约肌痉挛，同时手术时麻醉的抑制作用使膀胱松弛，易发生急性尿潴留。术后24h应注意有无尿潴留的发生，如发生了尿潴留，常用诱导排尿法，如无效可给予导尿。

（6）注意患者有无排便困难、大便变细或大便失禁等肛门括约肌松弛的现象。肛门括约肌松弛者，术后3日指导患者进行肛门肌肉收缩舒张运动：于深吸气时用力夹紧两臀部及大腿，将肛门收牢尽量向上提，然后张口吐气再放松，早晚各练10 min。

（7）为防止肛门狭窄，术后5～10日内可行扩肛，每日1次。告诉患者有便意时尽快排便。

（8）教会康复期患者有关痔疮预防知识。①养成定时排便的习惯。②向患者介绍保持肛门卫生的方法，建议患者使用柔软、白色、无香味的手纸，着色和香味可刺激肛门组织引起的瘙痒。避免在肛门周围使用肥皂和用毛巾用力擦洗。③告诉患者多食蔬菜、水果、多饮水，少进辛辣食物，不饮酒。④避免长时间久站或久坐。⑤有便秘者，清晨空腹喝温开水一大杯；每天晨起或晚睡前做10 min腹部按摩，必要时服缓泻剂。⑤鼓励患者进行肛门肌肉收缩舒张运动。

第三章 心内科护理

第一节 先天性心脏病

一、小儿循环系统解剖生理特点

原始的心脏于胚胎的第 2 周开始形成,为一个纵直的管道。约在第 4 周开始有循环作用,第 5 周心房间隔形成,第 8 周形成心室间隔,成为具有四个腔的心脏。同时动脉总干被螺旋形主肺动脉隔分开,形成主动脉和肺动脉,主动脉向左后旋转与左心室相连,肺动脉则向右前旋转与右心室相连。所以心脏胚胎发育的关键时期是在胚胎第 2～8 周,在此期间若受到某些物理、化学及生物等因素的影响,则易引起心血管发育畸形。

(一)正常胎儿血液循环

胎儿氧合血是由胎盘经脐静脉进入体内,至肝下缘分成两支,一支入肝与门静脉吻合,另一支经静脉导管人下腔静脉,与来自下半身的静脉血混合,共同流入右心房。此混合血约 1/3 经卵圆孔入左心房、左心室人升主动脉,供应心、脑及上肢,其余的流入右心室。从上腔静脉回流的来自上半身的静脉血,入右心房后绝大部分流入右心室,与来自下腔静脉的血液一起进入肺动脉。由于胎儿肺处于压缩状态,使肺动脉的血液只能少量人肺,大部分经动脉导管人降主动脉,供应腹腔器官及下肢,最后经脐动脉回至胎盘,换取营养及氧气。故胎儿期供应脑、心、肝及上肢的血氧含量远较下半身高。

胎儿血液循环有以下特点。①胎儿的营养及气体代谢是通过脐血管和胎盘进行交换的。②静脉导管、卵圆孔、动脉导管是胎儿血液循环的特殊通路。③左、右心都向全身供血;由于肺无呼吸,只有体循环而无有效的肺循环。④胎儿体内除脐静脉是氧合血外,其他都是混合血。含氧量最高的器官为肝脏,其次为脑、心、上肢,而腹腔脏器及下肢含氧量最低。

(二)出生后血液循环的改变

出生后脐血管被剪断,新生儿呼吸建立,肺泡扩张,肺脏开始进行有效的气体交换,肺循环压力下降,从右心经肺动脉流入肺的血液增多,肺静脉流入左心房的血增多,左心房压力增高超过右心房,卵圆孔瓣膜先在功能上关闭,到生后 5～7 个月,解剖上大多闭合,遗留下卵圆窝。由于肺循环建立,流经动脉导管血流逐渐减少,还因血氧增高致使导管壁平滑肌收缩,使动脉导管逐渐闭塞,最后血流停止,形成动脉韧带。足月儿约 80% 在生后 24 h 形成功能性关闭,约 95% 婴儿在生后 1 年内形成解剖上关闭。

(三)心脏的形态、大小和位置

小儿心脏出生时呈球形,以后逐渐变成圆锥形或椭圆形,6 岁后与成人相近似,呈长椭圆形。小儿心脏体积相对比成人大,4 个心腔的容积初生时为 20～22 mL;1 岁时达 2 倍;2 岁半时增至 3 倍;7 岁时为 5 倍,达 100～200 mL;以后增长缓慢,青春期后增长又加快,18～20 岁时达 240~250 mL。小儿心脏的位置随年龄增长而改变,新生儿和 2 岁以下的幼儿心脏多呈横位,心尖冲动在左侧第 4 肋间隙、锁骨中线外侧,2 岁后逐渐转为斜位,心尖冲动位置在 3~7 岁时就已位于左锁骨中线第 5 肋间隙处,7 岁后心尖位置逐渐移至锁骨中线内 0.5~1.0 cm。

(四)心率

年龄越小心率越快,与小儿新陈代谢旺盛和交感神经兴奋性较高有关,随年龄增长心率逐渐减慢。新生儿平均 120 次/分,1 岁以内 110~130 次/分,2~3 岁 100~120 次/分,4~7 岁 80~100 次/分,8~14 岁 70-90 次/分。小儿脉搏次数易受各种内外因素影响,如活动、进食、哭闹和发热时均可增快,故测量小儿心率、脉搏应在安静时进行。一般体温每升高 1℃,心率增加 10~15 次/分。如果脉搏显著增快,而且睡眠时也不减慢,应怀疑有器质性心脏病。

(五)血压

由于小儿心搏出量较少,动脉壁的弹性较好和血管口径较大,故血压偏低,但随着年龄增长而逐渐升高。新生儿收缩压平均 60~70 mmHg,1 岁 70~80 mmHg,2 岁后可按公式计算,收缩压(mmHg)= 年龄(岁)×2+80,舒张压为收缩压的 2/3,收缩压高于此标准 20 mmHg 时为高血压,低于此标准 20 mmHg 时为低血压。正常情况下,下肢血压较上肢约高 20 mmHg。测量血压应在安静时进行,袖带宽度以上臂长度的 1/2~2/3 为宜。

二、先天性心脏病

先天性心脏病简称先心病,是胎儿时期心脏血管发育异常而导致的畸形,为小儿最常见的心脏病,其发生率为活产婴儿的 7‰~8‰。严重和复杂畸形的患儿,多于生后数周或数月死亡,故年长儿中复杂的心血管畸形者比婴儿期少见。近 50 年来,由于心导管检查、心血管造影和超声心动图等诊断技术的广泛应用和提高,以及低温麻醉和体外循环下心脏直视外科手术的快速发展,许多常见的先天性心脏病能得到及时准确诊断,获得根治。对部分复杂的先天性心脏病的诊治也有了很大的变化。因此,先天性心脏病的预后较前已大有改观。

先心病的病因大致分为内在因素和外来因素两类,但以后者更为多见。①内在因素:主要与遗传有关,包括染色体易位与畸变,单一基因突变、多基因病变及先天性代谢紊乱等。②外来因素:较重要的是宫内感染,特别是妊娠 3 个月内患风疹病毒感染,其次为流行性感冒、流行性腮腺炎、柯萨奇病毒感染等;孕妇缺乏叶酸、接触大剂量放射线、服用某些药物(甲苯磺丁脲、抗癌药等)、患有代谢性疾病(糖尿病、高钙血症等)以及子宫内缺氧的慢性疾病等也可导致心脏血管畸形。

临床上根据心脏左右两侧或大血管之间有无血液分流和临床有无青紫,将先天性心脏病分为三类。①左向右分流型(潜伏青紫型):临床最常见的类型,约占先天性心脏病的 50%;正常情况下,体循环压力高于肺循环,左心室压力大于右心室,血液由左向右分流而不出现青紫,在患儿剧烈哭闹、屏气时或在病理情况下,肺动脉和右心室压力增高超过左心压力,导致血液自右向左分流,临床上出现暂时性青紫,故又称为潜伏青紫型先天性心脏病。常见的有室间隔缺损、房间隔缺损、动脉导管未闭等。②右向左分流型(青紫型):临床上病情重、死亡率高的类型。由于畸形的存在,使右心压力增高并超过左心,血液由右向左分流;或大血管起源异常,使大量含氧量低的静脉血流入体循环,临床上出现持续青紫及严重缺氧,故又称为青紫型先天性心脏病。常见的有法洛四联症、大动脉错位等。③无分流型(无青紫型):心脏左右两侧或大血管之间无异常通路及血液分流,临床上不出现青紫,故又称为无青紫型先天性心脏病。常见的有主动脉缩窄、肺动脉狭窄等。

先心病的主要病理生理改变如下。①室间隔缺损(VSD):左、右心室之间的室间隔上存在的异常通道。由于左心室压力高于右心室,血液由左向右分流,所以一般无青紫。分流至肺循环血量增加,导致肺血管阻力增加。当屏气、剧烈哭闹或任何病理情况致肺动脉和右心室压力高时,出现双向分流或反向分流而出现青紫。当肺动脉高压显著,产生自右向左分流时,临床上出现持久性青紫,称为艾森曼格综合征。②房间隔缺损(ASD):左、右心房之间的异常通道。由于左心房的压力高于右心房,因此血液由左向右分流。分流造成右心房和右心室负荷过重而产生右心房和右心室增大,肺循环血量增加而体循环血量减少,肺动脉压力增高。当右心房的压力大于左心房时,便出现右向左分流,出现持久性青紫。③动脉导管未闭(PDA):胎儿期动脉导管被动开放是血液循环的重要通道,约80%在生后3个月解剖性关闭。1年后在解剖学上完全关闭。若持续开放,并产生病理、生理改变,即称为动脉导管未闭。由于主动脉的压力较肺动脉为高,故无论在收缩期或舒张期,血液均自主动脉向肺动脉分流,至肺循环血量增加,回流到左心房和左心室的血量也增加,出现左心房和左心室肥大。分流量大者,长期高压冲击造成肺动脉壁增厚,肺动脉压力增高,当肺动脉压力超过主动脉时,即产生右向左分流,造成下半身青紫,称为差异性青紫。④法洛四联症:由四种畸形组成:肺动脉狭窄、室间隔缺损、主动脉骑跨和右心室肥厚。由于肺动脉狭窄,血液进入肺动脉受阻,引起右心室压力相对增高,使血液自右心室向左心室及主动脉分流。由于主动脉骑跨于两心室之上,主动脉同时接受来自左、右心室的血,向全身输送的血变成混合血,临床上出现青紫。另外,由于肺动脉狭窄,进入肺循环进行气体交换的血流减少,更加重了青紫的程度。

先心病的治疗以内科治疗为主,较大的室间隔缺损、房间隔缺损应于学龄前期在体外循环心内直视下做修补术,缺损小者不必手术治疗,但应定期随访;动脉导管未闭者应于学龄前期行手术结扎或切断缝扎导管术;法洛四联症宜在2～3岁在体外循环心内直观下做修补手术:切除流出道肥厚部分,修补室间隔缺损,纠正主动脉右跨,年龄过小的婴幼儿及重症患儿可先行姑息分流手术,待一般情况及肺血管发育好转后再行根治术。

法洛四联症患儿缺氧发作的处理:发作轻者,置患儿于膝胸卧位即可缓解,重者应立即吸氧,皮下注射吗啡,每次0.1～0.2 mg/kg,并给予5%碳酸氢钠1.5～5.0 mL/kg静脉注射,以纠正酸中毒,经常有缺氧发作者,可口服普萘洛尔预防其发作。

【护理评估】

(一)健康史

评估母亲妊娠史,特别是在妊娠初3个月内有无病毒感染(如风疹、腮腺炎、流行性感冒和柯萨奇病毒感染等);有无接触过大剂量的放射线,以及是否服用过抗癌药、甲苯磺丁脲等药物;母亲是否患有引起宫内缺氧的慢性疾病或其他代谢性疾病(如糖尿病、高钙血症等);家族中有无心脏畸形患者。

(二)身体状况

1.室间隔缺损

最常见的先天性心脏病,其症状的轻重取决于缺损的大小。小型缺损患儿无症状,多在体检时发现心脏杂音。大型缺损,体循环流量减少,影响生长发育,体格发育落后于同年龄正常儿童,患儿多消瘦、乏力、多汗、喂养困难,易患肺部感染和心力衰竭。胸骨左缘 3～4 肋间可闻及Ⅲ～Ⅳ级粗糙的全收缩期杂音,并广泛传导,可于杂音最响处触及收缩期震颤。肺动脉瓣第二心音增强提示有肺动脉高压,此时临床上出现青紫。

2.房间隔缺损

症状出现的迟早和轻重取决于缺损的大小。缺损小者终生无症状,仅在体检时发现心脏杂音。缺损较大者体循环血量减少,表现为生长发育落后、消瘦、气促、乏力,当哭闹、患肺炎时,右心房压力可超过左心房,出现暂时性青紫。体检时可发现心前区隆起,胸骨左缘 2～3 肋间可闻及Ⅱ～Ⅲ级喷射性收缩期杂音,肺动脉瓣区第二音增强,并呈固定分裂。

3.动脉导管未闭

症状决定于动脉导管的粗细。导管口径较细者,临床可无症状,仅在体检时发现心脏杂音。导管粗大者分流量大,表现为消瘦、气急、咳嗽、乏力、多汗、生长发育落后等。体检胸骨左缘第 2 肋间可闻及粗糙响亮的连续性机器样杂音,向左锁骨下、颈部和肩部传导,最响处可扪及震颤,肺动脉瓣区第二音增强。婴幼儿合并肺动脉高压或心力衰竭时,主、肺动脉压力差在舒张期不明显,仅可听到收缩期杂音。此外,因动脉舒张压降低,脉压增大,可出现周围血管征,如水冲脉、毛细血管搏动及股动脉枪击音。有显著肺动脉高压者可出现下半身青紫。

以上三种常见先天性心脏病均易并发支气管肺炎、充血性心力衰竭及亚急性细菌性心内膜炎。

4.法洛四联症

存活婴中最常见的青紫型先天性心脏病。青紫为主要表现,其程度与肺动脉狭窄程度有关,表现为唇、指(趾)甲床、口腔黏膜等毛细血管丰富的部位发绀。患儿通常生长发育落后,多有蹲踞现象,蹲踞时下肢屈曲,增加体循环阻力,使静脉回心血量减少,减轻了心脏负荷,从而右向左分流量减少,缺氧症状暂时缓解。由于缺氧,致使指、趾末端毛细血管扩张增生,随后指、趾末端膨大如鼓槌,称杵状指。少数患儿由于脑缺氧出现头晕、头痛,有时在吃奶或哭闹后出现呼吸困难,严重者可引起昏厥、抽搐,这是由于在肺动脉漏斗部狭窄的基础上,突然发生该处肌肉痉挛,引起一时性肺动脉梗阻,使脑缺氧加重所致,称为缺氧发作。此外,由于长期缺氧、红细胞增多,血液黏稠度高,血流变慢引起脑栓塞,若为细菌性血栓,则易形成脑脓肿。体检胸骨左缘 2～4 肋间可闻及Ⅱ～Ⅲ级喷射性收缩期杂音。肺动脉瓣区第 2 音减弱或消失。

法洛四联症常见并发症为脑血栓、脑脓肿、亚急性细菌性心内膜炎。

(三)心理-社会状况

家长对先天性心脏病患儿的娩出,伴随喂养困难、发育迟缓、体弱多病、昂贵的手术费用、手术成功率的不确定、检查治疗过程中的危险状况等,往往表现出紧张、焦虑、悲观等言行,而年长患儿常因住院处于陌生环境、活动受限,会出现抑郁、自卑、恐惧等心理。

【主要护理诊断/问题】

(一)手术前

(1)活动无耐力:与心排血量减少,氧供给不足有关。

(2)营养失调:低于机体需要量:与喂养困难及体循环血量减少、组织缺氧有关。

(3)有感染的危险:与肌体抵抗力低下及肺循环充血有关。

(4)潜在并发症:充血性心力衰竭、脑血栓、感染性心内膜炎。

(5)焦虑:与疾病的威胁和对手术的担忧有关。

(二)手术后

(1)有不能维持自主呼吸的危险:与麻醉药物作用及手术损伤有关。

(2)有组织灌注量改变的危险:与手术导致血容量的改变有关。

(3)疼痛:与手术创伤有关。

(4)有感染的危险:与术后机体抵抗力低下有关。

【护理措施】

(一)手术前护理

1.保持适度的活动量

安排好患儿的作息时间,保证睡眠、休息,减少心脏负担。根据病情适当安排活动量,避免情绪激动和大哭大闹,多给予安抚,各项护理操作应集中进行。法洛四联症患儿在游戏或走路时,应让其自然蹲踞起立,不要强行拉起。严重患儿应卧床休息。

2.供给充足营养

供给充足能量、蛋白质和维生素,保证营养需要。对喂养困难的小儿要有耐心,应少量多餐用小匙或选择合适方式喂哺,避免呛咳和呼吸困难,住院患儿可在喂奶前后间歇给氧,减少呛咳、呼吸困难和缺氧。有水肿者根据病情采用无盐或低盐饮食。多食蔬菜、水果等粗纤维食物,保证大便通畅。法洛四联症患儿,要注意供给充足液体,防止因血液浓缩、血液黏度增加导致血栓栓塞。发热、多汗、吐泻时应鼓励多饮水,必要时可静脉补充液体。

3.预防感染

注意体温变化,按气温改变随时增减衣服,避免受凉感冒引起呼吸道感染。注意保护性隔离,避免与感染性疾病患儿接触,避免到公共场所、人群集中的地方,以防交叉感染。除严重心力衰竭者,均需按时接受预防接种,预防各种传染病。接受小手术(拔牙、扁桃体切除术等)时,严格执行无菌操作,术前、术后按医嘱给予足量抗生素预防感染。

4.观察病情,防止并发症发生

(1)观察患儿有无极度烦躁、发绀、呼吸困难、心率增快等心力衰竭先兆,如有上述表现,立即给患儿吸氧,保持安静,置患儿于半卧位,严格控制输液量及速度,立即通知医生,按照心力衰竭进行护理。

(2)注意观察法洛四联症患儿是否因活动、哭闹、便秘引起缺氧发作,如患儿突然晕厥、抽搐应立即将患儿置于膝胸卧位,给予吸氧,通知医生并备好吗啡、普萘洛尔等急救物品。

5.心理护理

对患儿关心爱护,建立良好的护患关系。充分理解家长及患儿对检查、治疗、预后的期望心情,耐心向家长和患儿解释病情和检查、治疗经过,取得他们的理解和配合。

6.健康指导

指导家长合理安排患儿的饮食、生活,建立合适的生活制度;尽量避免到公共场所和人群密集的地方,按时进行预防接种,预防各种感染;指导家长评估患儿活动耐受力的方法和限制活动的指征;教会家长观察心力衰竭、脑缺氧的表现,定期复查,调整心功能达到最佳状态,安全到达合适的手术年龄,安度手术关。

(二)手术后护理

1.维持有效呼吸

术后将患儿置于监护室由专人严密监护,定时记录心率、心律、呼吸、血压、体温等生命体征,管理好机械通气,定时吸痰,定时测血气,调整氧浓度和氧流量。

2.维持正常血容量

限制水盐入量,适当增加胶体溶液,保证有效血容量。

3.减轻疼痛

按医嘱定时给予止痛药,减少患儿痛苦。

4.预防感染

严格无菌操作,避免医源性感染;保持伤口干燥,注意伤口护理,防止伤口感染;加强营养,增强机体抵抗力。

附:病毒性心肌炎

病毒性心肌炎是病毒侵犯心脏所致的以心肌炎性病变为主要表现的疾病,有的可伴有心包炎和心内膜炎。任何年龄均可发病,近年来发生率有增多的趋势,症状的轻重与年龄有关,小婴儿常呈急性爆发,幼儿呈急性发作,年长儿症状不典型,多数预后良好,少数可发生心力衰竭、心源性休克,甚至猝死。

任何病毒感染均可能累及心脏。引起心肌炎的病毒有柯萨奇病毒、埃可病毒、脊髓灰质炎病毒、腺病毒、乙型肝炎病毒、流感和副流感病毒、麻疹病毒、单纯疱疹病毒以及流行性腮腺炎病毒等。其中以柯萨奇病毒乙组(1~6型)最常见。本病发病机制尚不完全清楚,一般认为与病毒及其毒素直接侵犯心肌细胞有关,另外可能与病毒感染后的变态反应和自身免疫有关。

目前尚无特殊处理。主要是减轻心脏负荷,改善心肌代谢及心功能,促进心肌修复。

(1)保证患儿充分休息以减轻心脏负荷。

(2)改善心肌代谢大剂量的维生素 C 可改善心肌代谢,一般每日 100~200 mg/kg 加入葡萄糖溶液中静脉注射。同时用能量合剂促进心肌修复,常用三磷酸腺苷(ATP)、辅酶 A 等。

(3)糖皮质激素的应用病程早期及轻症病例不主张用。对重症患儿合并心源性休克、严重心律失常、心力衰竭时可早期使用。常用氢化可的松每日 15~20 mg/kg 或地塞米松 0.2~0.4 mg/kg。

(4)控制心力衰竭参见本章第四节。由于心肌炎患儿对强心剂比较敏感,一般用有效剂量的 1/2~2/3 即可。

【护理评估】

(一)健康史

评估患儿近期有无呼吸道、消化道病毒感染史及传染病接触史。

(二)身体状况

患儿病前数日或 1~3 周有轻重不等的呼吸系统和胃肠道前驱症状。轻型病例一般无明显症状,典型病例常诉心前区不适、胸闷、心悸、头晕及乏力等。体检发现心脏扩大、心动过速、心律失常、第一心音低钝及奔马律,伴心包炎者可听到心包摩擦音。危重病例可发生心力衰竭,晕厥或突然出现心源性休克,在数日内死亡。

(三)心理-社会状况

患儿及家长可能因为对本病的了解不够,因患儿可能发生猝死而产生焦虑及恐惧心理。

【主要护理诊断/问题】

(1)活动无耐力:与心肌受损、收缩无力有关。

(2)潜在并发症:心律失常、心力衰竭、心源性休克。

【护理措施】

(一)适当休息,减轻心脏负荷

急性期卧床休息,到热退后3~4周基本恢复正常时逐渐增加活动量。恢复期继续限制活动量,一般总休息时间为3~6个月。有心功能不全及心脏扩大患儿应绝对卧床,至心功能改善、心脏情况好转后逐渐恢复活动量。

(二)严密观察病情,及时发现和处理并发症

密切观察并记录患儿精神状态、面色、心率、心律、呼吸、体温和血压的变化。患儿有气促、胸闷应给予合适的体位并吸氧。烦躁不安者可根据医嘱给予镇静剂。对严重心律失常者应持续进行心电监护。发现心力衰竭早期表现时立即报告医生并采取紧急措施,注意控制输液速度,以免加重心脏负担,应用洋地黄时剂量应偏小些。做好抢救药物和器械的准备,以备抢救时使用。

(三)健康指导

向患儿及家长介绍本病的病因、治疗原则及预后,使患儿及家长减少焦虑及恐惧心理。强调患儿休息的重要性及预防呼吸道、消化道感染的常识,疾病流行期间尽量少到公共场所。心律失常患儿,应了解常用抗心律失常药物名称、剂量、用药时间及不良反应。指导出院后定期到门诊复查。

第二节　心力衰竭

心力衰竭(HF)是各种心脏结构或功能性疾病导致的心室充盈和(或)射血功能受损,引起心排血量减少,不能满足机体组织器官代谢需要,以肺循环和(或)体循环淤血为临床表现的一组综合征,主要表现包括呼吸困难、体力活动受限和体液潴留。心功能不全或心功能障碍理论上是一个更广泛的概念,心力衰竭是指伴有临床症状的心功能不全。

【临床类型】

按发病缓急分为急性和慢性心力衰竭;按发生部位分为左心、右心和全心衰竭;按生理功能分为收缩性和舒张性心力衰竭。

【心力衰竭分级与分期】

按患者心力衰竭状况分级,可大体上判断病情严重程度,对治疗措施的选择、预后的判断、劳动力的评定等有实用价值。目前临床通用至今的是美国纽约心脏病学会(NYHA)提出的

一项分级方案,主要是按照诱发心力衰竭症状的活动程度划分为以下 4 级:

Ⅰ级:患者患有心脏病,但日常活动量不受限制。平时一般活动不引起疲乏、心悸、呼吸困难或心绞痛等症状。

Ⅱ级:患者的体力活动轻度受限。休息时无自觉症状,但平时一般活动即可出现上述症状,休息后症状很快缓解。

Ⅲ级:患者的体力活动明显受限。休息时无症状,低于平时一般活动即可出现上述症状,休息较长时间后症状方可缓解。

Ⅳ级:患者不能从事任何体力活动。休息时也出现心力衰竭的症状,体力活动后加重。

这种分级方案的优点是简便易行,缺点是缺乏客观依据,有时受患者主观意识和个体差异的影响。美国心脏病协会及美国心脏学会(ACC/AHA)以心力衰竭相关的危险因素、心脏的器质性及功能性改变、临床症状等为依据,将心力衰竭进行以下分期:

A 期(前心力衰竭阶段):患者目前无器质性心脏病或心力衰竭症状及体征,但存在发生心力衰竭的高危因素,如高血压病、冠心病、糖尿病和肥胖、代谢综合征等;

B 期(前临床心力衰竭阶段):患者无心力衰竭症状和(或)体征,但已有心脏结构性病变,如左心室肥厚、左心室射血分数(LVEF)降低等;

C 期(临床心力衰竭阶段):患者有心脏结构性病变且目前或既往有心力衰竭症状和(或)体征;

D 期(难治性终末期心力衰竭阶段):虽然采用了内科优化治疗,但患者休息时仍有明显症状,常伴有心源性恶病质,需长期反复住院。

此分期方法是以客观检查发现为主要依据,揭示心力衰竭的发生、发展过程,有利于对心力衰竭的发生及发展实施防治性干预。另外,用 6 分钟步行试验(患者在平直地面尽可能快步行走,测定其 6 分钟的步行距离,将心力衰竭划分为轻、中、重 3 个等级,即:距离小于 150 m 为重度心力衰竭,150～425 m 为中度心力衰竭,426～550 m 为轻度心力衰竭)来评定慢性心力衰竭患者的运动耐力及治疗效果,也是目前临床一项以主观感觉及客观结果为依据,简单、安全、易行的方法。

【病因与发病机制】

(一)基本病因

1.原发性心肌损害

(1)缺血性心肌损害:冠心病心肌缺血和(或)心肌梗死是引起心力衰竭最主要的原因。

(2)心肌炎和心肌病:病毒性心肌炎和原发性扩张型心肌病最为常见。

(3)心肌代谢障碍性疾病:糖尿病心肌病最为常见。

2.心脏负荷过重

(1)容量负荷(前负荷)过重:见于心脏瓣膜关闭不全,血液反流,如主动脉瓣、二尖瓣关闭不全;左、右心或动、静脉分流性疾病,如房、室间隔缺损或动脉导管未闭等;此外,伴有全身血容量增多或循环血量增多的疾病,如慢性贫血、甲状腺功能亢进症等。

(2)压力负荷(后负荷)过重:见于使左、右心室射血阻力增加的疾病,如高血压、肺动脉高压、主动脉及肺动脉瓣狭窄和肺栓塞等。

(二)诱因

心脏病患者心力衰竭的发生常由原发病加重或出现并发症以及存在增加心脏负荷的因素而诱发,常见诱因包括:

1.感染

最重要的诱因,呼吸道感染最常见,其次为感染性心内膜炎。

2.心律失常

心房颤动是最常见的心律失常之一,也是诱发心力衰竭最重要的因素;其他快速性及严重缓慢性心律失常均可诱发心力衰竭。

3.血容量增加

摄入钠盐过多,静脉输液过快、过多等。

4.情绪激动或过度劳累

暴怒、妊娠末期及分娩、重体力劳动等。

5.药物使用不当

不恰当停用利尿剂、降压药及洋地黄类药物等。

6.并发其他疾病或原有心脏病病情加重

并发甲状腺功能亢进、贫血、风湿热或冠心病发生心肌梗死。

【病理生理】

心力衰竭是一种不断发展的疾病,其病理生理十分复杂,当心功能因心脏病变受损时,机体首先发生多种代偿机制,这些机制可使心功能在一定时间内维持在相对正常的水平,但也有其负性效应,从而发生失代偿。

(一)Frank-Starling 机制

Frank-Starling 机制指增加心脏的前负荷,使回心血量增多,心室舒张末期容积增大,从而增加心排血量及提高心脏做功量,短期内可使心功能维持在正常水平。但心室舒张末期容积增大,也意味着心室的被迫扩张及心室舒张末期压力的增高,从而导致心房压、静脉压的升高。当左心室舒张末压大于 2.34 kPa (18 mmHg)时,就会出现肺充血的症状和体征;若心脏指数 <2.2 L/(min · m²)时,出现低心排血量的症状和体征。

(二)心肌肥厚

当心脏后负荷增高时,常以心肌肥厚作为主要的代偿机制,以增加心肌收缩力,使心排血量在一段时间内维持正常。但心肌肥厚时心肌细胞并不增多,而以心肌纤维增多为主,心肌从整体上能源不足,逐渐出现心肌顺应性下降、舒张功能降低、心室舒张末压升高而出现心功能障碍。

(三)神经体液的代偿机制

1.交感神经兴奋性增强

心力衰竭患者血中去甲肾上腺素水平升高,作用于心肌 β-肾上腺素能受体,增强心肌收缩力并提高心率,以增加心排血量;但周围血管收缩,也造成心脏后负荷增加,心率加快,使心肌耗氧量增加;同时,交感神经兴奋还可使心肌应激性增强而导致心律失常。

2.肾素-血管紧张素-醛固酮系统(RAAS)激活

由于心排血量降低,肾血流量随之减低,RAAS 被激活,可使心肌收缩力增强、周围血管收缩以维持血压,调节血液的再分配,保证心、脑等重要脏器的血液供应;同时可促进醛固酮分泌,使水、钠潴留,增加总体液量及心脏前负荷。近年的研究表明,RAAS被激活后,血管紧张素Ⅱ(AⅡ)及醛固酮分泌增加使心肌、血管平滑肌、血管内皮细胞发生重构,促使心肌间质纤维化,并使血管舒张受影响,进一步加重心肌损伤和心功能恶化。

3.体液因子的改变

①心房钠尿肽(ANP)和脑钠肽(BNP):其生理作用为扩血管,增加排钠。心力衰竭时,心房钠尿肽和脑钠肽分泌增高,其增高的程度与心力衰竭的严重程度呈正相关。因此,血浆中心房钠尿肽和脑钠肽水平可作为评定心力衰竭的进程和预后的指标。②精氨酸升压素(AVP):其生理作用为收缩周围血管、抗利尿和维持血浆胶体渗透压。心力衰竭时精氨酸升压素水平增高,增加心脏后负荷。③内皮素:其生理作用为很强的收缩血管功能,在心力衰竭时血浆内皮素水平增高,且直接与肺动脉压力特别是肺血管阻力升高有关。内皮素还可导致细胞增生、肥大,参与心室重构过程。

4.心肌损害与心室重塑

大量研究表明,心力衰竭发生、发展的基本机制是心室重塑。原发性心肌损害和心脏负荷过重导致心脏扩大和心肌肥厚,在心腔扩大、心肌肥厚的过程中,心肌细胞、胞外基质、胶原纤维网等均有相应变化,即心室重塑的过程。心室重塑及各种代偿机制的负面影响使心肌细胞减少,心肌纤维增加,导致心肌的整体收缩功能下降,心室的顺应性下降,从而使心肌收缩力不能发挥其应有的射血效应,如此形成恶性循环,最终发展到不可逆转的终末阶段。

一、慢性心力衰竭患者的护理

慢性心力衰竭(CHF)是心血管疾病的终末表现,也是患者最主要的死亡原因。随着世界人口的老龄化及引起心力衰竭的基础心脏病呈明显上升态势,其发生率、死亡率也在逐年上升。我国对17个地区CHF病因进行调查,以冠心病为首位(占57.1%),高血压次之(占30.4%),而风湿性心脏瓣膜病退居第3位,慢性肺源性心脏病和高原性心脏病也具有一定的区域高发性。

【临床表现】

(一)左心衰竭

左心衰竭以肺循环淤血和心排血量降低为主要表现。

1.症状

(1)程度不同的呼吸困难:①劳力性呼吸困难:左心衰竭最早出现的症状,是因活动使回心血量增加,左心房压力升高,加重了肺淤血,表现为体力活动时呼吸困难发生或加重,休息后缓解或消失。②夜间阵发性呼吸困难:左心衰竭的典型表现,其发生机制除因睡眠平卧血液重新分配使肺血流量增加外,夜间迷走神经张力增高、小支气管收缩、横膈上抬、肺活量减少等也是其促发因素,常表现为患者已入睡后突然憋醒,被迫坐起,呼吸深快,严重者伴哮鸣音,称之为"心源性哮喘"。③端坐呼吸:严重心力衰竭时,肺淤血达到一定程度,患者可出现端坐呼吸。系因平卧时回心血量增多,横膈上抬,呼吸困难更为明显,采取的坐位越高说明左心衰竭的程度越重,故可据此估计左心衰竭的严重程度。另外"心源性哮喘"进一步发展,可出现急性肺水肿,是最严重的左心衰竭表现。

（2）咳嗽、咳痰和咯血：咳嗽、咳痰是肺泡和支气管黏膜淤血所致，开始常在夜间发生，坐位或立位时可减轻，痰呈白色浆液性泡沫状，偶可见痰中带血丝。长期慢性淤血时肺静脉压力升高，导致肺循环和支气管血液循环之间形成侧支，在支气管黏膜下形成扩张的血管，此种血管一旦破裂可引起咯血。

（3）疲倦、乏力、运动耐力减低、头晕、心慌：上述表现是由于心排血量降低，心、脑、骨骼肌等组织器官血液灌注不足及代偿性心率加快所致。

（4）尿量减少及肾功能损害症状：严重左心衰竭时血液进行再分配，首先是肾血流量明显减少，患者出现少尿；长期慢性肾血流量减少可出现血尿素氮、肌酐升高并可有肾功能不全的相应症状。

2.体征

（1）肺部湿性啰音：左心衰竭的主要体征。由于肺毛细血管内压增高，液体可渗出到肺泡而出现湿性啰音，随着病情由轻到重，啰音可从局限于肺底直至全肺，特点为在患者身体低垂的部位较明显。

（2）心脏体征：除基础心脏病固有体征外，慢性左心衰竭的患者一般会有心脏扩大、肺动脉瓣听诊区第二心音亢进及舒张期奔马律。

（二）右心衰竭

右心衰竭以体循环淤血为主要表现。

1.症状

（1）消化道症状：食欲减退、恶心、呕吐、腹胀是右心衰竭最常见的症状，系因胃肠道及肝脏淤血所致；

（2）劳力性呼吸困难：继发于左心衰竭的右心衰竭以及单纯性右心衰竭均可出现劳力性呼吸困难。

2.体征

（1）水肿：特点为首先出现于身体的低垂部位，呈凹陷性及对称性，严重者可出现右侧或双侧胸腔积液，均由体循环压力升高所致。

（2）颈静脉征：颈静脉充盈、搏动增强、怒张是右心衰竭的最主要体征，肝颈静脉反流征阳性则更具特征性。

（3）肝脏体征：肝脏因淤血而肿大，伴压痛。一般发生在皮下水肿之前，持续慢性右心衰竭可致心源性肝硬化，晚期可出现黄疸、大量腹水及肝功能受损。

（4）心脏体征：除基础心脏病的原有体征外，右心衰竭可因右心室扩大而出现三尖瓣关闭不全的反流性杂音。

（三）全心衰竭

右心衰竭继发于左心衰竭而形成的全心衰竭，因右心排血量减少，阵发性呼吸困难等肺淤血症状反而有所减轻。扩张型心肌病等表现为左、右心室同时衰竭者，肺淤血往往不严重。

【诊断要点】

慢性心力衰竭的诊断应综合病因、病史、临床表现及客观检查而作出。主要依据：①有明确的器质性心脏病的诊断；②典型的肺循环、体循环淤血的症状和体征；③实验室及其他检查的客观指标。诊断应包括病因学诊断、病理解剖和病理生理诊断以及心功能分级。

【治疗要点】

慢性心力衰竭的治疗除缓解症状外必须采取综合治疗,包括危险因素如冠心病、高血压、糖尿病等的早期管理,调节心力衰竭的代偿机制以减少其负面效应,防止心肌重塑的进展等,以提高患者运动耐量,改善生活质量;防止或延缓心肌损害进一步加重;降低住院率及死亡率。

(一)一般治疗

1.休息与活动

避免精神刺激和情绪紧张,控制体力活动,保证充足睡眠,可以降低心脏负荷,有利于心功能的恢复。

2.控制钠盐摄入

心力衰竭患者血容量增加,体内水、钠潴留,减少钠盐的摄入有利于减轻水肿症状,但应注意在用强效排钠利尿剂时,不可过分限盐,以免导致低钠血症。

(二)病因治疗

1.基本病因的治疗

如控制高血压、糖尿病;通过药物、介入或手术治疗改善冠心病心肌缺血;心瓣膜病及先天性心脏病的介入及手术治疗等。

2.消除诱因

针对最常见的诱因呼吸道感染,应积极选用敏感抗生素治疗。对于心室率较快的心房颤动,如不能及时复律应尽快控制心室率。甲状腺功能亢进症、贫血也可能是心力衰竭加重的原因,应注意检查并予以及时治疗。

(三)药物治疗

1.肾素-血管紧张素-醛固酮系统(RAAS)抑制剂的应用

(1)血管紧张素转换酶抑制剂(ACEI):ACEI是治疗心力衰竭的首选药物。其作用机制:①通过抑制肾素-血管紧张素系统,达到扩血管、改善和延缓心室重塑的作用;②抑制缓激肽的降解可使前列腺素生成增多而扩张血管。上述机制除了改善心力衰竭时的血流动力学,减轻淤血症状外,还可降低心力衰竭患者代偿性神经体液的不利影响,改善和延缓心肌、小血管的重塑,维护心肌的功能,延缓心力衰竭的进展,降低远期死亡率。常用药物:①卡托普利:每次12.5～25 mg,每天2次;②贝那普利:每次5～10 mg,每天1次;③培哚普利:每次2～4 mg,每天1次;④其他尚有依那普利、赖诺普利等。

(2)血管紧张素受体拮抗剂(ARB):其作用机制与ACEI相似,具有阻断RAAS的效应,在心力衰竭患者不能耐受ACEI引起的干咳时使用,常用药物有氯沙坦、缬沙坦、坎地沙坦等。

(3)醛固酮受体拮抗剂:螺内酯作为临床应用最广泛的醛固酮受体拮抗剂,其作用机制是阻断醛固酮效应,对抑制心血管重塑、改善心力衰竭的远期预后有很好的作用。常用剂量为每次20 mg,每天1～2次。

2.利尿剂的应用

利尿剂是心力衰竭治疗中最常用的药物,其作用机制是通过排钠排水,减轻心脏的容量负荷,缓解淤血症状,减轻水肿。常用的利尿剂:①排钾利尿剂:氢氯噻嗪(双氢克尿塞)每次

25 mg,隔日 1 次,较重患者每天 75～100 mg,分 2～3 次服用;呋塞米(呋塞米)每次日服 20 mg,较重患者可每次 50 mg,每天 2 次,效果不佳者可静脉给药,每次 20～50 mg,最大量可每次 100 mg,长期应用注意补钾。②保钾利尿剂:与噻嗪类或祥利尿剂合用起到保钾排钠利尿作用,螺内酯(安体舒通)口服每次 20 mg,每天 3 次;氨苯蝶啶每次 50～100 mg,每天 2 次。

3.β-受体阻滞剂的应用

β-受体阻滞剂主要用于抑制心力衰竭代偿机制中交感神经兴奋性增强的效应,从而抑制心室重塑,长期应用能明显提高患者的运动耐量,降低住院率和死亡率,尤其猝死率;与 ACEI 联合应用具有叠加效应;常用药物有卡维地洛、比索洛尔、美托洛尔等。但 β-受体阻滞剂有负性肌力作用,临床应用需十分慎重。待心力衰竭情况稳定后从小剂量开始,逐渐增加剂量,适量维持。患有支气管痉挛性疾病、严重心动过缓、二度及二度以上房室传导阻滞、重度急性心力衰竭及严重周围血管疾病的患者禁用。突然停用 β-受体阻滞剂可导致患者临床症状恶化,应予避免。

4.正性肌力药的应用

(1)洋地黄类药物:洋地黄可使心肌收缩力增强,抑制心脏传导系统,对迷走神经系统有直接兴奋作用,从而改善心力衰竭患者的血流动力学变化。研究证实,地高辛可显著减低轻中度心力衰竭患者的临床症状,减少住院率。但肺源性心脏病导致的右心衰竭,洋地黄效果不好且易于中毒,应慎用。肥厚型心肌病主要是舒张不良,洋地黄属于禁用。常用洋地黄制剂:①地高辛:0.25 mg,每天 1 次,连续口服相同剂量 7 天后血浆浓度可达稳态,适用于年龄在 70 岁以下、无肾功能不全的轻、中度心力衰竭患者的维持治疗;②毛花苷 C(西地兰)为静脉注射用制剂,每次 0.2～0.4mg,稀释后缓慢静脉注射,24 小时总量 0.8～1.2mg,适用于急性心力衰竭或慢性心力衰竭加重时,特别适用于收缩性心力衰竭伴快速心房颤动、心房扑动者;③毒毛花苷 K 为静脉注射用制剂,每次 0.25 mg,稀释后缓慢静脉注射,24 小时总量 0.5～0.75 mg,适用于急性心力衰竭患者。

(2)非洋地黄类正性肌力药物:①β-受体兴奋剂:多巴胺及多巴酚丁胺,小剂量可使心肌收缩力加强、血管扩张等,大剂量则可出现不利于心力衰竭治疗的负性作用,因此应用时应由小剂量开始逐渐增量,以不引起心率加快及血压升高为度,且只能静脉短期应用;②磷酸二酯酶抑制剂:氨力农和米力农,可明显改善心力衰竭症状,但长期应用可能增加慢性心力衰竭患者的死亡率,所以目前临床仅应用于重症心力衰竭患者的短期治疗。

(四)非药物治疗

1.心脏再同步化治疗(CRT)

通过改善房室、室间和室内收缩同步性增加心排血量而改善心力衰竭症状,提高运动耐力,减少住院率,降低死亡率。

2.左室辅助装置(LVAD)

用于严重心脏事件后或准备行心脏移植术患者的短期过渡治疗及急性心力衰竭的辅助治疗,并有望成为心力衰竭器械治疗的新手段。

3.心脏移植

心脏移植是治疗顽固性心力衰竭的最终治疗方法,但因供体来源及排异反应而难以广泛开展。

【常见护理诊断/问题】

1.气体交换受损

与左心衰竭所致肺循环淤血有关。

2.体液过多

与右心衰竭所致体循环淤血、水钠潴留、低蛋白血症有关。

3.活动无耐力

与心排血量下降、氧的供需失调有关。

4.有皮肤完整性受损的危险

与被迫卧床,水肿部位受压及循环不良有关。

5.潜在并发症

洋地黄中毒。

【护理措施】

1.活动与休息

原则是减少机体耗氧、减轻心脏负担。急性期或病情不稳定期呼吸困难不能平卧的患者应严格限制活动量,取舒适半坐卧位或端坐位(可使用床上小桌加软垫)休息;保持病室安静、空气流通及适宜温、湿度;保证充足睡眠;限制探视;患者着装及盖被应轻软宽松,以减轻患者的憋闷感。呼吸困难缓解及稳定期应严格评估患者活动耐力,与患者及家属共同制订活动计划,在保证患者有足够休息的情况下逐步增加活动量、确定活动方式及持续时间,并注意监测活动过程中的反应,如患者活动中出现疲乏、呼吸困难、头晕、心悸等症状时应停止活动,就地休息,若休息后症状仍不缓解应及时通知医师给予处理。嘱患者勿用力大便,必要时使用缓泻剂。

2.氧疗

遵医嘱给予吸氧及调节给氧流量,给氧方法包括鼻导管吸氧、面罩吸氧及无创正压通气给氧,注意观察患者缺氧状况有无改善。

3.呼吸状况监测

如呼吸困难的程度、发绀情况、肺部啰音的变化,血气分析和血氧饱和度等,以判断治疗效果和病情进展。

4.输液护理

严格控制输液总量和速度,患者24小时内输液总量应在1500 mL以内,输液速度每分钟20～30滴,并告知患者及家属不可随意调快滴速,以免诱发急性肺水肿。

5.饮食护理

告诉患者及家属适当控制液体、总热量的摄入,限制钠盐的摄入,加强营养的重要性;给予高蛋白、高维生素、易咀嚼、易消化、清淡少盐饮食。护士应严格掌握、记录每天液体入量、食盐摄入量,指导和督促患者及家属执行护士为其制订的饮食原则,如患者饮水需用固定的容器,食盐量每天不能超过5 g(应用利尿剂者可适当放宽),不应食用含钠量高的食品如腌制品、海产品、发酵面食、罐头、味精、啤酒、碳酸饮料等,要少量多餐、避免过饱等。

6.皮肤护理

保持床褥清洁、柔软、平整、干燥。保持患者皮肤清洁,嘱患者穿干净、柔软、宽松的衣服。

定时为患者更换体位,按摩水肿及受压处皮肤,为患者做按摩或翻身时避免损伤皮肤。严重水肿患者可使用气圈或气垫床,注意观察皮肤状况,预防压疮的发生。

7.心理护理

关注呼吸困难给患者日常生活如体位、睡眠带来的不利影响,安慰、鼓励患者,帮助患者树立战胜疾病的信心。指导家属给予心理支持,以利于患者情绪稳定、安心治疗。

8.用药护理

(1)使用血管紧张素转换酶抑制剂的护理:遵医嘱正确使用ACE抑制剂,注意观察不良反应,如低血压、干咳、蛋白尿、高血钾及血管性水肿等,患者如出现上述症状应及时报告医师给予处理;与保钾利尿剂合用时应注意监测血钾。

(2)使用利尿剂的护理:遵医嘱正确使用利尿剂,并注意其不良反应的观察和预防:①袢利尿剂和噻嗪类利尿剂的主要不良反应是低钾血症,从而诱发心律失常或洋地黄中毒,故应监测有无乏力、腹胀、肠鸣音减弱等低钾血症的表现,必要时监测血钾。同时多补充含钾丰富的食物,如深色蔬菜、橙子、柑橘、香蕉、红枣、菇类、马铃薯等,必要时遵医嘱补充钾盐。注意口服补钾应在饭后或将水剂与果汁同饮,以减轻钾盐对胃肠道的刺激。外周静脉补钾时每500 mL液体中KCl含量不宜超过1.5 g,且速度不宜过快。噻嗪类的其他不良反应还有胃部不适、呕吐、腹泻、高血糖、高尿酸血症等。②氨苯蝶啶的不良反应有胃肠道反应、嗜睡、乏力、皮疹,长期用药可产生高钾血症,尤其是伴肾功能减退、少尿或无尿者应慎用。③螺内酯毒性较小,除高血钾外还有嗜睡、运动失调、男性乳房发育、面部多毛等不良反应,肾功能不全及高钾血症者禁用。另外,非紧急情况下,利尿剂的应用时间选择以早晨或日间为宜,以避免夜间排尿次数过频影响患者的休息和睡眠。

(3)使用洋地黄的护理:①洋地黄用药注意事项:老年人、冠心病心肌缺血缺氧、重度心力衰竭、低钾血症、低镁血症、肾功能减退等对洋地黄较敏感,使用时应严密观察患者用药后反应。注意不能与普罗帕酮、维拉帕米、钙剂、胺碘酮、阿司匹林等药物合用,以免引起中毒。严格按医嘱给药,教会患者服地高辛时应自测脉搏,当脉搏少于每分钟60次或节律不规则时应暂停服药并报告医师。用毛花苷C或毒毛花苷K时必须稀释后缓慢静脉注射,并同时监测心电图变化。②密切观察洋地黄中毒表现:洋地黄中毒最重要的表现是各类心律失常,最常见者为室性期前收缩,多呈二联律,其他如房性期前收缩、心房颤动、非阵发性交界性心动过速、房室传导阻滞等。快速房性心律失常伴传导阻滞是洋地黄中毒的特征性表现。用维持量法给药时,胃肠道反应如食欲不振、恶心、呕吐和神经系统症状如头痛、倦怠、视力模糊等十分少见。③洋地黄中毒的处理:立即停药,快速性心律失常者可选用苯妥英钠或利多卡因,一般禁用电复律,因其易导致心室颤动。有传导阻滞及缓慢性心律失常者可用阿托品静脉注射,必要时安置临时起搏器。血钾浓度低时应补充钾盐,可口服或静脉补充氯化钾,并停用排钾利尿剂。

【健康指导】

1.疾病知识

宣教指导患者积极治疗原发病及干预各种危险因素,如控制血压、血糖及血脂的异常;注意避免心力衰竭的诱发因素,如避免呼吸道感染、过度劳累、情绪激动、液体及钠盐摄入过多、输液过快过多等。育龄妇女应在医师指导下妊娠与分娩。

2.合理安排活动与休息

告诉患者适当活动有利于提高心脏储备力、提高活动耐力、改善心理状态和生活质量。指导患者选择从事轻体力工作,严格避免重体力劳动。在心功能恢复后进行适当体育锻炼,但要注意运动方式,建议选择散步、打太极拳等有氧运动。

3.饮食指导

饮食宜低盐、清淡、易消化、富含营养;多食蔬菜、水果,防止便秘;进餐不宜过快、过饱,戒烟限酒。

4.用药指导

详细告知患者及家属药物的名称、剂量、用法,强调严格遵医嘱服药、不随意增减或撤换药物的重要性。服洋地黄时绝对不能突然停服、漏服或补服,应学会识别其中毒反应,出现时及时就诊。用血管转换酶抑制剂者,改变体位时动作宜缓慢,以防止发生直立性低血压而发生意外。

5.心理指导

教育家属给予患者心理支持,多了解、关心患者的思想状况,帮助患者树立战胜疾病的信心,保持精神愉快,情绪稳定。

6.随访

嘱患者定期门诊随访,出现不适及药物不良反应时及时就诊。

二、急性心力衰竭患者的护理

急性心力衰竭(AHF)是心力衰竭急性发作和(或)急性加重的一种临床综合征,可表现为急性新发或慢性心力衰竭急性失代偿。临床上以急性左心衰竭较常见,主要表现为急性肺水肿或心源性休克。急性右心衰竭较少见,主要由右心室梗死、急性大面积肺栓塞、右心瓣膜病而引起。

【病因】

(1)慢性心力衰竭:急性失代偿、急性冠状动脉综合征、高血压急症、急性心脏瓣膜功能障碍、急性重症心肌炎、围生期心肌病及严重心律失常。

(2)急性右心室梗死、急性大面积肺栓塞、严重肺动脉高压。

(3)高心排血量综合征、严重心肾综合征。

(4)其他:如输液过快、过多,突然加重心脏容量负荷(前负荷);药物(如抗肿瘤药物)或毒物所致的心肌急性损伤或坏死等。

【病理生理】

心力衰竭急性发作或加重使心肌收缩力突然严重降低,心排血量骤然减少,导致肺循环压力突然升高及周围循环阻力增加,形成急性肺水肿伴周围组织、器官严重灌注不足和心源性休克。

【临床表现】

突发严重呼吸困难,呼吸频率可达每分钟30~40次,强迫坐位,频繁咳嗽,咳粉红色泡沫样痰,面色灰白或发绀,大汗,皮肤湿冷,有窒息感,极度恐惧、烦躁不安,严重者可因脑缺氧而致神志模糊。早期血压可一度升高,随后下降。听诊两肺满布湿性啰音和哮鸣音,心率增快,心尖部第一心音减弱,可闻及舒张期奔马律,肺动脉瓣第二心音亢进。

【诊断要点】

根据患者典型的症状和体征,一般不难做出诊断。

【急性肺水肿的抢救及护理配合】

急性左心衰竭的缺氧和重度呼吸困难严重威胁患者的生命,抢救治疗和护理配合是否及时、有效与患者预后密切相关。

1.体位

立即协助患者取半卧位或端坐位,双腿下垂,以减少静脉血液回流,减轻心脏负荷。

2.氧疗

立即高流量鼻导管给氧,一般每分钟 6～8L。可在湿化瓶内加入 20%～30% 的乙醇将氧气湿化,使肺泡内泡沫表面张力降低而破裂、消失,以利于肺泡通气;病情特别严重者应采用无创呼吸机持续加压(CPAP)或双水平气道正压(BIPAP)给氧,使肺泡内压在吸气时增加,气体交换增强,同时对抗组织液向肺泡内渗透。

3.迅速建立两条静脉通道

遵医嘱及时、正确使用药物并观察疗效。

(1)吗啡:吗啡 3～5 mg 缓慢静脉注射,可使患者镇静、减少躁动,同时扩张小血管,减轻心脏负荷;必要时可间隔 15 分钟重复使用,共 2～3 次;但严重休克、重度意识障碍、呼吸衰竭者禁用,老年患者应酌情减量或改为肌内注射。

(2)快速利尿剂:呋塞米(呋塞米)20～40 mg 静脉注射,2 分钟内注完,4 小时后可重复 1 次,其作用为快速利尿及使静脉扩张缓解肺水肿。

(3)血管扩张剂:①硝普钠为动、静脉扩张剂,静脉注射后 2～5 分钟起效,一般剂量每分钟 12.5～25μg。②硝酸甘油或硝酸异山梨酯类可扩张小静脉,降低回心血量。硝酸甘油一般从每分钟 10 μg 开始,每 10 分钟调整 1 次,每次增加 5～10 μg 至血压正常。硝酸异山梨酯药品种类较多,以医嘱为准。③重组人脑利钠肽(rhBNP)具有扩血管、利尿、抑制 RAAS 和交感神经活性的作用。

(4)洋地黄制剂:最适用于心房颤动伴快速心室率或已知有心脏增大伴左心室收缩功能不全者,可选用毛花苷 C 稀释后缓慢静脉注射,首剂 0.4～0.8 mg,2 小时后可酌情再给 0.2～0.4 mg;急性心肌梗死患者 24 小时内不宜应用。

4.机械辅助治疗

冠心病急性左心衰竭患者可采用主动脉内球囊反搏(IABP);有条件的医院对极危重患者可采用左心室辅助装置(LVAD)和临时心肺辅助系统。

5.病情监测

严密监测患者呼吸、血压、血氧饱和度、心电图及血气分析;注意观察患者意识状态,皮肤颜色及温度,尿量,咳嗽、排痰及肺部啰音的变化。对安置漂浮导管者应密切监测血流动力学指标的变化,以判断药物疗效和病情进展。

6.用药护理

用吗啡时应注意患者有无呼吸抑制、心动过缓;用利尿剂要严格记录尿量;用血管扩张剂要注意监测血压变化,及时调节给药剂量及输液速度。硝普钠见光易分解,需避光滴注,且其含有氰化物,连续使用不得超过 24 小时。患者对硝酸甘油和硝酸异山梨酯类的耐受差异很大,应注意观察;洋地黄制剂静脉使用时要稀释,推注速度宜缓慢。

7.心理护理

医护人员在抢救时必须保持镇静,操作熟练,配合默契,忙而不乱。同时简要介绍本病的救治措施及使用监测设备的必要性,使患者产生信任、安全感,以减少紧张、恐惧和误解。必要时可留亲属陪伴患者,以提供情感支持。

【健康指导】

(1)向患者及家属介绍急性心力衰竭的常见病因及诱因,需针对基本病因和诱因进行治疗,防止复发。

(2)告知有心脏病史的患者,在静脉输液前应主动向医护人员说明,以便输液时控制输液量及速度。

第三节　心律失常

一、概述

心律失常是心脏冲动的起源部位、频率、节律、传导速度或激动次序的异常。心脏传导系统由能够形成和传导心电冲动的特殊心肌组成,包括窦房结、结间束、房室结、希氏束、左右束支和浦肯野纤维;窦房结是心脏正常窦性心律的起搏点;心脏传导系统接受迷走神经与交感神经支配。

【分类】

根据心律失常发生时心率的快慢可将其分为快速性心律失常和缓慢性心律失常;按其发生原理可分为冲动形成异常和冲动传导异常。

(一)冲动形成异常

1.窦性心律失常

①窦性心动过速;②窦性心动过缓;③窦性心律不齐;④窦性停搏。

2.异位心律失常

(1)被动性异位心律:①逸搏(房性、房室交界区性、室性);②逸搏心律(房性、房室交界性、室性)。

(2)主动性异位心律:①期前收缩(房性、房室交界区性、室性);②阵发性心动过速(房性、房室交界区性、室性);③心房扑动、心房颤动;④心室扑动、心室颤动。

(二)冲动传导异常

1.生理性冲动传导异常

干扰和房室分离。

2.病理性冲动传导异常

①窦房传导阻滞;②房内传导阻滞;③房室传导阻滞;④束支或分支阻滞(左、右束支及左

束支分支传导阻滞)或室内阻滞。

3.房室间传导途径异常

预激综合征。

【病员与发病机制】

(一)冲动形成异常

1.自律性增高

自主神经系统兴奋性改变或心脏传导系统的内在病变,均可导致原来具有自律性的心肌细胞(窦房结、结间束、房室结的远端、冠状窦口附近、希氏束和浦肯野纤维等处的心肌细胞均具有自律性)发放不适当的冲动;原来无自律性的心肌细胞如心房、心室肌细胞亦可在病理状态下(心肌缺血、电解质紊乱、血中儿茶酚胺增高等)出现异常自律性,从而形成各种心律失常。

2.触发活动

心房、心室与希氏束-浦肯野组织在动作电位后可产生除极活动,被称为后除极。若后除极振幅增高并抵达阈值,便可引起反复激动,持续的反复激动即可导致持续性快速性心律失常,一般见于心肌缺血-再灌注、局部儿茶酚胺浓度增高、低血钾、高血钙、洋地黄中毒时。

(二)冲动传导异常

折返是所有快速性心律失常最常见的发病机制。产生折返的基本条件是传导异常,包括:①心脏两个或多个部位的传导性与不应期各不相同,相互连接形成一个折返环路即闭合环;②折返环的两支应激性不同,其中一条通道发生单向传导阻滞;③另一通道传导缓慢,使原先发生阻滞的通道有足够时间恢复兴奋性;④原先阻滞的通道再次激动从而完成一次折返激动,冲动在环内反复循环,从而产生持续而快速的心律失常。

【诊断要点】

1.病史采集

心律失常诊断应从详细的病史采集入手,如:①心律失常的存在及类型;②心律失常的诱发因素(烟、酒、运动、情绪等);③心律失常发作的频率与起止方式;④心律失常对患者造成的影响;⑤心律失常时对药物及非药物(体位、呼吸、活动)的反应等。

2.体格检查

体格检查应包括心脏视、触、叩、听的全面检查,部分心律失常依靠心脏的某些体征即能基本确诊,如心房颤动等。

3.特殊检查

心电图是诊断心律失常最重要的一项无创性检查技术,应记录 12 导联心电图,并记录能清楚显示 P 波的导联,通常选用 Ⅱ 导联或 V1 导联。其他辅助诊断的检查还有动态心电图、运动试验等。临床心电生理检查,如食管心电图、心腔内心电生理检查、三维心脏电生理标测及导航系统等对明确心律失常的起源部位与发病机制、类型、治疗及预后判断均有很大作用。

二、窦性心律失常

正常窦性心律的冲动起源于窦房结,其频率为每分钟 60～100 次。心电图显示窦性心律的 P 波在 Ⅰ、Ⅱ、aVF 导联直立,aVR 导联倒置,P-R 间期为 0.12～0.20 秒。

【窦性心动过速】

窦性心动过速指成人窦性心律的频率超过每分钟 100 次,其频率大多在每分钟 100～150次,偶有高达每分钟 200 次。

1.病因

健康人常在吸烟、饮浓茶或咖啡、饮酒以及剧烈运动或情绪激动等情况下发生;某些病理状态如发热、甲状腺功能亢进、贫血、心肌缺血、心力衰竭、休克等时会出现;应用肾上腺素、阿托品等药物亦可引起窦性心动过速。

2.临床表现

窦性心动过速发生与终止通常均较缓慢,患者一般只表现为心悸。

3.心电图检查

符合窦性心律的特征,频率超过每分钟 100 次。

4.治疗要点

窦性心动过速还应针对病因治疗和去除诱发因素,如治疗心力衰竭、控制发热、纠正贫血等,必要时可应用 β-受体阻滞剂如普萘洛尔(心得安)或非二氢吡啶类钙通道阻滞剂如地尔硫䓬来减慢心率。

【窦性心动过缓】

窦性心动过缓指成人窦性心律的频率低于每分钟 60 次,常同时伴发窦性心律不齐(不同 P-P 间期的差异大于 0.12 秒)。

1.病因

窦性心动过缓常见于健康青年人、运动员与睡眠状态;亦可见于颅内疾患、严重缺氧、甲状腺功能减退、阻塞性黄疸、服用洋地黄及抗心律失常药物如 β-受体阻滞剂、胺碘酮、非二氢吡啶类钙通道阻滞剂等;在窦房结病变、急性下壁心肌梗死等器质性心脏病中亦常见窦性心动过缓。

2.临床表现

窦性心动过缓多无自觉症状。当心率过于缓慢,出现心排血量不足时,患者可有胸闷、头晕、甚至晕厥等症状。

3.心电图检查

心电图符合窦性心律的特征,频率低于每分钟 60 次。

4.治疗要点

无症状的窦性心动过缓通常不必治疗,如因心率过慢而出现症状者则可用阿托品或异丙肾上腺素等药物,但不宜长期应用。症状不能缓解者可考虑心脏起搏治疗。

【病态窦房结综合征】

病态窦房结综合征(SSS)简称病窦综合征,是由窦房结病变导致功能障碍,产生多种心律失常的综合表现,即患者可在不同时间出现一种以上的心律失常。

1.病因

众多病变过程,如纤维化与脂肪浸润、淀粉样变性、硬化与退行性变、某些感染、甲状腺功能减退等均可损害窦房结,导致其功能障碍;而窦房结周围神经和心肌的病变及动脉供血的减少以及迷走神经张力增高、某些抗快速性心律失常药物也是 SSS 的病因。

2.临床表现

轻者为发作性头晕、黑矇、乏力等心、脑供血不足的症状,重者可出现阿-斯综合征,如有心动过速发作则可出现心悸、心绞痛。

3.心电图检查

心电图特点:①持续而显著的窦性心动过缓,心率在每分钟 50 次以下,且非药物引起;②窦性停搏与窦房传导阻滞;③窦房传导阻滞与房室传导阻滞并存;④心动过缓-心动过速综合征,是指心动过缓与房性快速性心律失常(如房性心动过速、心房扑动、心房颤动)交替发作;⑤房室交界区性逸搏心律等。

4.治疗要点

原则为无心动过缓相关症状者应随诊观察,不必治疗;有症状者应选择起搏器治疗。应用起搏器治疗后患者仍有心动过速发作,则可同时应用抗心律失常的药物。

【窦性停搏】

窦性停搏或称窦性静止,指窦房结在一个不同长短的时间内不能产生冲动。

1.病因

常见于迷走神经张力增高或颈动脉窦过敏、急性心肌梗死、脑血管意外、窦房结变性及纤维化等,应用洋地黄、乙酰胆碱等药物也可引起。

2.临床表现

一旦窦性停搏时间过长而又不能及时出现逸搏,患者常可发生头晕、黑矇、短暂意识障碍或晕厥,严重者可发生阿-斯综合征以致死亡。

3.心电图检查

心电图表现为在较正常 P-P 间期内无 P 波,或 P 波与 QRS 波均不出现,长的 P-P 间期与正常的 P-P 间期无倍数关系。长时间的窦性停搏后,出现房室交界性或室性逸搏及逸搏心律。

4.治疗要点

窦性停搏的治疗可参照本节"病态窦房结综合征"的治疗。

三、期前收缩

期前收缩是临床上最常见的心律失常,指由于窦房结以外的异位起搏点过早发出冲动,控制心脏收缩。根据异位起搏点的部位不同,可将期前收缩分为房性、房室交界性、室性 3 类,其中以室性期前收缩最为常见。

【病因与发病机制】

健康人过度疲劳,情绪紧张、焦虑,饮酒或饮浓茶,过多吸烟时可出现生理性期前收缩;冠状动脉粥样硬化性心脏病、高血压性心脏病、风湿性心脏病、肺源性心脏病、心肌炎、心肌病、二尖瓣脱垂等常可引起病理性期前收缩;此外,药物、电解质紊乱、手术等亦可引起各种类型的期前收缩。

【临床表现】

偶发的期前收缩一般无特殊症状,部分患者自觉有漏跳感。当期前收缩频发或连续出现,可出现心悸、胸闷、憋气、乏力、心绞痛等症状;临床听诊呈心律不齐,第一心音常增强,而第二心音相对减弱甚至消失。

【心电图检查】

1.房性期前收缩

①P 波提前发生,其形态与窦性 P 波不同,提前发生的 P 波的 P-R 间期大于 0.12 秒;②提前的 P 波后继以形态正常的 QRS 波,伴室内差异性传导时 QRS 波可宽大畸形;③期前收缩后常见不完全性代偿间歇。

2.房室交界区性期前收缩

简称交界区性期前收缩:①提前出现的 QRS-T 波群,形态与正常窦性冲动的 QRS-T 波群基本相同;②P 波为逆行型(在标准 Ⅱ、Ⅲ 与 aVF 导联中倒置),可出见在 QRS 波群之前(P-R 间期小于 0.12 秒)或之后(R-P 间期小于 0.20 秒),偶尔可埋没于 QRS 波群之内;③期前收缩后多见有一完全性代偿间歇。

3.室性期前收缩

①提前出现的 QRS 波,时限超过 0.12 秒,宽大畸形,其前无 P 波;②ST-T 与 T 波的方向与 QRS 主波方向相反;③提前出现的 QRS 波后可见一完全性代偿间歇。

室性期前收缩可孤立或规律出现:①恰巧插入两个窦性搏动之间称为间位性室性期前收缩;②二联律指每个窦性搏动后跟随一个室性期前收缩,三联律指每两个窦性搏动后跟随一个室性期前收缩,如此类推;③连续发生两个室性期前收缩称为成对室性期前收缩;④同一导联内室性期前收缩形态相同者为单形性室性期前收缩,不同者称多形性或多源性室性期前收缩。

【治疗要点】

(1)积极治疗原发病,去除诱因,如改善心肌供血,纠正电解质紊乱,控制心肌炎症,防止过度疲劳或情绪紧张焦虑等。

(2)无明显症状者通常无须药物治疗;如有明显症状,不同类型的期前收缩可选用不同的药物。房性、交界性期前收缩可选用普罗帕酮、莫雷西嗪、β-受体阻滞剂等药物;室性期前收缩常选用 β-受体阻滞剂、美西律、普罗帕酮、莫雷西嗪等。近年研究,对急性心肌梗死的急性期伴发室性期前收缩者早期应用 β-受体阻滞剂,可能减少心室颤动的危险。二尖瓣脱垂发生室性期前收缩者仍遵循上述原则,可首先给予 β-受体阻滞剂。

四、心动过速

心动过速是一种快速而规律的异位心律,由 3 个或 3 个以上连续发生的期前收缩形成。根据异位起搏点的部位不同,可分为房性心动过速、与房室交界区相关的折返性心动过速或称阵发性室上性心动过速(PSVT)和室性心动过速。由于房性与房室交界区性心动过速在临床上难以区别,故统称为室上性心动过速,简称室上速;室性心动过速简称室速。

【病因与发病机制】

1.房性心动过速

房性心动过速可发生在心肌梗死、慢性心力衰竭、慢性阻塞性肺疾病、代谢障碍、洋地黄中毒伴低血钾的患者;大量饮酒也可发生。

2.与房室交界区相关的折返性

心动过速患者通常无明显器质性心脏病,不同性别和年龄均可发生。

3.室性心动过速

室性心动过速多见于各种器质性心脏病的患者,最常见于急性心肌梗死患者,其他如心肌病、心力衰竭、心瓣膜病、代谢障碍、电解质紊乱等;亦有个别发生于无器质性心脏病者。

【临床表现】

1.房性心动过速

有些患者可无任何症状,大部分患者可表现为心悸、胸闷、憋气、乏力、头晕等症状,合并器质性心脏病的患者可发生晕厥、心绞痛或肺水肿等。症状发作可呈短暂、间歇或持续发生,发作时心率逐渐加快,刺激迷走神经不能终止心动过速且可能加重房室传导阻滞。

2.与房室交界区相关的折返性

心动过速突然发作、突然停止,可持续数秒、数小时甚至数天,发作时患者可感心悸、头晕、胸闷,甚至发生心绞痛、晕厥、心力衰竭、休克。症状轻重取决于发作时的心室率及持续时间。听诊心律绝对规则,心尖部第一心音强度恒定。

3.室性心动过速

临床症状的轻重可因发作时心室率、发作持续时间、基础心脏病变及患者的心功能状况而各有不同,非持续性室速(发作持续时间短于30秒,能自行终止)的患者通常无症状;持续性室速(发作持续时间超过30秒,需应用药物或电复律才能终止)常伴明显血流动力学障碍及心肌缺血,使心、脑、肾等脏器血液供应骤然减少,临床上可出现心绞痛、呼吸困难、少尿、低血压、晕厥、休克甚至猝死。听诊心率多在每分钟140~220次,心律轻度不规则,第一、二心音分裂,收缩期血压可随心搏变化而变化。如发生完全性房室分离,则第一心音强度经常变化不一致,颈静脉可间歇出现巨大的a波。

【心电图检查】

1.房性心动过速

①心房率通常为每分钟150~200次;②P波形态与窦性心律不同;③常出现二度Ⅰ型或Ⅱ型房室传导阻滞,呈现2:1传导;④P波之间的等电位线仍存在。

2.与房室交界区相关的折返性心动过速

①心率每分钟150~250次,节律规则;②QRS波形态及时限正常(伴有室内差异性传导或原有束支传导阻滞者可增宽);③P波为逆行性(Ⅱ、Ⅲ、aVF导联倒置),常埋藏于QRS波内或位于其终末部分,与QRS波保持恒定关系,往往不易辨认;④起始突然,通常由一个房性期前收缩触发,其下传的PR间期显著延长,而后呈现心动过速。

3.室性心动过速

①突然发作。②3个或3个以上的室性期前收缩连续出现。③QRS波形态畸形,时限大于0.12秒,有继发性ST-T改变,ST-T波方向与QRS波主波方向相反。④心室率通常为每分钟100~250次,心律一般规则。⑤多数情况下,P波与QRS波无固定关系,形成房室分离。⑥常可见到心室夺获或室性融合波,是确立室速诊断的最重要依据。心室夺获指室速发作时少数室上性冲动下传心室而产生心室夺获,表现为P波之后提前发生一次正常的QRS波;当窦性冲动与室性异位起搏点的冲动几乎同时抵达心室,可产生室性融合波,其形态介于窦性与异位心室搏动之间,为部分心室夺获。⑦根据室速发生时QRS波的形态,可将室速分为单形

性室速和多形性室速。

【治疗要点】

1.房性心动过速

治疗方法取决于患者心室率的快慢及血流动力学的情况,一般情况不需处理,如心室率达每分钟 140 次以上、由洋地黄所致或患者出现严重的心力衰竭或休克征象,应紧急治疗,方法如下:

(1)病因治疗:如由洋地黄引起的,需立即停用洋地黄,纠正伴发的电解质紊乱如低钾血症,必要时可选用利多卡因、β-受体阻滞剂;

(2)控制心室率:可选用洋地黄、β-受体阻滞剂、非二氢吡啶类钙通道阻滞剂以减慢心室率;

(3)转复窦性心律:可选择加用ⅠA、ⅡC 或Ⅲ类抗心律失常药,如效果不佳可考虑应用射频消融治疗。

2.与房室交界区相关的折返性心动过速

急性发作期治疗原则:①刺激迷走神经,如诱导恶心、Valsalva 动作(深吸气后屏气,再用力做呼气动作)、按摩颈动脉窦(患者取仰卧位,尽量伸展颈部,头转向对侧,轻推胸锁乳突肌,在下颌角处触及颈动脉搏动,以轻柔的按摩手法逐渐增加压力,持续约 5 秒,切勿双侧同时按摩)、将面部浸于冰水内等。②抗心律失常药物:首选腺苷,其他可选用维拉帕米、普罗帕酮、艾司洛尔等药物。③升压药,如去氧肾上腺素、甲氧明、间羟胺等;对合并低血压的患者,可通过升高血压,反射性兴奋迷走神经,终止心动过速。④胆碱能药物,如依酚氯铵等,可用于终止室上速发作,但临床已很少使用。⑤洋地黄类,如毛花苷 C 静脉注射,除伴有心力衰竭者可作首选外,其他患者已较少应用。⑥对于药物治疗无效或不适于药物治疗者,可采用经食管心房起搏或经静脉心房或心室超速起搏或程序刺激,亦能有效终止心动过速。⑦以上方法无效可采用同步直流电复律。预防发作可选用维拉帕米、普罗帕酮等药物。对于长期频繁发作,且症状较重、口服药物预防效果不佳者,有条件者建议行导管射频消融术以求根治。

3.室性心动过速

目前对于室速的治疗一般遵循的原则:①无器质性心脏病者发生非持续性短暂室速,如无症状或血流动力学影响,治疗同室性期前收缩;②持续性室速发作,无论有无器质性心脏病,均应给予治疗;③有器质性心脏病的非持续性室速亦应考虑治疗。

(1)终止室速发作:室速患者如无显著血流动力学障碍,首选利多卡因静脉注射后静脉持续滴注,首次剂量为 50～100 mg,必要时 5～10 分钟后重复。发作控制后应继续用利多卡因静脉滴注维持 24～48 小时以防复发,维持量每分钟 1～4 mg。其他药物可选用:普罗帕酮、胺碘酮、索他洛尔、普鲁卡因胺、溴苄胺等。如患者已发生低血压、休克、心绞痛、脑部血流灌注不足等危急表现时,应迅速施行同步直流电复律。洋地黄中毒引起的室性心动过速,不宜用电复律,应给予药物治疗。

(2)预防复发:①应努力寻找和治疗诱发室速持续的各种可逆性病变,如缺血、低血压、低血钾等;对于某些特殊类型的室性心动过速,如尖端扭转型室性心动过速,因其病因不同,应努力寻找和消除导致 QT 延长的病变和停用有关药物,治疗可使用镁盐、异丙肾上腺素,禁用Ⅰ

A、ⅠC 类、Ⅲ类能使 QT 延长的抗心律失常药物。起搏治疗可做首选。β-受体阻滞剂通过改善心肌缺血能降低心肌梗死后猝死发生率;维拉帕米对大多数室速的预防无效,但可应用于"维拉帕米敏感性室速"患者。②单一药物治疗无效时,可联合应用作用机制不同的药物,各自用量均可减少,而不应使用单一药物大剂量治疗,以免增加药物的不良反应。③抗心律失常药物亦可与埋藏式心室或心房起搏装置合用,治疗复发性室性心动过速。埋藏式心脏自动除颤复律器、导管消融术、外科手术等已应用于一些病例的治疗。对某些冠心病心肌梗死合并室速的患者,冠脉旁路移植手术亦可能有效。

五、扑动与颤动

当自发性异位搏动的频率超过心动过速的范围时,即形成扑动或颤动。根据异位搏动起源的部位不同可分为心房扑动与颤动、心室扑动与颤动。心房颤动是仅次于期前收缩的常见心律失常,较心房扑动多见。心室扑动与颤动是最危重的心律失常。

【病因与发病机制】

心房扑动与颤动的病因基本相同,绝大多数见于器质性心脏病患者,最常见于风湿性心脏病二尖瓣狭窄、冠心病、心肌病及甲状腺功能亢进、洋地黄中毒等;心室扑动与颤动常为器质性心脏病及其他疾病患者临终前发生的致命性心律失常,临床多见于急性心肌梗死、心肌病、严重缺氧、缺血、严重低血钾、洋地黄或胺碘酮中毒、电击伤等。

【临床表现】

1.心房扑动与颤动

其临床症状取决于心室率的快慢,如心室率不快者可无任何症状,心室率快者则可有心悸、胸闷、头晕、乏力、心绞痛等症状。心房扑动者听诊时心律可规则,亦可不规则。心房颤动者听诊第一心音强弱变化不定,心律绝对不规则,心室率快时有脉搏短绌发生。另外,心房颤动是心力衰竭的最常见诱因之一,还易引起心房内附壁血栓的形成,部分血栓脱落可引起体循环动脉栓塞,常见脑栓塞、肢体动脉栓塞、视网膜动脉栓塞等。

2.心室扑动与颤动

其临床表现基本无差别,一旦发生,患者迅速出现意识丧失、抽搐、继之呼吸停顿甚至死亡。听诊心音消失,脉搏触不到,血压也无法测到。

【心电图检查】

1.心房扑动

①P 波消失,代之以每分钟 250～300 次、间隔均匀、形状相似的锯齿状 F 波,扑动波之间的等电位线消失,在Ⅱ、Ⅲ、aVF 及 V$_1$ 导联最明显;②F 波与 QRS 波群成某种固定的比例,最常见的比例为 2∶1 房室传导,有时比例关系不固定,则引起心室律不规则;③QRS 波形态一般正常,伴有室内差异性传导或原有束传导阻滞者 QRS 波群可增宽、形态异常。

2.心房颤动

①P 波消失,代之以每分钟 350～600 次,小而不规则的基线波动,间隔不均匀且形态、振幅均变化不定的 f 波;②QRS 波群间隔绝对不规则,心室率通常在每分钟 100～160 次;③QRS 波形态一般正常,伴有室内差异性传导或原有束支传导阻滞者 QRS 波群可增宽、变形。

3.心室扑动

心电图为均匀、整齐、大而规则的正弦波图形,其频率为每分钟 150～300 次,无法辨认 QRS 波、ST 段与 T 波。

4.心室颤动

心电图表现为形态、频率及振幅极不规则的波动,其频率为每分钟 150～500 次,QRS-T 波消失。

【治疗要点】

1.心房扑动

应针对原发疾病进行治疗。转复心房扑动最有效的办法是同步直流电复律术,通常应用低于 50J 的电能即可转复。普罗帕酮、胺碘酮对转复及预防心房扑动复发有一定的疗效;钙通道阻滞剂如维拉帕米或地尔硫卓,对控制心房扑动的快速心室率亦有效;对发作频繁的心房扑动的心室率的控制,可选洋地黄类制剂,但常需较大剂量。部分患者可行射频消融术以求根治。

2.心房颤动

除积极寻找和治疗原发疾病及诱发因素外,还应:①对阵发性心房颤动,如持续时间短、发作不频繁、自觉症状不明显者无须特殊治疗。②对发作时间长、频繁、发作时症状明显者,可给予洋地黄、维拉帕米、普罗帕酮、胺碘酮等药物治疗。如药物治疗无效可施行导管消融术,如失败可消融房室结-希氏束,同时植入起搏器。③对持续心房颤动者,可应用洋地黄类药物控制心室率。如有复律适应证者,可采用胺碘酮做药物复律,但最有效的复律手段仍为同步直流电复律术。慢性房颤者栓塞的发生率较高,如无禁忌应采用抗凝治疗。

3.心室扑动及颤动

应争分夺秒进行抢救,尽快恢复有效的心脏收缩,包括胸外心脏按压、人工呼吸、立即静脉注射利多卡因 50～100 mg 或其他复苏药物,如阿托品、肾上腺素。如心电图示颤动波高而大、频率快,应立即采用非同步直流电复律术及进一步心肺复苏。

六、心脏传导阻滞

冲动在心脏传导系统传导时,在任何部位均可能发生传导缓慢或阻滞,若发生在窦房结与心房之间称窦房传导阻滞;发生在心房与心室之间称房室传导阻滞;发生在心房内称房内传导阻滞;发生在心室内称室内传导阻滞。依据阻滞的严重程度又可分为三度,一度、二度又称为不完全性传导阻滞,三度则为完全性传导阻滞,此时全部冲动均不能被传导。下面重点介绍房室传导阻滞。

房室传导阻滞(AVB)又称房室阻滞,指房室交界区脱离了生理不应期后,心房冲动传导延迟或不能传导至心室,可发生在房室结、希氏束、双束支等不同的部位。

【病因与发病机制】

运动员等健康人常可在夜间出现不完全性房室传导阻滞,可能与迷走神经张力增高有关。但临床上最常见的病因为器质性心脏病,如冠状动脉痉挛、急性心肌梗死、病毒性心肌炎、急性风湿热、感染性心内膜炎、心肌病、钙化性主动脉瓣狭窄、先天性心血管病、原发性高血压等,其他病因如药物中毒(洋地黄)、电解质紊乱、心脏肿瘤、心脏手术、甲状腺功能低下、Lev 病(心脏纤维支架的钙化与硬化)等。

【临床表现】

(1)一度房室传导阻滞:患者除有原发病症状外,通常无其他症状,听诊第一心音强度减弱。

(2)二度房室传导阻滞:分为莫氏Ⅰ型与Ⅱ型。Ⅰ型又称文氏型房室传导阻滞,患者可有心悸与心搏脱漏感,听诊第一心音强度逐渐减弱并有心搏脱漏;Ⅱ型患者可有头晕、乏力、心悸、胸闷等症状,有间歇性心搏脱漏,但第一心音强度恒定,该型易发展成完全性房室传导阻滞。

(3)三度房室传导阻滞:临床症状取决于心室率的快慢与伴随病变,患者可出现疲倦、乏力、头晕、血压偏低、心绞痛及心力衰竭;如心室率过慢导致脑缺血,则可出现暂时性意识丧失,甚至抽搐,即阿一斯综合征,严重者可发生猝死;听诊第一心音强度不等,第二心音可呈正常或反常分裂,可闻及响亮亢进的第一心音,当心房与心室同时收缩时,颈静脉处会出现巨大的 α 波(大炮波)。

【心电图检查】

1.一度房室传导阻滞

每个心房冲动都能传导至心室,房室传导束的任何部位发生传导缓慢,导致 P-R 间期超过 0.20 秒,无 QRS 波脱落,QRS 波形态与时限均正常。

2.二度房室传导阻滞

(1)Ⅰ型:常见的二度房室传导阻滞类型表现为:①P-R 间期进行性延长,直至一个 P 波受阻不能下传至心室,即一个 QRS 波脱落;②相邻的 R-R 间期进行性缩短,直至 P 波后 QRS 波脱落;③包含 QRS 波脱落的 R-R 间期比正常窦性两倍 P-P 间期短;④最常见的房室传导比例为 3∶2 或 5∶4;⑤大多数情况下,阻滞位于房室结,QRS 波形态与时限均正常。

(2)Ⅱ型:①下传的搏动中,P-R 间期恒定不变,可正常亦可延长;②有间歇性的 P 波后 QRS 波脱落,常呈 2∶1 或 3∶2 传导;③QRS 波形态一般正常,亦可有形态异常。

3.第三度房室传导阻滞

①P-P 间隔相等,R-R 间隔相等,P 波与 QRS 波群间无关。②P 波频率快于 QRS 波频率。③QRS 波形态取决于阻滞部位,如阻滞位于希氏束及其附近,心室率每分钟 40～60 次,QRS 波正常,心律亦较稳定;如位于室内传导系统的远端,心室率可在每分钟 40 次以下,QRS 波增宽,心室律亦常不稳定。

【治疗要点】

应针对不同病因进行治疗。

1.一度或二度Ⅰ型房室传导阻滞

心室率不太慢且无临床症状者,除必要的针对原发病进行治疗外,心律失常本身无须进行治疗。

2.二度Ⅱ型或三度房室传导阻滞

心室率慢并影响血流动力学,应及时提高心室率以改善症状,防止发生阿-斯综合征。常用药物:①阿托品:每次 0.5～2mg 静脉注射,可提高房室阻滞的心率,适用于阻滞位于房室结的患者;②异丙肾上腺素:每分钟 $1\sim4\mu g$ 静脉滴注,可用于任何部位的房室传导阻滞,但对急性心肌梗死患者要慎用,因可能导致严重室性心律失常;③对心室率低于每分钟 40 次、症状严重者,特别是曾有阿一斯综合征发作者,应首选临时性或永久性心脏起搏治疗。

七、心律失常患者的护理

【常见护理诊断/问题】

1.活动无耐力

与心律失常导致心排血量减少有关。

2.有受伤的危险

与心律失常引起晕厥有关。

3.潜在并发症

猝死、心力衰竭。

4.焦虑

与心律失常反复发作、治疗效果欠佳有关。

【护理措施】

1.体位、活动与休息

二度Ⅱ型或三度房室传导阻滞、持续性室性心动过速、窦性停搏等严重心律失常的患者应卧床休息,以减少心肌耗氧量。当心律失常发作导致胸闷、心悸、头晕等不适时,采取高枕卧位、半卧位或其他安全、舒适体位,尽量避免左侧卧位,因左侧卧位时患者常能感觉到心脏的搏动而使不适感加重。卧床期间加强生活护理,避免突然变化体位,必要时加床档。对无器质性心脏病的良性心律失常的患者,评估其活动受限的原因、活动方式与活动量,与患者及家属共同制订活动计划,鼓励患者适当活动,告诉患者限制最大活动量的指征及活动时需有家属陪伴,保证充分的休息与睡眠,避免过度劳累。

2.饮食护理

给予富含维生素、易消化、清淡饮食,避免辛辣、刺激性食物,避免进食过快、过饱,预防便秘。

3.给氧

伴有呼吸困难、发绀等缺氧表现时,遵医嘱给予氧气吸入。

4.心电监护

严重心律失常的患者,应持续给予心电监护,严密监测心率、心律、心电图、血压及血氧饱和度的变化。发现频发(在每分钟 5 次以上)、多源性、成对的或呈 R-on-T 现象的室性期前收缩、二度Ⅱ型房室传导阻滞、三度房室传导阻滞、室性心动过速、窦性停搏等,应立即报告医师,协助采取积极的处理措施。安放监护电极前注意清洁皮肤,电极放置部位应避开胸骨右缘 2、3 肋间及心前区,以免影响做心电图和紧急电复律。每 1~2 天或在发现电极松动时更换电极,观察局部皮肤有无发红、发痒等变态反应,必要时给予抗过敏药物。

5.做好抢救准备

对于严重心律失常的患者应留置静脉导管,备齐治疗心律失常的药物及其他抢救药品、除颤器、临时起搏器等,一旦发生意识突然丧失、抽搐、大动脉搏动消失、呼吸停止、血压测不到等应立即配合医师抢救,给予心脏按压、人工呼吸、电复律或安装临时起搏器等。

6.用药护理

严格按医嘱给予抗心律失常药物,以纠正因心律失常引起的心排血量减少,改善机体缺氧状况,提高活动耐力。口服药应按时按量服用;静脉注射药物(如普罗帕酮、维拉帕米)时速度应缓慢;静脉滴注速度严格遵医嘱执行,尽量用输液泵调节滴数,必要时监测心电图。注意用药过程中及用药后的心率、心律、血压、脉搏、呼吸、意识的变化,及时判断疗效和有无不良反应。常见抗心律失常药物的不良反应如下:

(1)利多卡因:心力衰竭,肝、肾功能不全,酸中毒和老年患者应用利多卡因时,半衰期明显延长,应减少剂量,否则可致中枢神经系统毒性反应和心血管系统不良反应,可表现为眩晕、视物不清、嗜睡、感觉异常,严重者可有谵妄、昏迷,偶有窦房结抑制、传导阻滞、低血压、抽搐等。

(2)普罗帕酮:不良反应较小,可有神经系统及胃肠道反应,如眩晕、口内金属味、视力模糊、手指震颤及恶心、呕吐等。少数患者可出现窦房结抑制、房室传导阻滞和低血压,亦可使心力衰竭、支气管痉挛加重。

(3)普萘洛尔:可出现低血压、心动过缓、心力衰竭等不良反应,还可加重哮喘与慢性阻塞性肺部疾病,糖尿病患者可能引起低血糖、乏力。

(4)胺碘酮:肺纤维化是其最严重的不良反应,还可发生转氨酶升高、光过敏、角膜色素沉着,胃肠道反应如恶心、呕吐、排便习惯改变,甲状腺功能亢进或减退,心脏方面反应如心动过缓、房室传导阻滞或因 QT 间期过度延长而致尖端扭转型室速。

(5)维拉帕米:偶有肝毒性,增加地高辛血中浓度,有负性肌力作用与延缓房室传导作用,可致低血压。

(6)腺苷:可有皮肤潮红、胸部压迫感、呼吸困难等不良反应,但持续时间通常较短,可为一过性。

7.心理护理

做好心律失常相关知识的宣教,避免发作时的不适让患者感到恐惧及反复发作给患者带来焦虑,鼓励患者保持稳定乐观情绪,避免激动。

【健康指导】

(1)向患者及家属讲解心律失常的常见病因、诱因及防治等相关知识。

(2)对无器质性心脏病的心律失常患者,鼓励其正常工作和生活,建立健康的生活方式,注意劳逸结合、生活规律,保证充足的休息与睡眠,保持乐观、稳定的情绪,避免劳累、情绪激动、感染等,以防止诱发心力衰竭。

(3)有晕厥史的患者避免从事高空作业、驾驶等有危险的工作,有头昏、黑蒙时要立即原地平卧,以免晕厥发作时摔伤或发生其他意外。

(4)嘱患者多进食含纤维素丰富的食物,戒烟酒,避免摄入刺激性食物如辣椒、咖啡、浓茶等。避免饱餐,保持大便通畅,心动过缓患者避免排便时屏气,以免兴奋迷走神经而加重心动过缓。

(5)说明按医嘱服抗心律失常药物的重要性,嘱患者不可自行减量、停药或擅自改服其他药物;教会患者观察药物疗效和不良反应,嘱有异常时及时就诊。

(6)教会患者自测脉搏的方法以利于自我病情监测;对反复发生严重心律失常危及生命者,教会家属心肺复苏术以备急救。

第四节　心脏瓣膜病

心脏瓣膜病是指各种原因,包括炎症粘连和纤维化、黏液瘤样变性、缺血坏死、钙质沉着或先天性发育畸形,引起心脏瓣膜(瓣叶、腱索及乳头肌)解剖结构或功能上的异常,造成单个或多个瓣膜急性或慢性狭窄和(或)关闭不全,导致心脏血流动力学显著变化,所出现的一系列临床症候群。临床上常见的瓣膜病为风湿热所致的风湿性心脏瓣膜病,其次为动脉硬化及老年性退行性变所致的瓣膜钙化、增厚,冠心病心肌梗死及慢性心肌缺血引起的乳头肌纤维化伴功能障碍、感染性心内膜炎、先天性畸形亦能见到。心脏瓣膜病最常累及的瓣膜为二尖瓣,其次为主动脉瓣,三尖瓣和肺动脉瓣较少累及。本节主要介绍风湿性心脏瓣膜病。

风湿性心脏瓣膜病简称风心病,是指风湿热后所遗留下来的以心脏瓣膜病变为主的心脏病。风心病在我国较常见,主要累及40岁以下的人群,女性略多于男性,目前风心病的发病率正在降低。在慢性瓣膜病的基础上,可以有急性风湿炎症的反复发作,称为风湿活动,反复的风湿活动可使原有的瓣膜病变进一步加重。

风湿热与甲族乙型溶血性链球菌感染有关。感染后人体对链球菌产生免疫反应,使心脏、关节、皮肤、神经等部位的结缔组织发生炎症病变。急性心肌炎后,在炎症修复过程中,心脏瓣膜可因相互粘连、增厚、变硬、畸形而致瓣膜开放受到限制,阻碍血流通过,称为瓣膜狭窄;瓣膜也可因增厚、缩短而导致不能完全闭合,使部分血液反流,称为瓣膜关闭不全。瓣膜狭窄或关闭不全均可造成血流动力学的改变,使心脏的负荷增加。病变早期,心脏尚能通过代偿维持其正常的功能状态,一旦代偿功能不全,便出现心力衰竭的各种临床表现。

解决瓣膜病变的根本办法是手术治疗,包括瓣膜分离术、瓣膜修复术、瓣膜置换术等。但在风心病的整个病程中,积极预防和控制风湿活动、减轻症状、改善心功能仍是内科治疗的主要原则。

【护理评估】

(一)健康史

通常,从初次发生风湿性心肌炎到出现明显的风心病的症状可长达10~20年。由于目前临床上典型的风湿热已很少见,故在对患者疾病史的询问中很难了解到详细的有关资料,但仍应仔细询问患者以往是否曾有咽喉部、扁桃体感染史。反复的风湿活动、呼吸道感染、妊娠与分娩、感染性心内膜炎等,是促使病情加重、心功能恶化的主要诱因,在评估时应注意这方面的因素并收集患者心功能变化的情况。

(二)身体状况

1.二尖瓣狭窄

二尖瓣狭窄后,舒张期血流由左心房流入左心室时受限,使左心房压力异常增高。左心房压力的升高可引起肺静脉和肺毛细血管压力升高,继而扩张和淤血。肺循环血容量的长期超负荷,可导致肺动脉压力上升。长期肺动脉高压,使肺小动脉痉挛、硬化,右心室压力负荷加重,引起右心室肥厚与扩张,继而可发生右心室衰竭。发生右心室衰竭后,肺动脉压力会有所降低,肺循环血容量有所减少,肺淤血得以缓解。此外,由于左心房扩大和压力增高,难以维持正常的心电活动,故常发生心房颤动;快速的心房颤动可使肺毛细血管压力升高,易加重肺淤血或诱发肺水肿。

(1)主要症状早期患者可无症状,随病情进展可出现如下症状。

1)呼吸困难:为最常见的早期症状,主要由肺的顺应性降低所致。开始出现在劳动、活动或用力时,以后随着狭窄的加重、日常活动即可出现呼吸困难,重者呈端坐呼吸。当有劳累、情绪激动、呼吸道感染、妊娠、快速心房颤动等诱因时,可诱发急性肺水肿。

2)咳嗽、咯血:咳嗽多在夜间睡眠时及劳动后发生,多为干咳。咯血常见,若肺泡壁或支气管内膜毛细血管破裂可致痰中带血;若因肺静脉压力升高使曲张的支气管静脉破裂则可发生大咯血,急性肺水肿时咳粉红色泡沫样痰。

3)乏力、心悸:前者由心功能减退、心排血量减少致供血不足所致,后者由心律失常尤其是心房颤动所致。

4)食欲减退、腹胀、肝区胀痛、下肢水肿:由右心衰竭致体循环淤血所致。

(2)护理体检:①二尖瓣面容,见于严重二尖瓣狭窄的患者;②心尖部可触及舒张期震颤;③心尖区舒张中晚期隆隆样杂音是二尖瓣狭窄最重要的体征;④心尖区第一心音亢进呈拍击样及二尖瓣开瓣音(Os),存在则高度提示二尖瓣狭窄以及瓣膜仍有一定的柔顺性和活动力,对决定手术治疗的方法有一定的意义;⑤肺动脉瓣区第二心音亢进、分裂。

(3)并发症

1)心律失常:以心房颤动最常见,开始为阵发性,以后可发展为持久性,常可诱发心功能不全、栓塞、急性肺水肿等。

2)充血性心力衰竭和急性肺水肿:充血性心力衰竭是心脏瓣膜病患者的主要死亡原因之一,呼吸道感染是常见诱因。急性肺水肿是重度二尖瓣狭窄的急重并发症,多发生于剧烈体力活动、情绪激动、感染、突发心动过速或快速心房颤动时,妊娠和分娩时更易诱发。

3)栓塞:以脑栓塞最常见,亦可发生于四肢、肠、肾、脾等脏器。栓子多来源于扩大的左心房,伴房颤者更易发生。

4)肺部感染:肺静脉压力增高及肺淤血易合并肺部感染,出现肺部感染后又可加重或诱发心力衰竭。

5)感染性心内膜炎:较少见。

2.二尖瓣关闭不全

二尖瓣关闭不全使心脏在收缩时,部分血流自左心室反流入左心房,左心房除接受肺静脉回流的血液外,还接受左心室反流的血液,因此左心房负荷加重,导致左心房压力增高、内径扩大。左心房压力的升高可引起肺静脉和肺毛细血管压力的升高,继而扩张和淤血。同时,左心室舒张期容量负荷增加,左心室扩大,早期通过代偿使每搏量和射血分数增加,左心室舒张期末容量和压力可不增加;失代偿时,每搏量和射血分数下降,左心室舒张期末容量和压力明显增加,临床上出现肺淤血和体循环灌注低下的表现。晚期可出现肺动脉高压和全心衰竭。

(1)主要症状:由于左心室代偿能力强,故二尖瓣关闭不全的代偿期很长,但一旦发生心力衰竭.则进展迅速。轻度关闭不全者可无明显症状或仅有轻度不适感,严重关闭不全可出现乏力、呼吸困难、端坐呼吸等,活动耐力明显下降。咯血较少见,晚期可出现右心功能不全的表现。

(2)护理体检:①心尖区全收缩期粗糙的吹风样杂音是二尖瓣关闭不全的最重要体征,杂音向左腋下、左肩胛下处传导;②心尖区第一心音减弱或被杂音掩盖;③肺动脉瓣区第二心音亢进;④心尖冲动向左下移位,触诊呈抬举性。

(3)并发症:与二尖瓣狭窄相似,但出现较晚。感染性心内膜炎较多见,栓塞少见。

3.主动脉瓣狭窄

主动脉瓣狭窄后,收缩期左心室阻力增加,逐渐引起左心室肥厚,导致左心室舒张期顺应性下降,舒张期末压力增高。当瓣口严重狭窄时,可导致左心房压、肺动脉压、肺毛细血管楔嵌压及右心室压均升高,心排血量减少,冠状动脉和全身动脉供血不足。

(1)主要症状:心绞痛、劳力性晕厥和呼吸困难等。

(2)护理体检:①主动脉瓣区粗糙而响亮的收缩期杂音是主动脉瓣狭窄的最重要体征,杂音向颈动脉及锁骨下动脉传导;②心尖区抬举性搏动;③脉压缩小。

(3)并发症:心力衰竭多见,50%～70%的患者死于充血性心力衰竭。

4.主动脉瓣关闭不全

主动脉瓣关闭不全使左心室在舒张期不仅要容纳左心房流入的血,还要接受大量从主动脉反流的血,使左心室舒张期容量负荷加重,左心室扩张。早期左心室代偿、收缩力正常或加强,左心室搏出量增加,射血分数正常。随着病情的进展,反流量增多,可达心搏出量的80%,左心室进一步扩张,当左心室收缩减弱时,心搏出量减少,左心室舒张期末容积和压力显著增加,并导致左心房、肺静脉和肺毛细血管压力的升高,继而扩张和淤血。主动脉瓣反流明显时,主动脉舒张压明显下降,导致冠脉灌注压降低,使心肌供血减少,进一步使心肌收缩力减弱。

(1)主要症状

1)心悸:因左心室明显增大、心尖冲动增强所致。

2)眩晕、头颈部搏动感:因舒张压过低,快速改变体位时可产生脑缺血而眩晕;脉压增大明显时可有颈部搏动感。

3)呼吸困难:呼吸困难的出现,表示心脏的储备能力已经降低,心功能失代偿。

4)心绞痛:由冠脉供血减少所致,比主动脉瓣狭窄少见。

(2)护理体检:①胸骨左缘3～4肋间主动脉瓣第二听诊区舒张期叹气样杂音是主动脉瓣关闭不全的最重要体征,杂音向心尖部传导;②主动脉瓣区第二心音减弱或消失,见于瓣膜活动很差或反流严重时;③心尖冲动向左下移位,呈抬举性搏动;④因脉压增大,出现周围血管体征,包括水冲脉、毛细血管搏动、股动脉枪击音、Duroziez双重杂音。

(3)并发症:充血性心力衰竭多见,也是主动脉瓣关闭不全患者的主要死亡原因。感染性心内膜炎亦可见,栓塞少见。

(三)实验室和其他检查

1.超声心动图检查

M型图可见瓣膜异常。二维和多普勒超声检查可见瓣膜狭窄、关闭不全及血流反流程度等,尤其对二尖瓣狭窄来说,超声心动图检查是最敏感和特异的诊断方法,M 型超声检查可见舒张期充盈速率下降,正常的双峰消失,二尖瓣前叶、后叶于舒张期呈从属于前叶的同向运动,即所谓"城垛样"改变。

2.X 线检查

二尖瓣狭窄见左心房增大及右心室增大,由于左心房增大、肺动脉高压,使心腰部膨出,心影呈梨形;二尖瓣关闭不全可见左心房及左心室增大;主动脉瓣狭窄可见左心室增大和主动脉瓣钙化影;主动脉瓣关闭不全见左心室增大,心影呈靴形。

3.心电图检查

二尖瓣狭窄主要为左心房增大(出现双峰型 P 波,即二尖瓣型 P 波)和右心室增大的表现;二尖瓣关闭不全主要显示左心室肥厚和劳损;主动脉瓣狭窄和关闭不全均可显示左心室肥大的图形。此外,可出现各种类型的心律失常,以心房颤动最常见。

(四)心理-社会状况

风湿性心脏瓣膜病在瓣膜损害早期、心功能尚处于代偿阶段时,症状不明显,患者思想上常不重视,个体防御意识较差。随着瓣膜损害的加重,心功能逐渐减退,出现心力衰竭的表现,对活动的耐力逐渐下降,甚至丧失劳动力,导致患者情绪低落。以后,随着各种并发症的出现,反复发生的风湿活动,造成患者躯体不适的增加,加上治疗时间和治疗过程漫长,使患者和其家庭的负担加重,患者的性格逐渐发生改变,容易烦躁和焦虑,当病情进展而内科保守治疗效果不佳需外科手术时,患者或因经济条件限制,或因担心手术风险等,思想上常会产生顾虑,若得不到家庭的支持与帮助,则患者会产生悲观和厌世的情绪。而对于已决定手术的患者来说,由于心脏手术风险较大,患者和家属仍存有顾虑,尤其是患者,易显得焦虑和不安。

【主要护理诊断/问题】

(1)活动无耐力:与心排血量减少、冠状动脉灌注不足等有关。

(2)有感染的危险:与长期肺淤血、呼吸道抵抗力低下、风湿活动等有关。

(3)知识缺乏:与患者不了解疾病过程、治疗手段、药物性能等有关。

(4)家庭应对无效:与长期照顾患者导致其家庭人力、精力及经济负担过重有关。

(5)体温过高:与风湿活动、并发感染有关。

(6)潜在并发症:心力衰竭、栓塞、心绞痛、心律失常、感染性心内膜炎、猝死等。

【护理目标/评价】

(1)患者能保持一定的活动耐力,生活自理。

(2)自我保护意识增强,感染减少。

(3)患者了解疾病的特点,理解治疗的长期性,能积极配合。

(4)家庭成员能从各方面给予患者支持与鼓励,积极配合医院治疗。

【护理措施】

(一)减轻心脏负担,增强活动耐力

(1)对患者的心功能状态进行评估,按照评估的结果与患者及其家属共同制定活动与休息的方案。要告知患者及家属适当的活动可改善心肌的新陈代谢,使心肌细胞得到更多的血液供应,增加心脏储备力,以减慢心率、增加心搏量。但应避免剧烈活动和过度疲劳,有风湿活动、并发症、心力衰竭时应卧床休息。

（2）饮食方面宜摄取易消化、低脂和低胆固醇、低热量、低盐、高蛋白质、丰富维生素的饮食，以增加机体抵抗力。

（3）保持情绪稳定，心情舒畅。

（二）预防和控制感染

（1）预防风湿活动，关键在于积极防治链球菌感染，应避免上呼吸道感染、咽炎、扁桃体炎等，如发生感染应及时用青霉素等药物控制。经常有风湿活动的患者，可长期甚至终生肌注苄星青霉素（长效青霉素），120万单位，每月一次。

（2）平时注意保暖，预防感冒。

（三）并发症的预防及护理

1.充血性心力衰竭

积极预防和控制感染，纠正心律失常，避免过度劳累和情绪激动，以免诱发心力衰竭。保持有规律的生活，根据病情适当进行体育锻炼，提高机体抵抗力。监测生命体征，评估患者是否出现呼吸困难、乏力、食欲减退、尿量减少等症状及有无肺部湿啰音、颈静脉充盈怒张、肝脏肿大、下肢水肿等体征。一旦出现心力衰竭的表现，则按心力衰竭护理。

2.心律失常

最常见的为房颤。应注意稳定患者情绪，避免各种诱因。心室率不快者一般症状不明显，不需要处理；心室率较快的，常口服地高辛来减慢心率，应教患者学会听诊心率和检查脉搏的方法，以便调整用药，一般使心室率控制在休息状态下70次/分左右、活动状态下90次/分左右。用药期间注意洋地黄的毒副作用。

3.栓塞

应遵医嘱使用抗血小板聚集的药物，若超声检查提示左心房扩大并有巨大附壁血栓者应严格卧床休息，以防血栓脱落。卧床时间较长的患者，如病情允许，应鼓励并协助其床上活动或下床活动，每天用温水泡脚或按摩下肢，防止下肢深静脉血栓形成。密切观察有无栓塞的征象，脑栓塞时有局灶性症状如偏瘫；四肢动脉栓塞可引起肢体剧痛、动脉搏动消失、局部皮肤苍白、发凉、发绀甚至坏死；肾栓塞可有腰痛、血尿、蛋白尿；脾栓塞时表现为左上腹剧痛并伴脾大；肠系膜动脉栓塞时出现剧烈腹痛，可伴有便血；肺栓塞则表现为突然出现的胸痛、气急、发绀、咯血和休克。一旦出现上述情况，应立即报告医生，并配合医生抢救，做好相应的护理。

4.感染性心内膜炎

当患者出现不明原因的发热、皮肤黏膜淤点、贫血、脾大、杵状指及栓塞等表现时，应警惕感染性心内膜炎的发生，及时通知医生并遵医嘱采血做血培养。

（四）手术患者的护理

1.术前准备

（1）常规检查：与准备除三大常规、肝肾功能及凝血机制等检查外，还必须做血沉和抗链球菌溶血素"0"检查，以确定体内是否有风湿活动。做好常规术前准备。

（2）改善心功能手术：尽量在心功能代偿期进行。心力衰竭者，或伴有房扑房颤的，可用地高辛0.125～0.25 mg/d。应卧床休息，吸氧，控制钠盐和液体的摄入，交替或联合使用利尿剂，注意纠正电解质紊乱。

(3)改善呼吸功能:年老者,为减少术后发生呼吸衰竭,应注意在术前改善患者的呼吸功能。入院后告知患者戒烟,评价患者的肺功能,指导患者深呼吸和咳嗽。

(4)增加营养:心力衰竭患者因长期消化道淤血、消化功能减退,会造成营养不良,甚至不能耐受手术。因此,术前要鼓励患者积极进食,饮食要富含营养。对饮食不良者,应静滴白蛋白、血浆、脂肪乳剂、维生素等,白蛋白浓度提高到 60 g/L 以上时才能手术。

(5)控制感染:凡有感染或有风湿活动的,应在感染或风湿活动控制 2 周后进行手术,遵医嘱使用抗生素。

(6)做好患者及家属工作:术前要向患者及家属耐心解释手术的必要性和手术风险,也可以让动过手术并已康复的患者现身说法,增加患者及家属的信心和安全感,使之有充分的思想准备,提高手术成功率。

(7)术前用药护理:①抗生素:术前 1 天、手术当日早晨,常规应用青霉素或头孢菌素。②麻醉前用药:术前 1 天晚上常规应用苯巴比妥或地西泮,去手术室前根据麻醉医生要求给予苯巴比妥、哌替啶、东莨菪碱等。③洋地黄:应用洋地黄的,术前 2 天应停药,心力衰竭较重的可继续使用。

2.术后护理

(1)重症监护:术后常见并发症包括心律失常、心脏骤停、低心排血量综合征、急性肺水肿、灌注肺、术后出血、心包填塞、急性肾功能衰竭、心内膜炎等,故术后应加强重症监护。①全面监测和记录体温、脉搏、呼吸、血压、中心静脉压等,每 30~60 min 重复一次;观察尿量和呼吸音改变。②床旁 X 线检查和心电监护。③监测血常规、血细胞比容、电解质,每日 2 次;血气分析,3~12 h 一次。④术后初期患者取仰卧位,清醒后取半卧位。

(2)维持体液平衡:由于体外循环时的血液稀释、术后大量排尿和内环境紊乱以及心脏直视手术后的心功能受损等原因,患者容易出现体液失衡的现象,要及时纠正。补液常规用 5% 葡萄糖溶液,48 h 内一般不给氯化钠,根据尿量和检查结果调整钾入量。

(3)引流管护理:①心包纵隔或心包内引流管:每 15~30 min 挤压一次,观察引流液的颜色、性质、量,如连续 3 h 不减少或出现血块,应开胸止血。②导尿管:每小时记录尿量一次,注意尿量、颜色、比重和酸碱度,术后以保持尿量在 1~2 h/(kg·h)较合适;排尿中断时应及时查找原因,并用 1:5000 呋喃西林溶液冲洗。③胃管:体外循环术后常规保留胃管,通过自然引流或负压吸引,保持管道通畅,以防胃膨胀而影响呼吸,每 6 h 记录胃液一次,等量补充生理盐水,重症患者不能进食时,可间断适量进流质饮食。

(4)常规应用:头孢唑啉 2 g,每日 2~3 次,肌注或静脉给药。

(五)健康指导

(1)向患者及家属说明本病的病因、病程进展特点、治疗的长期性和艰巨性,鼓励他们正确对待,积极配合。由于手术治疗可显著提高患者的存活率,改善生活质量,故对有手术适应证的,应劝说患者尽早择期手术并取得家庭的支持与配合。

(2)注意休息与活动。在心功能代偿期,仍可以参加工作并进行适当的体力与耐力的锻炼,以不感心悸、气促为度,但要保证充足的睡眠和健康良好的精神状态;心功能不全时,则不宜参加运动和体力劳动,应增加卧床休息的时间,避免情绪激动。女性患者不要因家务劳动过于繁重而使病情加重,要做好家属的工作,使其理解并给予支持。

(3)尽可能改善生活和工作环境,保持室内温暖、干燥、空气流通。

(4)风心病患者在施行拔牙、内镜检查、导尿术、分娩、人工流产等手术操作前,应告诉有关医生自己的详细病史,便于医生预防性地使用抗生素。扁桃体炎反复发作的患者,建议在风湿活动控制后 2～4 个月做扁桃体摘除术。

(5)育龄期妇女要在医生的指导下控制好妊娠与分娩的时机。一般来说,瓣膜病变较轻或心功能Ⅰ、Ⅱ级的,可在医生的严密监护下度过妊娠、分娩及产褥各期;心功能Ⅲ、Ⅳ级的,最好不要生育,以免加重病情,这尤其要取得男方及其家庭的理解、配合与支持。

(6)主动向患者提供有关药物的用药注意事项,特别是施行瓣膜置换术的患者,由于需终身服用抗凝药,故应告诉患者坚持按医嘱服药的重要性,定期门诊复查。

第五节　冠状动脉粥样硬化性心脏病

冠状动脉粥样硬化性心脏病是指冠状动脉粥样硬化使血管腔狭窄或阻塞,和(或)因冠状动脉功能性改变(痉挛)导致的心肌缺血缺氧或坏死而引起的心脏病,统称冠状动脉性心脏病,简称冠心病,亦称缺血性心脏病。本病多发生在 40 岁以后,男性多于女性,但在更年期后的妇女发病率会明显增加。

本病病因尚未完全明确,目前认为是多种因素作用于不同环节所致。其主要的危险因素或易患因素有血脂异常、高血压、糖尿病、肥胖、吸烟、缺少体力活动、进食过多的动物脂肪及高糖高钠饮食、遗传和年龄、性别等。

根据冠状动脉病变的部位、范围及病变严重程度、心肌缺血程度,可将冠心病分为五种临床类型:无症状型冠心病、心绞痛型冠心病、心肌梗死型冠心病、缺血性心肌病型冠心病、猝死型冠心病。临床上以心绞痛型冠心病、心肌梗死型冠心病较常见。

一、心绞痛

心绞痛是因冠状动脉供血不足,导致心肌急剧、暂时的缺血与缺氧所引起的临床综合征。其特点为发作性胸痛或胸部不适。

引起心绞痛最常见的原因是冠状动脉粥样硬化引起的血管管腔狭窄和(或)痉挛。其次是重度主动脉瓣狭窄或关闭不全、肥厚型心肌病、先天性冠状动脉畸形、冠状动脉扩张症、冠状动脉栓塞等。

心脏对机械刺激不敏感,而对缺血、缺氧敏感,当缺血、缺氧时可引起疼痛。正常情况下,冠状动脉(简称冠脉)有很大的储备量,在剧烈活动或情绪激动等情况下,冠脉可适当扩张,血流量增加,以满足心肌需求。当冠脉狭窄时,在劳累、激动等心肌需血量增加的情况下,冠脉不能相应扩张增加心肌供血,或当冠脉痉挛时,血流量进一步减少,心肌缺氧。致痛因素可能是心肌内积聚过多代谢产物,如乳酸、丙酮酸、磷酸等酸性物质,或类激肽的多肽类物质,刺激心脏自主神经传入纤维,产生疼痛;或在缺血区内有神经支配的冠脉血管异常收缩,可直接产生疼痛冲动。

改善冠状动脉供血和减少心肌耗氧是治疗的主要原则,可通过药物治疗如硝酸甘油、硝酸异山梨酯等缓解疼痛和控制危险因素而达到治疗目的。如药物治疗不能缓解,可行经皮穿刺腔内冠状动脉成形术(PTCA)及冠状动脉内支架安置术,改善心肌供血,缓解疼痛。

【护理评估】

(一)健康史

评估时注意有无引起冠状动脉粥样硬化的危险因素、原有心脏病病史、既往健康状况。了解患者生活方式、工作性质和发病前情绪状态,有无劳累、情绪激动、饱食、受寒、阴雨天气、急性循环衰竭等诱因。

(二)身体状况

1.症状

以发作性胸痛为主要临床表现,典型的疼痛特点如下。

(1)部位位于胸骨体上段或中段之后,可波及心前区,有手掌大小范围,甚至横贯前胸,界限不很清楚。常放射至左肩、左臂内侧达无名指和小指,或至咽、颈或下颌部等。

(2)性质常为压迫、发闷或紧缩性,也可有堵塞、烧灼感,偶伴濒死感。

(3)诱因常因体力劳动或情绪激动(如愤怒、焦虑、过度兴奋)所诱发,也可在饱餐、寒冷、阴雨天气、吸烟、心动过速时发病。

(4)持续时间疼痛出现后逐步加重,一般可持续 3～5 min。

(5)缓解方式多于停止原来的活动后即缓解和(或)舌下含服硝酸甘油几分钟内缓解。疼痛可数天、数周发作一次,亦可一日内多次发作。

2.护理体检

一般无异常体征。心绞痛发作时常出现面色苍白、表情焦虑、皮肤湿冷或出汗、血压升高、心率增快。

(三)临床分型

心绞痛的临床分型有利于判断病情轻重,选择治疗措施,估计预后。参照世界卫生组织的"缺血性心脏病的命名及诊断标准",将心绞痛分为如下两种类型。

1.稳定型心绞痛

稳定型心绞痛是在冠状动脉狭窄的基础上,由于心肌负荷的增加而引起心肌急剧、暂时的缺血缺氧的临床综合征。其典型特点为阵发性的前胸压榨性疼痛,主要位于胸骨后部.可放射至心前区和左上肢尺侧,常发生于劳力负荷增加时,持续数分钟,休息或用硝酸甘油制剂后消失。

2.不稳定型心绞痛

目前,临床上已趋向于将除上述典型的稳定型劳力性心绞痛以外的缺血性胸痛统称为不稳定型心绞痛(UAP)。UAP 的胸痛部位、性质与稳定型心绞痛相似,表现为如下几点。①原有稳定型心绞痛在 1 个月内疼痛发作的频率增加、程度加重、时限延长、诱因发生改变,硝酸酯类药物缓解作用减弱。②1 个月之内新发生的较轻负荷所诱发的心绞痛。③休息状态下发作的心绞痛或较轻微活动即可诱发,发作时表现为 ST 段抬高的变异型心绞痛。此外,由于贫血、感染、甲亢、心律失常等原因诱发的心绞痛称为继发性不稳定型心绞痛。

临床上根据不稳定型心绞痛的严重程度,分为低危组、中危组和高危组。低危组是指新发生的,或者是原有劳力性心绞痛恶化加重,发作时 ST 段下移 1 mm 以内,持续时间不超过 20 min 的;中危组是指就诊前 1 个月内(但近 48 h 内未发)发生了静息心绞痛及梗死后心绞痛 1 次或数次,发作时 ST 段下移 1 mrn 以上,持续时间不超过 20 min 的;高危组是指就诊前 48 h 内反复发作,静息心电图 ST 段下移 1 mm 以上,持续时间超过 20 min 的。

(四)心理-社会状况

患者多为易激动、急躁、性格好强者,心绞痛发作时的濒死感,使患者精神紧张、恐惧,发作后又易产生焦虑或夜间噩梦现象。患者在缓解期仍能正常工作,但因担心病情突然加重而出现意外,常出现紧张、焦虑的情绪反应。

【主要护理诊断/问题】

(1)疼痛:与心肌缺血、缺氧有关。

(2)活动无耐力:与心肌氧的供需失调有关。

(3)潜在并发症:心肌梗死。

(4)焦虑:与心绞痛反复频繁发作有关。

【护理目标评价】

(1)患者疼痛缓解,生活能自理。

(2)能叙述心绞痛的诱因,遵守保健措施。

【护理措施】

(一)缓解疼痛发作

心绞痛发作时应立即停止活动,坐下或躺下休息,或舌下含服硝酸甘油片 0.3～0.6 mg,服药后 3～5 min 疼痛不缓解,可再服药一次,仍不能缓解,应立即去医院就诊。

(二)健康指导

1.饮食

减少饱和脂肪的摄入,以多种不饱和脂肪替代,避免高胆固醇的食物,限制饮食中胆固醇含量,多食高纤维素食物,避免过饱、暴饮暴食。

2.避免诱因,防止意外

避免过劳、情绪激动及用力排便,寒冷刺激,戒烟酒;保持心态平和,改变急躁易怒、争强好胜的性格,洗澡时应有人在场,水温勿过冷或过热,时间不宜过长,以防发生意外。

3.用药指导

指导患者遵医嘱服药,不要擅自增减药量,自我监测药物的不良反应。嘱患者随身携带硝酸甘油,注意药物有效期一般为 6 个月。药物应放在棕色瓶内避光保存。必要时在体力活动前舌下含服硝酸甘油预防发作。

4.适当锻炼

要避免竞赛性运动,平时活动以步行、打太极拳、上下楼梯、骑自行车为宜,活动量以不引起疼痛为原则。

5.定期复诊

进行心电图、血糖、血脂检查。积极治疗高血压、糖尿病、高脂血症。

二、心肌梗死

心肌梗死是指在冠状动脉病变的基础上，发生冠状动脉供血急剧减少或中断，使相应的心肌因严重而持久的缺血导致的坏死。临床表现为持久的胸骨后剧烈疼痛、血清心肌酶增高、心电图进行性改变，可发生心律失常、心力衰竭或休克，属冠心病的严重类型。

本病男性多见，男、女之比为(2～5)∶1,40岁以上占绝大多数。冬、春两季发病较高，北方地区较南方地区为多。其发病的危险因素有原发性高血压、高脂血症、糖尿病、吸烟等。

心肌梗死的基本病因是冠状动脉粥样硬化，造成管腔严重狭窄和心肌供血不足，而侧支循环未充分建立或各种原因导致心排血量锐减，心肌耗氧量剧增，以致心肌严重而持久地急性缺血达 th 以上，即可发生心肌梗死。可诱发心肌梗死的因素如下：①管腔内血栓形成、粥样斑块破溃或血管持续痉挛时冠状动脉完全闭塞；②休克、脱水、出血、外科手术或严重心律失常，使排血量骤降，冠状动脉灌流量锐减；③体力活动、情绪过分激动或血压骤升，致使左心负荷明显加重，儿茶酚胺分泌增多，心肌需氧量猛增，冠状动脉供血明显不足。

冠状动脉闭塞后 20～30 min,受其供血的心肌即有少数坏死，开始了急性心肌梗死的病理过程。1～2 h 之间绝大部分心肌呈凝固坏死，心肌间质充血、水肿，伴大量炎症细胞浸润。继之坏死的心肌纤维逐渐溶解，形成肌溶灶，以后肉芽组织逐渐形成。坏死组织在 1～2 周后开始吸收，并逐渐纤维化,6～8 周形成瘢痕愈合，称为陈旧性或愈合性心肌梗死。

急性心肌梗死发生后，常伴有不同程度的左心衰竭和血流动力学改变，主要包括心脏收缩力减弱、心排血量减少、动脉血压下降，心率增快或有心律失常，外周血管阻力有不同程度的增加，动脉血氧含量降低等。

本病治疗原则是保护和维持心脏功能，挽救濒死心肌，防止梗死扩大，缩小心肌缺血范围。如药物治疗不能缓解或为冠状动脉的主干病变，可行冠状动脉旁路移植手术(简称冠脉搭桥术)。

【护理评估】

(一)健康史

询问心绞痛发作史，疼痛加重的表现特点。心肌梗死多发生在饱餐特别是在进食多量脂肪后，或用力排便时。应了解患者发病的原因、发病时情绪状况等。

(二)身体状况

1.先兆症状

有 50%～81.2% 的患者在起病前数日至数周有乏力、胸部不适、活动时心悸、气急、烦躁等前驱症状，其中以新发生心绞痛(初发型心绞痛)或原有心绞痛加重(恶化型心绞痛)最为突出。心绞痛发作较以往频繁，程度较重，时间较长，硝酸甘油疗效较差，诱发因素不明显。疼痛时伴恶心、呕吐、大汗和心动过速，或伴有心力衰竭、严重心律失常，同时心电图呈现明显缺血性改变。及时处理先兆症状，可使部分患者避免心肌梗死的发生。

2.主要症状

与心肌梗死面积的大小、部位以及侧支循环情况密切相关。

(1)疼痛最早、最突出的症状。其性质和部位与心绞痛相似,但多无明显诱因,常发生于安静时,程度更剧烈,呈难以忍受的压榨、窒息或烧灼样的疼痛,伴有大汗、烦躁不安、恐惧及濒死感,持续时间可长达数小时或数天,服硝酸甘油无效。部分患者疼痛可向上腹部、颈部、下颌、背部放射而被误诊。少数急性心肌梗死患者可无疼痛,开始即表现为休克或急性心力衰竭。部分患者疼痛位于上腹部,被误认为胃痉挛、急性胰腺炎等急腹症。

(2)发热体温可升高至 38℃ 左右,很少超过 39℃,持续约 1 周,伴心动过速或过缓。一般在疼痛发生后 24~48 h 出现,由坏死物质吸收引起。

(3)胃肠道症状疼痛剧烈时常伴频繁的恶心、呕吐和上腹胀痛,肠胀气。与迷走神经兴奋和心排血量降低、组织灌注不足等有关。

(4)心律失常见于 75%~95% 的患者,多发生在起病 1~2 周内,常发生 24 h 之内,尤以室性期前收缩多见。前壁心肌梗死易发生室性心律失常,下壁心肌梗死易发生房室传导阻滞。

(5)低血压和休克疼痛期可表现为血压下降,休克多在起病后数小时至一周内发生,发生率为 20% 左右。如果疼痛缓解而收缩压仍低于 80 mmHg(10.67 kPa),同时有烦躁不安、面色苍白、皮肤湿冷、脉细而快、大汗淋漓、尿量减少(尿量<20 mL/h),则为休克的表现。主要为心源性休克,因心肌广泛坏死、心排血量急剧下降所致。近年来由于早期采用冠状动脉再通的措施,使心肌坏死的面积及时缩小,休克的发生率已大幅度下降。

(6)心力衰竭主要为急性左心衰竭,可在起病最初几天内发生,或在梗死演变期出现,为梗死后心肌收缩力显著减弱或不协调所致。其发生率为 32%~48%。患者表现为呼吸困难、咳嗽、发绀、烦躁等,重者出现肺水肿,随后可出现右心衰竭的表现。

3.护理体检

除急性心肌梗死早期血压可增高外,几乎患者都有血压降低。心率多增快,也可减慢,可有各种心律失常。心尖部第一心音减弱,可闻及奔马律。

4.并发症

(1)乳头肌功能失调或断裂:发生率为 50%。二尖瓣乳头肌因缺血、坏死等使收缩功能发生障碍,造成二尖瓣脱垂及关闭不全。轻者可以恢复,重者可严重损害左心功能而发生急性左心衰竭,最终导致死亡。

(2)心脏破裂:少见,常在起病一周内出现,多为心室游离壁破裂,造成心包积血引起急性心包压塞而猝死。偶有室间隔破裂造成穿孔,可引起心力衰竭和休克而在数日内死亡。

(3)心室壁瘤(或称室壁瘤):主要见于左心室,发生率为 5%~20%,较大的心室壁瘤体检时可有心脏扩大。超声心动图可见心室局部有反常运动,心电图示 ST 段持续抬高。后期可导致左心衰竭、心律失常、栓塞等。

(4)其他:尚有栓塞及心肌梗死后综合征。

(三)心理-社会状况

多数患者为初次发生心肌梗死,部分患者既往有心绞痛.急性心肌梗死时胸痛更为剧烈,持续时间更长,从而产生濒危感,表现出极度的恐惧。加之患者入院后常需在短期内采取一系列检查和治疗措施,进一步增加了患者的紧张和焦虑。另外,家属、亲友探视受到限制而感到孤独和忧郁。当体验到心脏受损,考虑到以后的生活和工作时,可出现悲哀的情绪。

【主要护理诊断/问题】

(1)疼痛:与心肌缺血坏死有关。

(2)活动无耐力:与氧的供需失调有关。

(3)恐惧:与剧烈疼痛产生濒死感、处于监护病室的陌生环境有关。

(4)有便秘的危险:与进食少、活动少、不习惯床上排便有关。

(5)潜在并发症:心律失常、心力衰竭、心源性休克。

【护理目标/评价】

(1)患者主诉疼痛程度减轻或消失。

(2)能参与所要求的身体活动,进行活动时舒适感逐步增加。

(3)能确认恐惧的来源,自诉恐惧感消失。

(4)能描述预防便秘的措施,排便通畅。

(5)无并发症发生。

【护理措施】

(一)监护

(1)当患者被确诊为急性心肌梗死时,应立即送入冠心病监护病房,密切监测心电图、血压、呼吸3~5天。

(2)急性期持续心电监护,观察有无心律失常。若发生严重的心律失常,遵医嘱使用抗心律失常药物,准备好抢救设备和急救药物,随时准备抢救。

(二)解除疼痛

(1)卧床休息,限制探视,减少干扰,安慰患者,稳定患者情绪。

(2)遵医嘱给予吗啡或哌替啶止痛,给予硝酸甘油或硝酸异山梨酯,并及时询问患者疼痛及其伴随症状的变化情况,注意有无呼吸抑制、脉搏加快等不良反应,随时监测血压的变化。

(3)间断或持续吸氧,氧流量为2~4 L/min,以增加心肌氧供应量。

(三)提供生活照顾,限制活动,减轻心脏负荷

(1)根据患者不同阶段指导休息和活动。①急性心肌梗死后第1~3天,绝对卧床休息,进食、排便、翻身、洗漱等活动由护理人员协助完成;②第4~6天,卧床休息,可做深呼吸运动和上、下肢的被动与主动运动,由床上坐起,或坐在床上活动,有并发症者酌情延长卧床时间;③第1~2周,开始在床边、病室内走动,在床边完成洗漱等个人卫生活动,根据病情和对活动的反应逐渐增加活动量和活动时间;④第2~3周,可在室外走廊行走、到卫生间洗漱或如厕;⑤第3~4周,试着进行上下楼梯的活动。恢复正常生活至少需要3个月时间。对病情严重,有并发症的患者,病情稳定后7天再参照上述计划逐步增加活动量。

(2)在患者逐渐增加活动过程中,注意观察心率、血压、心电图的变化,询问其感受,了解其反应。若患者活动时主诉乏力、头晕、呼吸困难、心前区疼痛,心率比安静时增加20~30次/分,血压降低10~15 mmHg(1.33~2 kPa)甚至以上或血压异常增高,心电图上出现心律失常或ST段改变等,表示活动量过大,应立即停止活动,卧床休息。

(四)稳定情绪

(1)保持环境安静,防止不良刺激。向患者介绍冠心病监护病房的环境、监护仪的作用等。

（2）以亲切的语言和耐心的态度回答患者提出的问题,解释不良情绪会增加心脏负荷和心肌耗氧量,不利于病情的控制。

（3）积极采取止痛措施,有效缓解胸痛,必要时遵医嘱用镇静剂。

（五）防止便秘

指导患者采取通便的措施,保持排便通畅。如进食清淡易消化饮食并及时添加纤维素丰富的食物,每日清晨给予蜂蜜 20 mL 加适量温开水同饮;适当腹部按摩（按顺时针方向）以促进肠蠕动。嘱患者勿用力排便,必要时含服硝酸甘油,使用开塞露。

（六）用药护理

1.溶栓药物

心肌梗死不足 6h 的患者,可遵医嘱给予溶栓治疗。应用尿激酶或重组组织型纤溶酶原激活剂,对血栓溶解有高度选择性,很少引起全身性出血。进行冠状动脉内给药或静脉用药,可使堵塞的冠状动脉再通,心肌得到再灌注,濒临坏死的心肌可能得以存活或使坏死范围缩小,预后改善。其护理措施包括:询问患者是否有脑血管疾病病史、活动性出血、近期大手术或外伤史、消化性溃疡等溶栓禁忌证;准确、迅速地配制并输注溶栓药物。监测:①观察患者用药后有无寒战、发热、皮疹等变态反应,是否出现皮肤、黏膜及内脏出血等不良反应,一旦出血严重应立即终止治疗、紧急处理;②使用溶栓药物前,应描记 18 导联心电图,溶栓开始后 3 h 内每30 min 复查一次 12 导联心电图,以后应定期做全套导联心电图,导联电极位置应严格固定;③抽血测心肌酶,用肝素需监测凝血时间。询问患者胸痛有无缓解、消失,观察心电图 ST 段回降、CPK 峰值前移和出现再灌注心律失常是溶栓成功的指征。

2.洋地黄急性心肌梗死

发生后 24h 内尽量避免应用洋地黄类药物,以免诱发室性心律失常;静脉输液时控制滴速和输入量,以防心脏负荷加重。

3.β受体阻滞剂

早期应用效果好,按医嘱从小剂量开始,逐渐加量,须注意防止对心脏收缩功能的抑制。

4.抗凝药

阿司匹林、肝素、双香豆素等。治疗前先测凝血时间,治疗后需复查,并严密观察有无出血倾向。

5.抗心律失常药

一旦有频发室性期前收缩、室性心动过速等应按医嘱静注利多卡因 50～100 mg,继续以1～4 mg/min 静滴维持。

6.其他药物

维生素 C、辅酶 A、肌苷酸钠、极化液（10%葡萄糖 500 mL,胰岛素 8～10 U,10%氯化钾10～15 mL）、1,6-磷酸果糖（FDP）等。

（七）冠状动脉旁路移植手术的护理

常用的手术在升主动脉与冠状动脉之间用大隐静脉做旁路术,即采用一段自体大隐静脉,将静脉的近心端和远心端分别与狭窄段远端的冠状动脉的分支和升主动脉做端侧吻合,以增加心肌供血量。

1.术前护理

(1)详细了解患者的心、肝、肾脏器的功能,判断患者手术耐受力。术前应用药物控制高血压、糖尿病和高脂血症。

(2)药物的调整:①长期服用华法林药物者,应在术前 48～72h 停药。如紧急手术时,应用维生素 K_1,以对抗华法林的抗凝作用。②服用洋地黄及钙通道阻滞剂者,应在术前 36h 停药。合并快速房颤需要应用洋地黄药物控制心率者除外。③服用 β 受体阻滞剂如普萘洛尔,术前突然停药可能诱发急性心肌梗死,因此只需将大剂量服药的每日剂量逐渐减至适宜范围内。

(3)术前用药:应选择对心肌无抑制作用的镇静剂,如地西泮、哌替啶等。术前一天给予抗生素预防感染。

(4)教会患者深呼吸,有效咳嗽,说明术后翻身的重要性,术前戒烟 2 周以上,争取患者术后配合,保持呼吸道通畅和预防呼吸道感染。

(5)做好患者的解释工作,缓解恐惧心理,稳定情绪。多与患者交流,给予心理支持,增强自信。

2.术后护理

(1)保持体位:回重症病房后,麻醉未清醒的患者应取平卧位头偏向一侧,待拔除气管插管、生命体征平稳后取半卧位以利于胸腔和心包内引流。

(2)辅助呼吸:呼吸机辅助呼吸 4～6 h 至患者自主呼吸恢复后,根据动脉血气及患者心功能情况逐渐脱离呼吸机并拔除气管插管,对术前心、肺功能不良者,应适当延长呼吸机使用时间。

(3)病情观察

1)术后应摄胸部 X 线片,了解心脏大小、形态与肺部情况,同时可了解中心静脉通道与气管插管、胸部引流管的位置。

2)密切观察血压、心率、心律,连续监测患者肺动脉楔压、中心静脉压和心电图变化,避免血压波动,以便及时发现和纠正心律失常与心力衰竭。

3)观察切口敷料有无渗液、渗血及脱落等情况。观察引流管是否通畅.记录引流液的性质和量,若在短时间内引出较多的血性液体时,应警惕有内出血的可能。

(4)维持体液平衡

1)静脉输液,补充营养,维持体液平衡。记录液体出入量。

2)术后应保持尿量在 1 mL/(kg·h)以上。如尿量减少,根据病因补充血容量或应用利尿剂。

3)术后维持血红蛋白 10g/L 即可,血红蛋白过高会增加血液黏稠度和循环阻力。

(5)术后用药护理

1)术前应用钙离子阻滞剂或 β 受体阻滞剂的患者,术后应继续服用,以降低手术期心肌梗死的发生率。血压偏高者可用硝酸甘油静脉滴注,以防冠状血管痉挛,剂量为 0.5～2.0 μg/(kg·min)。

2)术后次日应口服阿司匹林 25 mg,一日 3 次,以避免吻合口血栓形成;对于行动脉内膜剥脱术者,若术后无出血征象,立即静脉滴注肝素 100～200 mg/d,能进食后可给予口服华法林抗凝治疗 3 日。

3)应用抗生素以预防感染;西咪替丁(甲氰米胍)静脉滴注,以预防术后急性胃黏膜病变。

(6)术后包扎:术后取大隐静脉处用弹力绷带包扎,次日即开始活动肢体,以避免发生下肢深静脉血栓或血栓性静脉炎。

(7)术后其他护理:术后次日,拔除气管插管后,进少量流食,3 日后进半流食,一周后可改为低盐、低脂肪、高蛋白质、高维生素饮食。促进排痰,注意翻身、拍背,预防并发症发生。

(八)健康指导

除参见"心绞痛"患者的指导外,还应注意如下几点。

(1)调整和改变以往的生活方式。应进食低糖、低脂、低胆固醇饮食,肥胖者限制热量摄入,控制体重,避免饱餐,戒烟酒;防止便秘;克服急躁、焦虑情绪,保持乐观、平和的心态;坚持服药,定期复查等。

(2)向家属解释,患者生活方式的改变需要家人的积极配合与支持,为患者创造一个良好的身心休养环境。

(3)合理安排休息与活动,保证足够的睡眠,适当参加力所能及的体力活动。若病情稳定无并发症,急性心肌梗死第 6 周后可每天步行、打太极拳等;第 8~12 周后可开始较大活动量的锻炼如洗衣、骑车等;3~6 个月后可部分或完全恢复工作,但对重体力劳动、驾驶员、高空作业及其他精神紧张或工作量过大的工种应予以更换。

(4)指导患者遵医嘱服用 β-受体阻滞剂、血管扩张剂、钙通道阻滞剂、降血脂药及抗血小板药物等。

(5)心肌梗死患者如无并发症,在 6~8 周后可恢复性生活,但要注意不宜过劳。

第六节　原发性高血压

原发性高血压系指病因未明,以体循环动脉血压升高为主要表现的临床综合征。长期高血压可引起心、脑、肾等脏器损害,最终可致器官衰竭。原发性高血压应与继发性高血压相区别,后者约占 5%,其血压升高是某些疾病的临床表现之一。

目前,我国采用国际上统一诊断标准,即在非药物状态下,收缩压≥18.6 kPa(140 mmHg)和(或)舒张压≥12.6 kPa(90 mmHg),除外继发性高血压,可诊断为原发性高血压。

【病因与发病机制】

本病发生的原因和机制尚不完全清楚,目前认为是多种因素参与的结果。

(一)病因

1.超重、肥胖或腹型肥胖

中国成人正常体重指数(BMI)为 19~24 kg/m²,BMI≥24 kg/m² 为超重,BMI≥28 kg/m² 为肥胖。人群体重指数的差别对人群的血压水平和高血压患病率有显著影响,男性腰围≥85 cm、女性腰围≥80 cm 者患高血压的危险为腰围低于此界限者的 3.5 倍。

2.饮酒

男性持续饮酒者比不饮酒者 4 年内高血压发生危险增加 40%。

3.膳食中钠盐过高

大量研究表明,膳食中钠的摄入量与血压呈显著相关性。

4.年龄与性别

高血征患病率随年龄而上升,35 岁以后上升幅度较大。性别差异不大,虽然青年时期男性患病率高于女性,但女性绝经期后患病率又稍高于男性。

5.遗传父母

均为高血压者,其子女患高血压的概率明显高于父母均为正常血压者。

6.职业脑力劳动者

患病率高于体力劳动者,城市居民高于农村居民。

7.胰岛素抵抗

据观察,大多数高血压患者空腹胰岛素水平增高,而糖耐量有不同程度降低,提示有胰岛素抵抗现象。实验动物自发性高血压大鼠中也有类似现象。胰岛素抵抗在高血压发病机制中的具体意义尚不清楚,但胰岛素的以下作用可能与血压升高有关:①使肾小管对钠的重吸收增加;②增强交感神经活动;③使细胞内钠、钙浓度增加;④刺激血管壁增生、肥厚。

8.其他因素

吸烟,长期精神紧张、焦虑,长期的噪声影响等均与高血压的发生有一定关系。

(二)发病机制

1.中枢神经和交感神经系统的影响

反复的精神刺激和长期的过度紧张使大脑皮质兴奋与抑制过程失调,皮质下血管运动中枢失去平衡,交感神经活动增强,引起全身小动脉收缩,外周血管阻力增加,血压升高。

2.肾素-血管紧张素-醛固酮系统(RAAS)的影响

由肾小球旁细胞分泌的肾素可将肝产生的血管紧张素原水解为血管紧张素Ⅰ,再经血管紧张素转换酶的作用转化为血管紧张素Ⅱ,后者有强烈的收缩小动脉平滑肌作用,引起外周阻力增加;还可刺激肾上腺皮质分泌醛固酮,使钠在肾小管中再吸收增加,造成水、钠潴留,其结果均使血压升高。

此外,血管内皮系统生成、激活和释放的各种血管活性物质、胰岛素抵抗所致的高胰岛素血症亦参与发病。

【临床表现】

(一)一般表现

大多数患者起病缓慢,早期多无症状,偶于体检时发现血压升高,也可有头痛、头晕、眼花、乏力、失眠、耳鸣等症状。

(二)并发症

血压持续性升高,造成脑、心、肾、眼底等损伤,出现相应表现。

1.脑

长期高血压可形成小动脉的微小动脉瘤,血压骤然升高可引起破裂而致出血。高血压也促使动脉粥样硬化发生,可引起短暂性脑缺血发作及脑动脉血栓形成。

2.心

长期血压升高使左心室后负荷加重,心肌肥厚与扩大,逐渐进展可出现心力衰竭。长期血压升高可促进动脉粥样硬化的形成而发生冠心病。

3.肾

肾小动脉硬化使肾功能减退,出现多尿、夜尿、尿中有蛋白及红细胞,晚期可出现氮质血症及尿毒症。

4.眼底

可反映高血压的严重程度,分为4级。Ⅰ级:视网膜动脉痉挛、变细;Ⅱ级:视网膜动脉狭窄,动脉交叉压迫;Ⅲ级:眼底出血或絮状渗出;Ⅳ级:出血或渗出伴有视神经盘水肿。

(三)高血压急症

高血压急症和高血压亚急症曾被称为高血压危象。高血压急症指原发性或继发性高血压患者,在某些诱因作用下,血压突然和显著升高,一般超过24/16 kPa(180/120 mmHg),同时伴有进行性心、脑、肾等重要靶器官功能不全的表现。

1.高血压危象

在高血压病程中,血压在短时间内剧升,收缩压达34.6 kPa(260 mmHg),舒张压16 kPa(120 mmHg)以上,出现头痛、烦躁、眩晕、心悸、气急、恶心、呕吐、视力模糊等征象。其发生机制是交感神经兴奋性增加导致儿茶酚胺分泌过多。

2.高血压脑病

高血压脑病指血压急剧升高的同时伴有中枢神经功能障碍,如严重头痛、呕吐、神志改变,重者意识模糊、抽搐、昏迷。其发生机制可能为过高的血压导致脑灌注过多,出现脑水肿所致。

3.急性心力衰竭、肺水肿

立即进行降压治疗以阻止靶器官进一步损害。

(四)高血压分类和危险度分层

1.高血压分类

中国高血压防治指南修订分类标准,将18岁以上成人的血压按不同水平分类,见表3-1。

表3-1　血压水平的定义和分类

类别	收缩压		舒张压
正常血压	<16 kPa(120 mmHg)	和	<10.7 kPa(80 mmHg)
正常高值	16~18.6 kPa(120~139mmHg)	和(或)	10.7~11.9 kPa(80~89mmHg)
高血压:	≥18.7 kPa(140 mmHg)	和(或)	≥12 kPa(90 mmHg)
Ⅰ级高血压(轻度)	18.7~21.2 kPa(140~159mmHg)	和(或)	12~13.2 kPa(90~99mmHg)
Ⅱ级高血压(中度)	21.3~23.9 kPa(160~179mmHg)	和(或)	13.3~14.6 kPa(100~109mmHg)
Ⅲ级高血压(重度)	≥24 kPa(180 mmHg)	和(或)	≥14.7 kPa(110 mmHg)
单纯收缩高血压	≥18.7 kPa(140 mmHg)	和	<12 kPa(90 mmHg)

当收缩压与舒张压分别属于不同级别时,则以较高的分级为准。既往有高血压病史者,目前正服抗高血压药,血压虽已低于 18.6/12 kPa(140/90 mmHg),仍应诊断为高血压。

2.高血压危险度的分层

根据血压水平结合危险因素及合并的器官受损情况将患者分为低、中、高、极高危险组。治疗时不仅要考虑降压,还要考虑危险因素及靶器官损害的预防及逆转(表 3-2)。

表 3-2　按危险度分层,量化估计预后

项目	Ⅰ级高血压	Ⅱ级高血压	Ⅲ级高血压
无其他危险因素	低危	中危	高危
1～2 个危险因素	中危	中危	很高危
≥3 个危险因素	高危	高危	很高危
或伴靶器官损害			
临床并发症或合并糖尿病	很高危	很高危	很高危

心血管疾病危险因素:吸烟、高脂血症、心血管疾病家族史、腹型肥胖或肥胖、缺乏体力活动、男性>55 岁、女性>65 岁。

【诊断要点】

定期且正确的血压测量是诊断高血压的关键,并且需在不同时间测量 3 次均值达到高血压诊断标准或通过动态血压监测方能确定,对可疑者应重复多次测量。同时,必须排除由其他疾病导致的继发性高血压,最常见的有肾脏疾病,如肾小球肾炎、多囊肾、肾动脉狭窄;内分泌疾病,如嗜铬细胞瘤、原发性醛固酮增多症、皮质醇增多症等。

【治疗要点】

原发性高血压病因未明,很难彻底治愈,但可通过调整生活方式和服用降压药物使血压下降到或接近正常范围,并可防止和减少心脑血管及肾脏并发症,降低病死率和病残率。

治疗包括非药物及药物治疗两大类。

(一)非药物治疗

非药物治疗适合于各型高血压患者,尤其是Ⅰ级高血压,无糖尿病、靶器官损害者。

(二)药物治疗

目前常用降压药物有 5 类,见表 3-3。

(三)用药原则

(1)原发性高血压诊断一旦确立,通常需要终身治疗(包括非药物治疗)。

(2)药物一般从小剂量开始逐渐增加,达降压目的后改用维持量以巩固疗效。

(3)可联合用药以增强药物协同作用,并可降低每种药物的不良反应。

(4)对一般高血压患者不必急剧降压,以缓慢降压为宜,也不宜将血压降至过低,有效的治疗必须使血压降至正常范围,即 18.7/12 kPa(140/90 mmHg)以下;一般中青年人(<60 岁)或合并糖尿病及肾脏疾病的患者,应控制在 17.3/10.7 kPa(130/80 mmHg)以下。

表 3-3　常用降压药物名称、剂量及用法

药物分类	药物名称	剂量(mg)	用法(次/天)	主要不良反应
二氢吡啶类钙通道阻滞剂				踝部水肿,头痛,潮红
	硝苯地平缓释片	10～80	2	
	硝苯地平控释片	30～60	1	
	氨氯地平	5～10	1	
	非洛地平缓释片	2.5～10	1	
非二氢吡啶类钙通道阻滞剂				房室传导阻滞,心功能抑制
	维拉帕米	80～480	2～3	
	地尔硫卓	90～360	1～2	
利尿剂:噻嗪类				血钾降低,血钠降低,血尿酸升高
	氢氯噻嗪	6.25～25	1	
	吲达帕胺	0.625～2.5	1	
袢利尿剂	呋塞米	20～40	1～2	血钾降低
保钾类	氨苯蝶啶	5～100	1～2	血钾增高
β-受体阻滞剂				支气管痉挛,心功能抑制
	美托洛尔	25～100	1～2	
	阿替洛尔	12.5～50	1～2	
血管紧张素转换酶抑制剂				咳嗽,血钾升高,血管神经性水肿
	卡托普利	25～300	2～3	
	依那普利	2.5～40	2	
	贝那普利	5～40	1～2	
	培哚普利	4～8	1	
血管紧张素Ⅱ-受体抑制剂				血钾升高,血管神经性水肿(罕见)
	氯沙坦	25～100	1	
	缬沙坦	80～160	1	

(四)高血压急症的治疗

应迅速使血压下降,同时也应对靶器官的损害和功能障碍予以处理。

(1)快速降压首选硝普钠静脉滴注,开始剂量每分钟 $10～25\mu g$,以后可根据血压情况逐渐

加量,直至血压降至安全范围。

(2)硝酸甘油静脉滴注每分钟 5～100 μg 或硝苯地平舌下含服。

(3)乌拉地尔每分钟 10～50 mg 静脉滴注。

(4)有高血压脑病时宜给予脱水剂如甘露醇;亦可用快速利尿剂如呋塞米 20～40 mg,静脉注射。

(5)有烦躁、抽搐者则给予地西泮、巴比妥类药物肌内注射或水合氯醛保留灌肠。

【常用护理诊断/问题】

1.疼痛:头痛

与血压升高有关。

2.有受伤的危险

与头晕和视力模糊有关。

3.潜在并发症

高血压急症。

4.知识缺乏

缺乏原发性高血压饮食、药物治疗有关知识。

【护理措施】

1.休息

保持病室安静,光线柔和,尽量减少探视,保证充足的睡眠。护士操作应相对集中,动作轻巧,防止过多干扰加重患者的不适感。患者有头晕、眼花、耳鸣等症状时应卧床休息,上厕所或外出时有人陪伴,若头晕严重,应协助在床上大小便。高血压初期可不限制一般的体力活动,避免重体力活动;血压较高、症状较多或有并发症的患者应卧床休息,避免体力和脑力的过度兴奋。

2.饮食

限盐,一般每人每天平均食盐量应为 6g 左右。减少膳食脂肪,补充适量优质蛋白质,多吃蔬菜和水果,应增加含钾多、含钙高的食物,如绿叶菜、鲜奶、豆类制品等。

3.控制体重及运动

减轻体重,BMI 保持在 20～24 kg/m²。增加及保持适当体力活动,一般每周运动 3～5 次,每次持续 20～60 分钟。

4.并发症的护理

高血压脑血管意外的处理:卧床休息,避免活动,安定情绪,遵医嘱给予镇静剂;保持呼吸道通畅,吸氧;心电监护;开放静脉通路,血压高时首选硝普钠静脉注射治疗。严密观察病情变化,发现血压急剧升高、剧烈头痛、呕吐、大汗、视力模糊、面色及神志改变、肢体活动障碍等症状,立即通知医师。

5.用药护理

遵医嘱予以降压药治疗时,测量用药后的血压以判断疗效,并观察药物不良反应:噻嗪类、袢利尿剂应注意补钾,防止低钾血症;β-受体阻滞剂应注意其抑制心肌收缩力、心动过缓、房室传导时间延长、支气管痉挛、降低血糖、升高血脂等不良反应;血管紧张素转换酶抑制剂可有头晕、咳嗽、血钾升高、肾功能损害;血管紧张素Ⅱ-受体抑制剂可有血钾升高;钙通道阻滞剂可有头痛、面红、下肢水肿、心动过速;地尔硫卓可致心动过缓和负性肌力作用。

【健康指导】

1.加强疾病知识指导

向患者及家属解释引起原发性高血压的生理、心理、社会因素及高血压对机体的危害,以引起患者足够的重视。坚持长期的饮食、运动、药物治疗,将血压控制在接近正常的水平,以减少对靶器官的进一步损害。

2.改变不良的生活方式

戒烟限酒,劳逸结合,保证充分的睡眠。学会调整自我心理平衡,保持乐观情绪。家属也应给患者以理解、宽容与支持。

3.饮食指导

指导患者坚持低盐、低脂、低胆固醇饮食,限制动物脂肪、内脏、鱼子、软体动物、甲壳类食物,多吃新鲜蔬菜、水果,防止便秘。肥胖者控制体重,减少每天总热量摄入,养成良好的饮食习惯,细嚼慢咽、避免过饱、少吃零食等。

4.指导规律运动

根据病情选择慢跑、骑车、健身操、太极拳等有氧运动,当运动中出现头晕、心慌、气紧等症状时应就地休息。避免竞技性运动和力量型运动,如球类比赛、举重、俯卧撑等。适当运动有利于大脑皮质功能恢复,还能增加患者对生活的信心。

5.用药指导

告诉患者及家属有关降压药的名称、剂量、用法、作用与不良反应。教育患者服药剂量必须遵医嘱执行,不可随意增减药量或突然撤换药物。教会患者或家属定时测量血压并记录,定期门诊复查,若血压控制不满意或有心动过缓等应随时就诊。

6.其他注意事项

告诉患者及家属需要注意的安全事项,避免突然改变体位,不用过热的水洗澡,不洗蒸汽浴,禁止长时间站立。

第七节　病毒性心肌炎

病毒性心肌炎(viral myocarditis)是由病毒感染引起的心肌局限性或弥漫性炎症性病变。

【病因与发病机制】

各种病毒都可引起病毒性心肌炎,临床上绝大多数由柯萨奇病毒 A、B,ECHO 病毒,脊髓灰质炎病毒,流感病毒和 HIV 病毒等引起,其中柯萨奇病毒 B 与心脏疾病的关系最为密切。

病毒作用于心肌的方式有直接侵犯心肌和心肌内小血管、由免疫机制产生的心肌损伤等。急性病毒性心肌炎的组织学特征为心肌细胞溶解、间质水肿、炎性细胞浸润等。

【临床表现】

当机体处于细菌感染、营养不良、劳累、寒冷、酗酒、妊娠、缺氧等情况下,机体抵抗力下降,更易导致病毒感染而发病。病毒性心肌炎临床表现差异很大,轻者可无明显症状,重者可并发严重心律失常、心力衰竭、心源性休克。

1.病毒感染症状

在发病前 1~3 周,患者常有病毒感染前驱症状,如发热、全身倦怠感等"感冒"样症状或呕吐、腹泻等消化道症状。

2.心脏受累症状

常出现心悸、胸闷、呼吸困难、心前区隐痛、乏力等表现,严重者可出现阿-斯综合征、心源性休克。

3.主要体征

可有与发热程度不平行的心动过速、各种心律失常、心尖部第一心音减弱、出现第三心音、舒张期奔马律,或有颈静脉怒张、水肿、肺部啰音及肝大、心脏扩大等心力衰竭体征。

【诊断要点】

目前主要采用综合诊断,依据病史、临床表现及心电图、实验室检查等综合分析,但确诊有赖于心内膜心肌或心包组织中病毒、病毒抗原或病毒基因片段的检出。

【治疗要点】

1.休息与营养

急性期卧床休息及补充营养。

2.药物治疗

应用营养心肌、促进心肌代谢的药物,如三磷酸腺苷、辅酶 A、大剂量维生素 C、细胞色素 C、果糖、肌苷等药物静脉滴注。

3.治疗并发症

心力衰竭者给予利尿剂和血管扩张剂、血管紧张素转换酶抑制剂;由于心肌坏死易导致洋地黄中毒,所以洋地黄用量需减少。药物治疗不理想时采用电复律,如患者出现完全性房室传导阻滞或二度Ⅱ型房室传导阻滞并反复发生阿-斯综合征者,应及时安装临时人工心脏起搏器。目前不主张早期使用糖皮质激素。

4.抗生素治疗

多主张使用广谱抗生素,防止继发性细菌感染。

【常用护理诊断/问题】

1.活动无耐力

与心肌受损、心律失常有关。

2.潜在并发症

心力衰竭、心律失常。

【护理措施】

1.休息与活动

创造良好的休养环境,保持环境安静,限制探视,减少干扰,保证患者充分的休息和睡眠。一旦确诊即应卧床休息,休息的目的是减轻心脏负担,减少心肌耗氧,防止心脏扩大,有利于心功能恢复,防止病情恶化或转为慢性病程。过度劳累一方面增加心脏负荷,另一方面可诱发心力衰竭和心律失常,甚至猝死。患者常需卧床休息数周至 2～3 个月,直到症状消失,心电图恢复正常,血清心肌酶、抗体滴定度、红细胞沉降率等恢复正常,出现频发期前收缩、房室传导阻滞等心律失常或曾有心功能不全者应延长至半年。

2.饮食护理

为患者准备易消化、富含蛋白质和维生素的食物,鼓励患者多食新鲜蔬菜和水果,禁烟、酒,禁饮浓茶、咖啡;当患者出现心功能不全时,应给予低热量饮食和低盐饮食。

3.病情观察

密切观察生命体征、尿量、意识、皮肤及黏膜颜色,注意有无呼吸困难、咳嗽、易疲劳、颈静脉怒张、水肿、奔马律、肺部湿性啰音等表现。活动时严密监测心率、心律、血压的变化,若活动后出现胸闷、心悸、呼吸困难、心律失常等,应停止活动,以此作为限制最大活动量的指征。病毒性心肌炎患者半数以上可出现各种类型的心律失常,故急性期应心电监护,注意心率、心律、心电图变化,同时准备好抢救仪器及药物,一旦发生严重心律失常,立即遵医嘱给予抗心律失常药物或配合临时起搏、电复律等。

【健康指导】

1.疾病知识指导

告诉患者及家属卧床休息的重要性。急性心肌炎患者出院后需继续休息,避免劳累,3～6 个月后可考虑恢复部分或全部轻体力工作或学习。适当锻炼身体,以增强抵抗力,并注意保暖,预防呼吸道感染。

2.自查及复诊指导

嘱患者定期到医院复查心电图、实验室检查。教会患者及家属测脉率、脉律,发现异常或有胸闷、心悸等不适应及时复诊。

3.饮食指导

指导患者进食高蛋白、高维生素、易消化的饮食,以促进心肌代谢与修复。

4.避免诱发因素

病毒性心肌炎患者可发生心力衰竭,应指导患者尽量避免呼吸道感染、剧烈运动、情绪激动、饱餐、妊娠、寒冷、用力排便等。

第八节　心肌病

心肌病也称为原发性心肌病,指伴有心肌功能障碍的心肌疾病。根据 WHO 国际心脏病学会联合会(ISFC)工作组的报道,心肌病分类包括扩张型心肌病、肥厚型心肌病、限制型心肌病、致心律失常型右室心肌病及不定型心肌病 5 型。

一、扩张型心肌病

扩张型心肌病(DCM)是一组以一侧或双侧心腔扩大、室壁变薄、心肌收缩期功能障碍为特征的心肌病,可产生充血性心力衰竭。

【病因】

病因尚不完全清楚,除家族遗传因素外,近年认为病毒感染是其重要原因,病毒感染触发了机体的免疫反应,所致心肌炎可导致和诱发扩张型心肌病。此外营养与代谢障碍、某些化学物质或重金属中毒及血流动力学变化也可能是扩张型心肌病的发病原因。

【临床表现】

起病缓慢,早期患者可有心脏扩大,但多无明显症状;病情发展后出现气急,甚至端坐呼吸、水肿、肝大等充血性心力衰竭的表现,常合并各种心律失常如期前收缩、心房颤动、传导阻滞;晚期患者常发生室速甚至室颤,可导致猝死。栓塞是常见并发症之一。

主要体征为心浊音界向两侧扩大及左、右心衰竭的体征。

【诊断要点】

本病缺乏特异性诊断指标,临床上有心脏增大、心律失常和充血性心力衰竭,超声心动图证实有心腔扩大与心脏搏动减弱,除外各种病因明确的器质性心脏病后即应考虑本病的可能。

【治疗要点】

主要针对充血性心力衰竭和各种心律失常进行治疗。一般措施是限制体力活动、低盐饮食,应用利尿剂和洋地黄制剂,但洋地黄类药物用量宜偏小。

二、肥厚型心肌病

肥厚型心肌病(HCM)是以心肌非对称性肥厚、心室腔变小、左心室血液充盈受阻、舒张期顺应性下降为特征的心肌病,根据左心室流出道有无梗阻分为梗阻性肥厚型心肌病及非梗阻性肥厚型心肌病两类。

【病因】

本病约1/3有家族史,目前认为是常染色体显性遗传疾病;亦有认为儿茶酚胺代谢异常、高血压、高强度运动等是本病发病的促进因子。

【临床表现】

患者可有劳力性呼吸困难、心悸、乏力、头晕及晕厥。梗阻性肥厚型心肌病患者,在起立、运动时出现眩晕甚至神志丧失。部分患者因肥厚心肌耗氧增多而致心绞痛,但用硝酸甘油和休息后多不能缓解。

主要体征有心脏轻度增大,心尖部可闻及第四心音。流出道有梗阻的患者,可在胸骨左缘第3～4肋间或心尖部听到粗糙的喷射性收缩期杂音,使用β-受体阻滞剂或取下蹲位,使心肌收缩力下降或使左心室容量增加,可使杂音减轻;剧烈运动、含服硝酸甘油时,左心室容量减少或增加心肌收缩力,此杂音可增强。

【诊断要点】

对临床或心电图表现类似冠心病的年轻患者,诊断冠心病依据不充分,结合心电图、超声心动图及心导管检查可为诊断提供重要依据。如有阳性家族史(猝死、心脏增大等),则更有助于诊断。

【治疗要点】

本病的治疗原则为防止心动过速及维持正常窦性心律,减轻左心室流出道狭窄和抗室性心律失常。梗阻性肥厚型心肌病治疗以β-受体阻滞剂及钙通道阻滞剂为最常用,可减慢心率,减轻流出道肥厚心肌的收缩,缓解流出道梗阻,增加心排血量,并可治疗室上性心律失常。

三、心肌病患者的护理

【常用护理诊断/问题】

1.气体交换受损

与心排血量下降有关。

2.活动无耐力

与心排血量下降及心脏规律活动失常有关。

3.体液过多

与心力衰竭引起水、钠潴留有关。

4.疼痛:胸痛

与肥厚心肌耗氧量增加、冠状动脉供血相对不足有关。

【护理措施】

1.注意休息,避免诱因

嘱患者避免劳累、突然屏气或站立、提取重物、情绪激动、饱餐、寒冷刺激,戒烟酒,防止诱发心绞痛;疼痛加重或伴有冷汗、恶心、呕吐时告诉医护人员。

2.饮食护理

适当控制水摄入量,发生心力衰竭时应限制钠盐入量(每日少于 5 g),限制摄入含钠量高的食物如腌制食品、碳酸饮料、罐头等。观察水肿消长情况,每日测量体重,准确记录 24 小时出入量。

3.病情观察

密切观察心率、心律、血压、呼吸的变化,必要时给予心电监护。监测患者周围血管灌流情况,如脉搏、皮肤温度、皮肤颜色、毛细血管充盈、尿量及左、右心衰竭的征象。

4.对症护理

疼痛发作时立即停止活动,卧床休息;遵医嘱使用 β-受体阻滞剂或钙通道阻滞剂,注意有无心动过缓等不良反应;持续吸氧,氧流量每分钟 2～4 L。

【健康指导】

1.休息

心肌病患者限制体力活动甚为重要,可使心率减慢,心脏负荷减轻,心力衰竭得以缓解。症状明显者应卧床休息,症状轻者可参加轻体力工作,但要避免劳累。肥厚型心肌病者体力活动后有晕厥和猝死的危险,故应避免持重、屏气及激烈的体力活动。有晕厥病史者应避免独自外出活动,以免发作时无人在场而发生意外。

2.合理饮食

给予高蛋白、高维生素、富含纤维素的清淡饮食,少量多餐,以促进心肌代谢,增强机体抵抗力;心力衰竭时低盐饮食,防止因饮食不当造成的水、钠潴留,心肌耗氧量增加及便秘而增加心脏负荷。

3.避免诱发因素

日常生活中要保持室内空气流通、阳光充足,防寒保暖,预防上呼吸道感染。

4.用药指导

指导患者遵医嘱坚持服用抗心力衰竭、纠正心律失常的药物,以提高存活年限;说明药物的名称、剂量、用法,教会患者及家属观察药物疗效及不良反应。

5.定期门诊随访

症状加重时立即就诊,防止病情进展、恶化。

第九节　心包炎

心包炎是指心包脏层和壁层的炎症,可由多种因素引起,它可单独存在,也可作为全身疾病的一部分。心包因细菌或病毒感染、自身免疫、物理和化学等因素而发生心包急性炎性反应和渗液,慢性期可发生心包粘连、增厚、缩窄、钙化等病变。临床上以急性心包炎和慢性缩窄性心包炎为最常见。

急性心包炎发病与下列因素有关:①感染性,常见的有结核性、病毒性、化脓性感染;②非感染性,常见的有自身免疫性疾病(如风湿热、系统性红斑狼疮)、肿瘤、内分泌及代谢性疾病(如痛风)、急性非特异性心包炎、急性心肌梗死时反应性心包炎等。

心包由壁层和脏层组成,正常心包腔内含 30~50 mL 液体,这些液体主要起润滑作用。急性心包炎可分为纤维蛋白性和渗出性两种。急性期,心包腔有纤维蛋白、白细胞及少许内皮细胞渗出,此时为急性纤维蛋白性心包炎。当渗出物中的液体增多时称为渗出性心包炎,多为浆液纤维蛋白性、呈黄而清的液体,有时也可为脓性或血性,渗出量 100~500 mL,多时可达 2~3 L。积液一般在数周至数月内被吸收。如液体在短时间内大量积聚可引起心脏压塞。主要治疗方法是针对病因用药,如抗结核药、抗生素等。心包穿刺抽液及引流可减轻症状。

慢性缩窄性心包炎继发于急性心包炎,其病因在我国仍以结核性为最常见,其次为化脓性或创伤性心包炎后演变而来。部分急性心包炎后,随着积液吸收可有纤维组织增生、心包增厚粘连,最终形成坚厚的瘢痕,使心包失去伸缩性,致使心脏舒张期充盈受限而产生血液循环障碍。慢性缩窄性心包炎主要治疗方法为心包剥离手术。

【护理评估】

(一)健康史

应询问患者有无结核病史、其他感染病史,有无自身免疫性疾病等。

(二)身体状况

1.急性心包炎

(1)主要症状

1)心前区疼痛:常出现在早期,主要见于非特异性心包炎,结核性或肿瘤性心包炎则不明显。疼痛常随发热而突然出现,呈缩窄性或尖锐性疼痛,与呼吸运动有关,常因咳嗽、深呼吸、变换体位而加重。疼痛位于心前区或胸骨后,可发散到颈部、左肩、左臂。

2)心脏受压症状:当心包积液产生过快或量过大时,可有端坐呼吸、身体前倾、呼吸浅快、发绀等。

3)其他症状:发热、出汗、乏力、干咳、嘶哑、吞咽困难、烦躁不安等。

(2)护理体检

1)心包摩擦音:纤维蛋白性心包炎的特异性征象,在胸骨左缘第3、4肋间最清楚,呈抓刮样。部分患者可有心包摩擦感。

2)心包积液征:积液量在200～300 mL甚至以上时心尖冲动消失,心浊音界向两侧增大,并随体位改变,心率快,心音遥远。短期内出现大量心包积液时,可出现颈静脉怒张、肝大、腹水、下肢水肿、收缩压下降、脉压减小、奇脉。

2.慢性缩窄性心包炎

起病缓慢,心包缩窄的表现可出现于急性心包炎后数月至数十年,平均为2～4年。

(1)主要症状:主要是呼吸困难,有时可出现端坐呼吸。其次是腹胀,还可有心悸、头晕、乏力、消瘦、上腹胀痛、食欲减退等。

(2)护理体检:心浊音界正常或稍增大,心尖冲动减弱或消失,心音低远,心率快,可触及奇脉。约有半数患者在胸骨左缘第3、4肋间可闻及心包叩击音。此外,心脏受压可有颈静脉怒张、肝大、腹水、胸腔积液、下肢水肿等体征。

(三)心理-社会状况

在急性心包炎阶段患者和家属均表现为焦虑,并对医务人员寄予极大期望,希望及时治愈疾病,能积极配合治疗。若病情迁延成慢性缩窄性心包炎或需手术治疗时,患者可表现出恐惧或消极心理。

【主要护理诊断/问题】

(1)活动无耐力:与疲乏、氧的供需失调有关。

(2)疼痛:与心包炎症有关。

(3)气体交换受损:与肺淤血、肺或支气管受压有关。

【护理目标/评价】

(1)患者乏力减轻或消失,活动耐力增加。

(2)心前区疼痛缓解。

(3)呼吸困难减轻或缓解。

【护理措施】

(一)休息与体位

急性期或有大量积液时应卧床休息。呼吸困难者根据病情帮助患者采取半卧位或前倾坐位,提供可依靠的床上小桌,并保持舒适体位,给予氧气吸入。

(二)心前区疼痛的护理

(1)遵医嘱给予解热镇痛剂、抗生素、抗结核、抗肿瘤等药物治疗,观察药物不良反应。若疼痛严重,可适量使用吗啡类药物。

(2)评估心前区疼痛的部位、性质及其变化情况。

(3)保持情绪稳定,呼吸平稳,勿深呼吸、用力咳嗽或突然改变体位,以免使疼痛加重。

(三)饮食

给予高热量、高蛋白质、高维生素、易消化的饮食,限制钠盐的摄入。

(四)病情观察

除监测生命体征及心前区疼痛的变化情况外,还应注意患者是否出现心脏压塞表现。

(五)心理护理

(1)一部分患者从急性心包炎可逐渐发展至心包积液,甚至发生慢性缩窄性心包炎,病程迁延。护士要做细致的工作,体贴关心患者,通过交谈,做好劝导工作,使患者树立战胜疾病的信心。

(2)对于需要做心包切开的患者,要了解其对手术的顾虑和疑虑,说明手术的必要性,使乏增加对医护人员的信任感。部分心包疾病是由于恶性肿瘤所致,需要消除患者的不良心理反应,培养积极乐观的态度。

(六)心包穿刺术的护理

(1)做好解释工作,解除思想顾虑,必要时术前用少量镇静剂。

(2)建立静脉通道,并准备好抢救的器械和药物。

(3)术中嘱患者勿深呼吸或剧烈咳嗽。抽液过程中注意随时夹闭胶管,防止空气进入心包腔。

(4)记录抽液量、性质,按要求留标本送检。

(5)心包注入药物时,注意药物的局部刺激。心包引流者需做好引流管护理。

(6)密切观察病情变化,注意脉搏、心率和血压,如有异常应及时报告医生并协助处理。

(七)心包剥离手术前后的护理

(1)术前严格休息,给予低盐、高蛋白质和高热量饮食,保证充足的营养。

(2)心包剥离术后,应密切观察生命体征和心功能变化,限制补液量和速度,以免加重心脏负担引起急性肺水肿。

(3)术后恢复期应逐渐增加活动量,不宜突然过度活动。

(4)应用洋地黄时,注意药物的不良反应,观察有无中毒和电解质紊乱。

(八)健康指导

(1)心包炎患者机体抵抗力减弱,应注意充分休息,加强营养。注意防寒保暖,防止呼吸道感染。

(2)对慢性缩窄性心包炎接受手术治疗的患者,术前有心力衰竭者,术后仍应继续抗心力衰竭治疗。由于萎缩心肌的恢复较慢,常在术后 4～6 个月才出现疗效,故患者必须坚持足够疗程的药物治疗,勿擅自停药。

第十节　心脏骤停

心脏骤停(cardiac arrest)是指患者过去有或无心脏病史,意外地发生心脏射血功能的突然终止,导致脑血流的中断,随之出现意识丧失、呼吸停止、瞳孔散大。心脏骤停为心脏急症中最严重的情况,如能及时而正确地抢救,不少患者可以获救,若抢救不及时或措施不力,常导致死亡。

一、病因

1.心脏病变

冠心病最多见(尤其是急性心肌梗死),其他如主动脉瓣狭窄、梗阻性肥厚型心肌病、急性重症心肌炎、各种原因引起的双束支或高度房室传导阻滞、病窦综合征及严重室性心律失常、心力衰竭,急性心脏压塞等。

2.非心脏病变

常见的原因有触电、溺水、急性缺氧、药物中毒或过敏、严重电解质紊乱和酸碱平衡失调、麻醉或手术意外等。

二、病理生理

心脏骤停发生后,导致机体组织缺氧和二氧化碳潴留,但人体各系统组织对缺氧的耐受性不一,最敏感的是中枢神经系统,尤其是大脑,一般认为脑组织对缺氧的耐受时限是 6 min,超过则预后不良。其次是心脏,严重缺氧时心脏节律和传导受抑制,再次是肝脏和肾脏。如心脏骤停后抢救不及时,脑及心、肾等重要脏器的缺氧性损伤变为不可逆性的,则失去复苏的机会。

三、临床表现

患者突然意识丧失,伴全身或局部抽搐。呼吸断续,呈叹气样或短促痉挛性呼吸,随即呼吸停止。脉搏消失。面色及皮肤苍白或发绀,瞳孔散大。大小便失禁。强刺激无反应。

四、心电图特点

常见下列三种情况。①心室颤动,最常见。②缓慢性心律失常或心室停顿。③无脉搏性电活动,即心电图表现为间断出现的宽而畸形、振幅较低的 QRS 波,心室肌可断续出现慢而极微弱的不完整收缩,触不到脉搏,也听不到心音。

五、心脏骤停的处理

一旦确诊为心脏骤停,应迅速、准确、熟练地进行抢救,保证心、肺、脑复苏成功。复苏成功与否同心脏骤停至复苏开始的时间密切相关。首先立即尝试捶击复律,即先用拳头尺侧以中等强度力量从 20～25 cm 高度向胸骨中下 1/3 交界处捶击 1～2 次,部分患者可瞬即复律;若患者脉搏和呼吸未能立即恢复,不应继续捶击。

(一)基本生命支持(BLS)

1.保持气道通畅(A)

迅速清除口腔黏液、分泌物、呕吐物,必要时用吸引器吸痰。发现假牙立即取下,检查和清除气道内异物。心脏骤停时,患者可发生舌后坠而阻塞呼吸道,故应一手置于患者前额用力加压使患者头后仰,另一手的食指、中指抬起下颏使下颏尖、耳垂与地面垂直,以畅通气道,即仰头抬颏法。高度怀疑颈椎受伤时可用托颌法。

2.人工呼吸(B)

在保持气道通畅的同时,必须立即开始人工通气,气管内插管是建立人工通气的最好方法。当时间或条件不允许时,口对口呼吸不失为一项有效而简易的人工通气方法。两人进行心肺复苏时,应每5s使肺扩张 1 次;单人复苏时,每 15 s 使肺扩张 2 次;但口对口呼吸只是临时性紧急措施,应马上争取气管内插管,以人工气囊挤压或人工呼吸机进行辅助呼吸与给氧。

无论任何人工呼吸,急救者每次吹气时间应持续 1 s 以上。按压与通气的比例为 30：2。

3.恢复循环(C)

胸外心脏按压可使整个胸腔内压改变而产生抽吸作用,改善全身血流量,恢复循环,有利于维持重要器官的血液灌注。胸外心脏按压部位在胸骨下 1/3 处,即两乳头连线与胸骨交界处。按压应平稳、均匀、有规律,速率 100 次/分,胸骨下陷 5 cm,按压与放松时间相等,放松时手掌不离开胸壁。胸按压的并发症主要是肋骨或胸骨骨折、心包积血或填塞、气胸、血胸、肺挫伤等,应遵循正确的操作方法,尽量避免发生。

关于早期 CPCR 的建议:认为在呼吸、心跳停止早期,可以不必强求打开气道人工呼吸,而应进行胸外心脏按压,即 C、A、B 程序。

即使是有效的胸按压,也仅能使心脏指数接近正常低限的 40%。因此,在胸按压的同时,必须设法迅速恢复有效的自主心律,给予进一步生命支持措施。

(二)进一步生命支持(ALS)

给予加强生命支持措施,但以上基本生命支持治疗并非立即停止,而是逐步向第二阶段过渡。

1.电除颤(D)

见相关介绍。

2.电监护(E)除颤和复律

迅速恢复有效的心律是复苏成功至关重要的一步。若心电监护确定为心室颤动或持续性快速室性心动过速,立即用 200 J 能量进行直流电复律,一次不成功,可将能量增大至 300 J 或 360 J。若初始 1～2 次电复律失败,提示预后不良,但不应放弃努力。电击前如心室颤动的振幅细小,可静脉或心内注射肾上腺素 1 mg,使其变成粗颤,以增加复律的机会。

3.给药(输液)(F)

迅速建立 1～2 处上肢静脉通道,给予急救药物。常用药物如下。

(1)肾上腺素:所有心脏骤停患者的首选药物。首次剂量 1 mg 静注,观察无效后立即用 5 mg,可重复多次使用,每次间隔 3～5 min。

(2)异丙肾上腺素:15～20 μg/min,静滴。适用于房室传导阻滞引起的缓慢性室性自主心律、阿-斯综合征及心室停顿。

(3)阿托品:0.5～2 mg 静注,适用于因缓慢性心律失常和室性停搏引起的心脏骤停的患者。

(4)利多卡因:对室速和室颤尤其是急性心肌梗死患者仍为首选药物。按 1 mg/kg 体重静注,2 min 后可重复此剂量,随后持续静滴,4 mg/min。

(5)普鲁卡因胺和溴苄胺:静注或静滴,用于利多卡因或多次除颤均无效的顽固性室速或室颤,但不作为复苏时的第一线抗心律失常药。

(6)碳酸氢钠:不列为早期复苏的常规用药,即使在除颤、心脏按压和药物治疗后也要按照"宁少勿多,宁酸勿碱"的原则合理用药,可纠正代谢性酸中毒。

(7)呼吸兴奋剂:目的在于加强和完善自主呼吸功能。常用药物如洛贝林、尼可刹米等。

4.人工起搏

对心室停顿或无脉搏性电活动者,其处理不同于心室颤动,除使用肾上腺素、阿托品、异丙肾上腺素等药物外,应争取施行临时性人工心脏起搏,如体外心脏起搏、右心室心内膜起搏。

(三)持续生命支持

1.病情评估、病因治疗(G)

见相关介绍。

2.脑复苏(H)

脑组织对缺氧耐受性最差,缺氧后可致脑水肿、颅内压升高,甚至形成脑疝,危及呼吸、循环中枢,可再度引起呼吸、心跳停止,或即使心肺复苏后患者存活,亦可能因脑复苏未成功而成为植物人,故脑复苏是心肺复苏最后成败的关键。为防止脑组织永久性损害需采取以下措施。

(1)低温疗法:可降低颅内压和脑代谢,提高脑细胞对缺氧的耐受性,减轻或预防脑水肿。应争取在心脏骤停后 5 min 内开始,以头部降温为主。一般以保持肛温 32℃ 为宜,可用冰帽、冰袋物理降温,或加用冬眠药物,常用氯丙嗪、异丙嗪各 25~50 mg 肌注。

(2)脱水疗法:复苏后血压如能相对稳定应及早使用。可用渗透性利尿剂 20% 甘露醇(1~2 g)、25% 山梨醇(1~2 g)快速静滴,以减轻脑水肿;亦可联合使用呋塞米,首次 20~40 mg;必要时增加至 100~200 mg 静注。

(3)防治抽搐:①应用冬眠药物;②选用双氢麦角碱 0.6 mg,异丙嗪 50 mg 稀释于 5% 葡萄糖液 100 mL 中静滴;③地西泮 10 mg 静注。

(4)高压氧治疗:通过增加血氧含量及弥散提高脑组织氧分压,改善脑缺氧,降低颅内压。

3.重症监护(I)

大动脉搏动出现、呼吸恢复、心音出现是复苏有效的指标;一旦心肺复苏成功,应将患者送至监护病房,继续连续密切监测至少 48~72 h,并对导致心脏骤停的原发疾病给予适当处理。监测的内容包括生命体征、呼吸功能、血流动力学、心电图、液体出入量、电解质、肾功能、血气分析、血氧饱和度等。继续维持有效循环、呼吸功能,以及水、电解质、酸碱平衡,预防再次心脏骤停。防治脑水肿、急性肾衰竭和继发感染等。同时做好心理护理,减轻患者的恐惧,更好地配合治疗。

第四章　普外科护理

第一节　甲状腺功能亢进症

甲状腺功能亢进症（简称甲亢）是由多种病因引起的甲状腺激素分泌过多的常见内分泌病。多发生于女性，发病年龄以 20～40 岁女性为最多，临床以弥漫性甲状腺肿大、神经兴奋性增高、高代谢综合征和突眼为特征。

一、病因

甲状腺功能亢进症的病因及发病机制目前得到公认的主要与以下因素有关。

(一)自身免疫性疾病

已发现多种甲状腺自身抗体，包括刺激性抗体和破坏性抗体，其中最重要的抗体是 TSH 受体抗体(TRAb)。TRAb 在本病患者血清阳性检出率为 90% 左右。该抗体具有加强甲状腺细胞功能的作用。

(二)遗传因素

可见同一家族中多人患病，甚至连续几代有患病。同卵双胞胎日后患病率高达 50%。本病患者家族成员患病率明显高于普通人群。有研究表明本病有明显的易感基因存在。

(三)精神因素

精神因素可能是本病的重要诱发因素。

二、临床表现

(一)高代谢症群

怕热、多汗、体重下降、疲乏无力、皮肤温暖湿润、可有低热(体温<38 ℃)，糖类、蛋白质及脂肪代谢异常。

(二)神经系统

神经过敏、烦躁多虑、多言多动、失眠、多梦、思想不集中。少数患者表现为寡言抑郁、神情淡漠、舌平伸及手举细震颤、腱反射活跃、反射时间缩短。

(三)心血管系统

心悸及心动过速，常达 100～120 次/分，休息与睡眠时心率仍快，收缩压增高，舒张压降低，脉压增大，严重者发生甲亢性心脏病：①心律失常，最常见的是心房纤颤。②心肌肥厚或心脏扩大。③心力衰竭。

(四)消化系统

食欲亢进，大便次数增多或腹泻，肝脏受损，重者出现黄疸，少数患者(以老年人多见)表现厌食，病程长者表现为恶病质。

(五)运动系统

慢性甲亢性肌病、急性甲亢性肌病、甲亢性周期性四肢麻痹、骨质稀疏。

(六)生殖系统

女性月经紊乱或闭经、不孕,男性性功能减退、乳房发育、阳痿及不育。

(七)内分泌系统

本病可以影响许多内分泌腺体,其中垂体-性腺异常和垂体-肾上腺异常较明显。前者表现性功能和性激素异常,后者表现色素轻度沉着和血 ACTH 及皮质醇异常。

(八)造血系统

部分患者伴有贫血,其原因主要是铁利用障碍和维生素 B_{12} 缺乏。部分患者有白细胞和血小板减少,其原因可能是自身免疫破坏。

(九)甲状腺肿大

甲状腺肿大常呈弥漫性,质较柔软、光滑,少数为结节性肿大,质较硬,可触及震颤和血管杂音(表 4-1)。

表 4-1　甲状腺肿大临床分度

分度	体征
Ⅰ	甲状腺触诊可发现肿大,但视诊不明显
Ⅱ	视诊即可发现肿大
Ⅲ	甲状腺明显肿大,其外界超过胸锁乳突肌外缘

(十)突眼多为双侧性

1.非浸润性突眼(称良性突眼)

良性突眼主要由于交感神经兴奋性增高影响眼睑和睑外肌,突眼度小于 18 mm,可出现下列眼征。

(1)凝视征:睑裂增宽,呈凝视或惊恐状。

(2)瞬目减少征:瞬目少。

(3)上睑挛缩征:上睑挛缩,而下视时,上睑不能随眼球同时下降,致使上方巩膜外露。

(4)辐辏无能征:双眼球内聚力减弱。

2.浸润性突眼(称恶性突眼)

突眼度常大于 19 mm,患者有畏光、流泪、复视、视力模糊、结膜充血水肿、灼痛、刺痛、角膜暴露,易发生溃疡,重者可失明。

三、实验室检查

(一)反映甲状腺激素水平的检查

1.血清 TT_3(总 T_3)、TT_4(总 T_4)测定

95%～98%的甲亢患者 TT_3、TT_4 增高,以 TT_3 增高更为明显。少数患者只有 TT_3 增高,TT_4 则在正常范围。

2.血清 FT_3(游离 T_3)、FT_4(游离 T_4)测定

FT_3、FT_4 是有生物活性的部分。诊断优于 TT_3、TT_4 测定。

3.基础代谢率测定

基础代谢率＞＋15％。

(二)反映垂体-甲状腺轴功能的检查

(1)血 TSH 测定:血中甲状腺激素水平增高可以抑制垂体 TSH 的分泌,因此,甲亢患者血清 TSH 水平降低。

(2)甲状腺片抑制试验有助于诊断。

(三)鉴别甲亢类型的检查

(1)甲状腺吸^{131}I率:摄取率增高、高峰前移,且不被甲状腺激素抑制试验所抑制。

(2)甲状腺微粒体抗体(TMAb),甲状腺球蛋白抗体(TGAb):桥本甲状腺炎伴甲亢患者 TGAb、TMAb 可以明显增高。

(3)甲状腺扫描:对伴有结节的甲亢患者有一定的鉴别诊断价值。

四、护理观察要点

(一)病情判断

以下情况出现提示病情严重。

(1)甲亢患者在感染或其他诱因下,可能会诱发甲亢危象,在甲亢危象前,临床常有一些征兆:①出现精神意识的异常,突然表现为烦躁或嗜睡。②体温增高超过 39 ℃。③出现恶心、呕吐或腹泻等胃肠道症状。④心率在原有基础上增加至 120 次/分以上,应密切观察,警惕甲亢危象的发生。

(2)甲亢患者合并甲亢性心脏病,提示病情严重,表现为心律失常、心动过速或出现心力衰竭。

(3)患者合并甲亢性肌病,其中危害最大的是急性甲亢肌病,严重者可因呼吸肌受累致死。

(4)恶性突眼患者有眼内异物感、怕光流泪、灼痛、充血水肿,常因不能闭合导致失明,会给患者带来很大痛苦,在护理工作中要细心照料。

(二)对一般甲亢患者观察要点

(1)体温、脉搏、心率(律)、呼吸改变。

(2)每日饮水量、食欲与进食量、尿量及液体量出入平衡情况。

(3)出汗、皮肤状况,大便次数,有无腹泻、脱水症状。

(4)体重变化。

(5)突眼症状改变。

(6)甲状腺肿大情况。

(7)精神、神经、肌肉症状:失眠、情绪不安、神经质、指震颤、肌无力、肌力消失等改变。

五、具体护理措施

(一)一般护理

(1)休息:①因患者常有乏力、易疲劳等症状,故需有充分的休息、避免疲劳,且休息可使机体代谢率降低。②重症甲亢及甲亢合并心功能不全、心律失常,低钾血症等必须卧床休息。③病区要保持安静,室温稍低、色调和谐,避免患者精神刺激或过度兴奋,使患者得到充分休息和睡眠。

(2)为满足机体代谢亢进的需要,给予高热量、高蛋白、高维生素饮食,并多给饮料以补充出汗等所丢失的水分,忌饮浓茶、咖啡等兴奋性饮料,禁食刺激性食物。

(3)由于代谢亢进、产热过多、皮肤潮热多汗,应加强皮肤护理。定期沐浴,勤更换内衣,尤其对多汗者要注意观察,在高热盛暑期,更要防止中暑。

(二)心理护理

(1)甲亢是与神经、精神因素有关的内分泌系统心身疾病,必须注意对躯体治疗的同时进行精神治疗。

(2)患者常有神经过敏、多虑、易激动、失眠、思想不集中、烦躁易怒,严重时可抑郁或躁狂等,任何不良刺激均可使症状加重,故医护人员应耐心、温和、体贴,建立良好的护患关系,解除患者焦虑和紧张心理,增强治愈疾病的信心。

(3)指导患者自我调节,采取自我催眠、放松训练、自我暗示等方法来恢复已丧失平衡的身心调节能力,必要时辅以镇静、安眠药。同时医护人员给予精神疏导、心理支持等综合措施,促进甲亢患者早日康复。

六、检查护理

(一)基础代谢率测定(BMR)护理

(1)测试前晚必须睡眠充足,过度紧张、易醒、失眠者可服用小剂量镇静剂。

(2)试验前晚 8 时起禁食,要求测试安排在清晨初醒卧床安静状态下测脉率与脉压,采用公式:BMR=(脉率+脉压)-111 进行计算,可作为治疗效果的评估。

(二)摄^{131}I 率测定护理

甲状腺摄取和浓集血液中无机碘作为甲状腺激素合成的原料,一般摄碘高低与甲状腺激素合成和释放功能相平行,临床由此了解甲状腺功能。

1.方法

检查前日晚餐后不再进食,检查日空腹 8:00 服^{131}I,服后 2、4、24 小时测定其摄^{131}I 放射活性值,然后计算^{131}I 率。

2.临床意义

正常人 2 小时摄^{131}I 率<15%,4 小时<25%,24 小时<45%,摄碘高峰在 24 小时,甲亢患者摄碘率增高,高峰前移。

3.注意事项

做此试验前,必须禁用下列食物和药品:①含碘较高的海产食品,如鱼虾、海带、紫菜;含碘中药,如海藻、昆布等,应停服 1 个月以上。②碘剂、溴剂及其他卤族药物,亦应停用 1 个月以上。③甲状腺制剂(甲状腺干片)应停服 1 个月。④硫脲类药物,应停用 2 周。⑤如用含碘造影剂,至少要 3 个月后才进行此项检查。

(三)甲状腺片(或 T₃)抑制试验

正常人口服甲状腺制剂可抑制垂体前叶分泌 TSH,因而使摄碘率下降。甲亢患者因下丘脑-垂体-甲状腺轴功能紊乱,服甲状腺制剂后,摄碘率不被抑制。亦可用于估计甲亢患者经药物长期治疗结束后,其复发的可能性。

1.方法

(1)服药前 1 天做^{131}I 摄取率测定。

(2)口服甲状腺制剂,如甲状腺干片 40 mg,每日 3 次,共服 2 周;或 T_3 20/μg,每日 3 次,共服 7 天。

(3)服药后再做^{131}I 摄取率测定。

2.临床意义

单纯性甲状腺肿和正常人^{131}I 抑制率大于 50%,甲亢患者抑制率小于 50%。

3.注意事项

(1)一般注意事项同摄^{131}I 试验。

(2)老年人或冠心病者不宜做此试验。

(3)服甲状腺制剂过程中要注意观察药物反应,如有明显高代谢不良反应应停止进行。

(四)血 T_4(甲状腺素)和 T_3(三碘甲腺原氨酸)测定

二者均为甲状腺激素,T_3、T_4 测定是目前反映甲状腺功能比较敏感而又简便的方法,检查结果不受血中碘浓度的影响。由于 T_3、T_4 与血中球蛋白结合,故球蛋白高低对测定结果有影响。一般 TT_3、TT_4、FT_3、FT_4、TSH 共五项指标,采静脉血 4 mL 送检即可,不受饮食影响。

七、治疗护理

甲亢发病机制未完全明确,虽有少数病例可自行缓解,但多数病例呈进行性发展,如不及时治疗可诱发甲亢危象和其他并发症。治疗目的是:切除、破坏甲状腺组织或抑制甲状腺激素的合成和分泌,使循环中甲状腺激素维持在生理水平;控制高代谢症状,防治并发症。常用治疗方法有药物治疗、手术次全切除甲状腺、放射性碘治疗三种方法。

(一)抗甲状腺药物

常用硫脲类衍生物如甲巯咪唑、甲基(或丙基)硫氧嘧啶。主要作用是阻碍甲状腺激素的合成,对已合成的甲状腺激素不起作用。适用于病情较轻、甲状腺肿大不明显、甲状腺无结节的患者。用药剂量按病情轻重区别对待,治疗过程常分三个阶段。

1.症状控制阶段

此期约需 2~3 个月。

2.减量阶段

症状基本消失,心率 80 次/分左右,体重增加,T_3、T_4 接近正常,即转为减量期,此期一般用原药量的 2/3,约需服药 3~6 个月。

3.维持阶段

一般用原药量的 1/3 以下,常需 6~12 个月。

4.用药观察

药物治疗不良反应如下。①白细胞减少,甚至粒细胞缺乏,多发生于用药 3~8 周,故需每周复查白细胞 1 次,如 WBC<4×10^9/L 需加升白细胞药,如 WBC<3×10^9/L,应立即停药,如有咽痛、发热等应立即报告医师,必要时应予以保护性隔离,防止感染,并用升白细胞药。②药物疹:可给抗组织胺药物,无效可更换抗甲状腺药物。③突眼症状可能加重。④部分患者可出现肝功能损害。

(二)普萘洛尔

普萘洛尔为β受体阻滞剂,对拟交感胺和甲状腺激素相互作用所致自主神经不稳定和高代谢症状的控制均有帮助,可改善心悸、多汗、震颤等症状,为治疗甲亢的常用辅助药。有支气管哮喘史者禁用此药。

(三)甲状腺制剂

甲亢患者应用此类药物,主要是为了稳定下丘脑-垂体-甲状腺轴的功能,防止或治疗药物性甲状腺功能减退,控制突眼症状。

(四)手术治疗

1.适应证

(1)明显甲状腺肿大。

(2)结节性甲状腺肿大。

(3)药物治疗复发,或药物过敏。

(4)无放射性碘治疗条件、又不能用药治疗。

2.禁忌证

恶性突眼、青春期、老年心脏病、未经药物充分准备。

3.术后护理

密切观察有否并发症发生,观察有无局部出血、伤口感染、喉上或喉返神经损伤,甲状旁腺受损出现低钙性抽搐或甲亢危象等。

(五)放射性同位素碘治疗

1.适应证

(1)中度的弥漫性甲亢,年龄30岁以上。

(2)抗甲状腺药物治疗无效或不能坚持用药。

(3)有心脏病和肝肾疾病不宜手术治疗者。

2.禁忌证

(1)妊娠、哺乳期。

(2)年龄30岁以下。

(3)WBC计数低于$3×10^9$/L者。

3.护理要点

(1)服^{131}I后不宜用手按压甲状腺,要注意观察服药后反应,警惕可能发生的甲亢危象症状。

(2)服药后2小时勿吃固体食物,以防呕吐而丧失^{131}I。

(3)鼓励患者多饮水(2000~3000 mL/d)至少2~3天,以稀释尿液,排出体外。

(4)服药后24小时内避免咳嗽及吐痰,以免^{131}I流失。

(5)服^{131}I后一般要3~4周才见效,此期应卧床休息,如高代谢症状明显者,宜加用普萘洛尔,不宜加抗甲状腺药物。

(6)部分患者可暂时出现放射治疗反应,如头昏、乏力、恶心、食欲缺乏等,一般很快消除。

(7)如在治疗后(3~6个月)出现甲减症状,给予甲状腺激素替代治疗。

八、并发症护理

(一)甲亢合并突眼

(1)对严重突眼者应加强思想工作,多关心体贴,帮助其树立治疗的信心,避免烦躁焦虑。

(2)配合全身治疗,给予低盐饮食,限制进水量。

(3)加强眼部护理,对于眼睑不能闭合者必须注意保护角膜和结膜,经常点眼药,防止干燥、外伤及感染,外出戴墨镜或用眼罩以避免强光、风沙及灰尘的刺激。睡眠时头部抬高,以减轻眼部肿胀,涂抗生素眼膏,并戴眼罩。结膜发生充血水肿时,用0.5%醋酸可的松滴眼,并加用冷敷。

(4)突眼异常严重者,应配合医师做好手术前准备,做眶内减压术,球后注射透明质酸酶,以溶解眶内组织的黏多糖类,减低眶内压力。

(二)甲亢性肌病

甲亢性肌病是患者常有的症状,常表现为肌无力、轻度肌萎缩、周期性瘫痪、重症肌无力和急性甲亢肌病。要注意在甲亢肌病患者中观察病情,尤其是重症肌无力或急性甲亢肌病患者,有时病情发展迅速出现呼吸肌麻痹,一旦发现,要立即通知医师,并注意保持呼吸道通畅,及时清除口腔内分泌物,给氧,必要时行气管切开。

对吞咽困难及失语者,要注意解除思想顾虑,给予流质或半流质饮食,维持必要的营养素、热量供应,可采用鼻饲或静脉高营养。

(三)甲亢危象

甲亢危象是甲亢患者的致命并发症,来势凶猛,死亡率高。其诱因主要为感染、外科手术或术前准备不充足、应激、药物治疗不充分或间断等,导致大量甲状腺激素释放入血液中,引起机体反应和代谢率极度增高所致。其治疗原则是迅速降低血中甲状腺激素的浓度、控制感染、降温等对症处理。其护理要点主要有以下几点。

(1)严密观察病情变化,注意血压、脉搏,呼吸,心率的改变、观察神志、精神状态、腹泻、呕吐、脱水状况的改善情况。

(2)安静:嘱患者绝对卧床休息,安排在光线较暗的单人房间内。加强精神护理,解除患者精神紧张,患者处于兴奋状态、烦躁不安时可适当给予镇静剂,如地西泮5~10 mg。

(3)迅速进行物理降温:头戴冰帽、大血管处放置冰袋,必要时可采用人工冬眠。

(4)备好各种抢救药品、器材。

(5)建立静脉给药途径,按医嘱应用下列药物:①丙硫氧嘧啶600 mg(或甲巯咪唑60 mg)口服,以抑制甲状腺激素合成。不能口服者可鼻饲灌入。②碘化钠0.5~1 g加入10%葡萄糖液内静脉滴注,以阻止甲状腺激素释放入血,亦可用卢戈液30~60滴口服。③降低周围组织对甲状腺激素的反应:常用普萘洛尔20 mg,4小时1次。或肌内注射利血平1 mg,每日2次。④拮抗甲状腺激素,应用氢化可的松200~300 mg静脉滴入。

(6)给予高热量饮食,鼓励患者多饮水,饮水量每日不少于2000~3000 mL,昏迷者给予鼻饲饮食。注意水电解质平衡。有感染者应用有效抗生素。

(7)呼吸困难、发绀者给予半卧位、吸氧(2~4 L/min)。

(8)对谵妄、躁动者注意安全护理,可用床档,防止坠床。

(9)昏迷者防止吸入性肺炎,防止各种并发症。

第二节　急性乳腺炎

一、疾病概述

(一)概念

急性乳腺炎是乳腺的急性化脓性感染。多发生于产后 3～4 周的哺乳期妇女,以初产妇最常见。主要致病菌为金黄色葡萄球菌,少数为链球菌。

(二)相关病理生理

急性乳腺炎开始时局部出现炎性肿块,数天后可形成单房或多房性的脓肿。表浅脓肿可向外破溃或破入乳管自乳头流出;深部脓肿不仅可向外破溃,也可向深部穿至乳房与胸肌间的疏松组织中,形成乳房后脓肿。感染严重者,还可并发脓毒血症。

(三)病因与诱因

1.乳汁淤积

乳汁是细菌繁殖的理想培养基,引起乳汁淤积的主要原因有:①乳头发育不良(过小或凹陷)妨碍哺乳;②乳汁过多或婴儿吸乳过少导致乳汁不能完全排空;③乳管不通(脱落上皮或衣服纤维堵塞),影响乳汁排出。

2.细菌入侵

当乳头破损时,细菌沿淋巴管入侵是感染的主要途径。细菌也可直接侵入乳管,上行至腺小叶而致感染。细菌主要来自婴儿口腔、母亲乳头或周围皮肤。多数发生于初产妇,因其缺乏哺乳经验;也可发生于断奶时,6 个月以后的婴儿已经长牙,易致乳头损伤。

(四)临床表现

1.局部表现

初期患侧乳房红、肿、胀、痛,可有压痛性肿块,随病情发展症状进行性加重,数天后可形成单房或多房性的脓肿。脓肿表浅时局部皮肤可有波动感和疼痛,脓肿向深部发展可穿至乳房与胸肌间的疏松组织中,形成乳房后脓肿和腋窝脓肿,并出现患侧腋窝淋巴结肿大、压痛。局部表现可有个体差异,应用抗生素治疗的患者,局部症状可被掩盖。

2.全身表现

感染严重者,可并发败血症,出现寒战、高热、脉快、食欲减退、全身不适、白细胞上升等症状。

(五)辅助检查

1.实验室检查

白细胞计数及中性粒细胞比例增多。

2.B超检查

确定有无脓肿及脓肿的大小和位置。

3.诊断性穿刺

在乳房肿块波动最明显处或压痛最明显的区域穿刺,抽出脓液可确诊脓肿已经形成。脓液应做细菌培养和药敏试验。

(六)治疗原则

主要原则为控制感染,排空乳汁。脓肿形成以前以抗菌药治疗为主,脓肿形成后,需及时切开引流。

1.非手术治疗

(1)一般处理:①患乳停止哺乳,定时排空乳汁,消除乳汁淤积。②局部外敷,用 25% 硫酸镁湿敷,或采用中药蒲公英外敷,也可用物理疗法促进炎症吸收。

(2)全身抗菌治疗:原则为早期、足量应用抗生素。针对革兰阳性球菌有效的药物,如青霉素、头孢菌素等。由于抗生素可被分泌至乳汁,故避免使用对婴儿有不良影响的抗菌药,如四环素、氨基苷类、磺胺类和甲硝唑。如治疗后病情无明显改善,则应重复穿刺以了解有无脓肿形成,或根据脓液的细菌培养和药敏试验结果选用抗生素。

(3)中止乳汁分泌:患者治疗期间一般不停止哺乳,因停止哺乳不仅影响婴儿的喂养,且提供了乳汁淤积的机会。但患侧乳房应停止哺乳,并以吸乳器或手法按摩排出乳汁,局部热敷。若感染严重或脓肿引流后并发乳瘘(切口常出现乳汁)需回乳,常用方法:①口服溴隐亭 1.25 mg,每日 2 次,服用7~14 天;或口服己烯雌酚 1~2 mg,每日 3 次,2~3 天。②肌内注射苯甲酸雌二醇,每次 2 mg,每日 1 次,至乳汁分泌停止。③中药炒麦芽,每日 60 mg,分 2 次煎服或芒硝外敷。

2.手术治疗

脓肿形成后切开引流。于压痛、波动最明显处先穿刺抽吸取得脓液后,于该处切开放置引流,脓液做细菌培养及药物敏感试验。脓肿切开引流时注意:①切口一般呈放射状,避免损伤乳管引起乳瘘;乳晕部脓肿沿乳晕边缘做弧形切口;乳房深部较大脓肿或乳房后脓肿,沿乳房下缘做弧形切口,经乳房后间隙引流。②分离多房脓肿的房间隔以利引流。③为保证引流通畅,引流条应放在脓腔最低部位,必要时另加切口做对口引流。

二、护理评估

(一)一般评估

1.生命体征(T、P、R、BP)

评估是否有体温升高,脉搏加快。急性乳腺炎患者通常有发热,可有低热或高热;发热时呼吸、脉搏加快。

2.患者主诉

询问患者是否为初产妇,有无乳腺炎、乳房肿块、乳头异常溢液等病史;询问有无乳头内陷;评估有无不良哺乳习惯,如婴儿含乳睡觉、乳头未每日清洁等;询问有无乳房胀痛、浑身发热、无力、寒战等症状。

3.相关记录

体温、脉搏、皮肤异常等记录结果。

(二)身体评估

1.视诊

乳房皮肤有无红、肿、破溃、流脓等异常情况;乳房皮肤红肿的开始时间、位置、范围、进展情况。

2.触诊

评估乳房乳汁淤积的位置、范围、程度及进展情况;乳房有无肿块,乳房皮下有无波动感,脓肿是否形成,脓肿形成的位置、大小。

(三)心理-社会评估

评估患者心理状况,是否担心婴儿喂养与发育、乳房功能及形态改变。

(四)辅助检查阳性结果评估

患者血常规检查示血白细胞计数及中性粒细胞比例升高提示有炎症的存在;根据 B 超检查的结果判断脓肿的大小及位置,诊断性穿刺后方可确诊脓肿形成;根据脓液的药物敏感试验选择抗生素。

(五)治疗效果的评估

1.非手术治疗评估要点

应用抗生素是否有效果,乳腺炎症是否得到控制,患者体温是否恢复正常;回乳措施是否起效,乳汁淤积情况有无改善,患者乳房肿胀疼痛有无减轻或加重;患者是否了解哺乳卫生和预防乳腺炎的知识,情绪是否稳定。

2.手术治疗评估要点

手术切开排脓是否彻底;伤口愈合情况是否良好。

三、主要护理诊断(问题)

(一)疼痛

与乳汁淤积、乳房急性炎症使乳房压力显著增加有关。

(二)体温过高

与乳腺急性化脓性感染有关。

(三)知识缺乏

与不了解乳房保健和正确哺乳知识有关。

(四)潜在并发症

乳瘘。

四、主要护理措施

(一)对症处理

定时测患者体温、脉搏、呼吸、血压,监测白细胞计数及分类变化,必要时做血培养及药物敏感试验。密切观察患者伤口敷料引流、渗液情况。

1.高热者

给予冰袋、酒精擦浴等物理降温措施,必要时遵医嘱应用解热镇痛药;脓肿切开引流后,保持引流通畅,定时更换切口敷料。

2.缓解疼痛

(1)患乳暂停哺乳,定时用吸乳器吸空乳汁。若乳房肿胀过大,不能使用吸乳器,应每天坚持用手揉挤乳房以排空乳汁,防止乳汁淤积。

(2)用乳罩托起肿大的乳房以减轻疼痛。

(3)疼痛严重时遵医嘱给予止痛药。

3.炎症已经发生

（1）消除乳汁淤积用吸乳器吸出乳汁或用手顺乳管方向加压按摩，使乳管通畅。

（2）局部热敷：每次 20～30 分钟，促进血液循环，利于炎症消散。

（二）饮食与运动

给予高蛋白、高维生素、低脂肪食物，保证足量水分摄入。注意休息，适当运动，劳逸结合。

（三）用药护理

遵医嘱早期使用抗菌药，根据药物敏感试验选择合适的抗菌药，注意评估患者有无药物不良反应。

（四）心理护理

观察了解患者心理状况，给予必要的疾病有关的知识宣教，抚慰其紧张急躁情绪。

（五）健康教育

1.保持乳头和乳晕清洁

每次哺乳前后清洁乳头，保持局部干燥清洁。

2.纠正乳头内陷

妊娠期每天挤捏、提拉乳头。

3.养成良好的哺乳习惯

定时哺乳，每次哺乳时让婴儿吸净乳汁，如有淤积及时用吸乳器或手法按摩排出乳汁；培养婴儿不含乳头睡眠的习惯；注意婴儿口腔卫生，及时治疗婴儿口腔炎症。

4.及时处理乳头破损

乳晕破损或皲裂时暂停哺乳，用吸乳器吸出乳汁哺乳婴儿；局部用温水清洁后涂以抗菌药软膏，待愈合后再行哺乳；症状严重时及时诊治。

五、护理效果评估

（1）患者的乳汁淤积情况有无改善，是否学会正确排出淤积乳汁的方法，是否坚持每天挤出已经淤积的乳汁，回乳措施是否产生效果，乳房胀痛有无逐渐减轻。

（2）患者乳房皮肤的红肿情况有无好转，乳房皮肤有无溃烂，乳房肿块有无消失或增大。

（3）患者应用抗生素后体温有无恢复正常，炎症有无消退，炎症有无进一步发展为脓肿。

（4）患者脓肿有无及时切开引流，伤口愈合情况是否良好。

（5）患者是否了解哺乳卫生和预防乳腺炎的知识，焦虑情绪是否改善。

第三节　乳房良性肿瘤

临床常见的乳房良性肿瘤中以纤维腺瘤为最多，约占良性肿瘤的 3/4，其次为乳管内乳头状瘤，约占良性肿瘤的 1/5。

一、乳房纤维腺瘤

乳房纤维腺瘤是女性常见的乳房良性肿瘤，好发年龄为 20～25 岁，其次为 15～20 岁和 25～30 岁。

（一）病因

本病的发生与雌激素的作用活跃度密切相关。原因是小叶内纤维细胞对雌激素的敏感性异常增高。可能与纤维细胞所含雌激素受体的量或质的异常有关。雌激素是本病发生的刺激因子,所以纤维腺瘤发生于卵巢功能期。

（二）临床表现

主要为乳房肿块。肿块多发生于乳房外上象限,约 75% 为单发,少数为多发。肿块增大缓慢,质似硬橡皮球的弹性感,表面光滑,易于推动。月经周期对肿块大小的影响不大。除肿块外,患者常无明显自觉症状。多为无意中扪及。

（三）处理原则

乳房纤维腺瘤虽属良性,癌变可能性很小,但有肉瘤变可能,故手术切除是唯一有效的治疗方法。由于妊娠可使纤维瘤增大,所以妊娠前或妊娠后发现的乳房纤维腺瘤一般应手术切除,并做常规病理学检查。术中应将肿瘤连同其包膜整块切除,周围包裹少量正常乳腺组织为佳。

（四）主要护理诊断/问题

知识缺乏:缺乏乳房纤维腺瘤诊治的相关知识。

（五）护理措施

(1)为患者讲解乳房纤维腺瘤的病因及治疗方法。

(2)行肿瘤切除术后,嘱患者保持切口敷料清洁干燥,及时更换敷料。

(3)指导不手术患者密切观察肿块的变化,明显增大者应及时到医院诊治。

二、乳管内乳头状瘤

乳管内乳头状瘤多见于 40～50 岁妇女。75% 发生在大乳管近乳头的壶腹部,瘤体很小,且有很多壁薄的血管,容易出血。乳管内乳头状瘤属于良性,但有恶变的可能,恶变率为 6%～8%。

（一）临床表现

乳头溢血性液为主要表现。无其他自觉症状。多数因瘤体小,常不能触及;偶有较大的肿块。大乳管乳头状瘤,可在乳晕区扪及直径为数毫米的小结节,质软、可推动,轻压之,常可见乳头溢出血性液体。

（二）辅助检查

乳腺导管造影可明确乳管内肿瘤的大小和部位;也可行乳管内镜检查,通过内镜成像技术观察乳腺导管内的情况。

（三）处理原则

以手术治疗为主,行乳腺区段切除并做病理学检查,若有恶变应施行根治性手术。

（四）主要护理诊断/问题

焦虑:与乳头溢液、缺乏乳管内乳头状瘤诊治的相关知识有关。

（五）护理措施

(1)提供疾病的相关知识,减轻患者的焦虑。

(2)对患者讲解乳头溢液的病因、手术治疗的必要性,解除患者的疑虑。

第四节 乳房囊性增生

乳腺囊性增生病也称慢性囊性乳腺病,或称纤维囊性乳腺病,是乳腺间质的良性增生。增生可发生于腺管周围,并伴有大小不等的囊肿形成;也可发生在腺管内而表现为上皮的乳头样增生,伴乳管囊性扩张;另一类型是小叶实质增生。本病是妇女的常见病之一,多发生于30～50岁妇女,临床特点是乳房胀痛、乳房肿块及乳头溢液。

一、病因病理

本病的症状常与月经周期有密切关系,且患者多有较高的流产率。一般多认为其发病与卵巢功能失调有关,可能是黄体素的减少及雌激素的相对增多,致使两者比例失去平衡,使月经前的乳腺增生变化加剧,疼痛加重,时间延长,月经后的"复旧"也不完全,日久就形成了乳腺囊性增生病。主要病理改变是导管、腺泡以及间质的不同程度的增生;病理类型可分为乳痛症型(生理性的单纯性乳腺上皮增生症)、普通型腺病小叶增生症型、纤维腺病型、纤维化型和囊肿型(即囊肿性乳腺上皮增生症),各型之间的病理改变都有不同程度的移行。

二、临床表现

乳房胀痛和肿块是本病的主要症状,其特点是部分患者具有周期性。疼痛与月经周期有关,往往在月经前疼痛加重,月经来潮后减轻或消失,有时整个月经周期都有疼痛,部分患者可伴有月经紊乱或既往有卵巢或子宫病史。体检发现一侧或两侧乳腺有弥漫性增厚,可局限于乳腺的一部分,也可分散于整个乳腺;肿块呈颗粒状、结节状或片状,大小不一,质韧而不硬;增厚区与周围乳腺组织分界不明显,与皮肤无粘连。少数患者可有乳头溢液,本病病程较长,发展缓慢。

三、治疗

主要是对症治疗,绝大多数患者不需要外科手术治疗。一般首选具有疏肝理气、调和冲任、软坚散结及调整卵巢功能的中药或中成药,如逍遥散等。由于本病有少数可发生癌变,确诊后应注意密切观察、随访。乳房胀痛严重,肿块较多、较大者,可酌情应用维生素 E 及激素类药物。在治疗过程中还应注意情志疏导,配合应用局部外敷药物、激光局部照射、磁疗等方法也有一定疗效。

四、护理评估

(一)健康史和相关因素

本病的发生与内分泌失调有关。一是体内雌、孕激素比例失调,黄体素分泌减少、雌激素量增多导致乳腺实质增生过度和复旧不全;二是部分乳腺实质中女性雌激素受体的质与量的异常,导致乳腺各部分发生不同程度的增生。

(二)身体状况

1.临床表现

(1)乳房疼痛:特点是胀痛,具有周期性,常于月经来潮前疼痛发生或加重,月经来潮后减轻或消失,有时整个月经周期都有疼痛。

（2）乳房肿块：一侧或双侧乳腺有弥漫性增厚，可呈局限性改变，对位于乳房外上象限，轻度触痛；也可分散于整个乳腺。肿块呈结节状或片状，大小不一。质韧而不硬，增厚区与周围乳腺组织分界不明显。

（3）乳头溢液：少数患者可有乳腺溢液，呈黄绿色或血性，偶有无色浆液。

2.辅助检查

钼靶 X 线摄片、B 型超声波或组织病理学检查等均有助于本病的诊断。

（三）处理原则

主要是观察、随访和对症治疗。

1.非手术治疗

主要是观察和药物治疗。观察期间可用中医中药调理，或口服乳康片、乳康宁等；抗雌激素治疗仅在症状严重时采用，可口服他莫昔芬。由于本病有恶变可能，应嘱患者每隔 2～3 个月到医院复查，有对侧乳腺癌或有乳腺癌家族史者应密切随访。

2.手术治疗

若肿块周围乳腺组织局灶性增生较为明显、形成孤立肿块，或 B 超、钼靶 X 线摄片发现局部有沙粒样钙化灶者，应尽早手术切除肿块并做病理学检查。

五、常见护理诊断问题

疼痛：与内分泌失调致乳腺实质过度增生有关。

六、护理措施

（一）减轻疼痛

（1）解释疼痛发生的原因，消除患者的思想顾虑，保持心情舒畅。

（2）用宽松胸罩托起乳房。

（3）遵医嘱服用中药调理或其他对症治疗药物。

（二）定期复查

遵医嘱定期复查，以便及时发现恶性变。

（三）乳腺增生的日常护理

为预防乳腺疾病，成年女性每月都要自检。月经正常的妇女，月经来潮后第 2～11 天是检查的最佳时间。下面介绍几种自检的方法。

1.对镜自照法

面对镜子，将双臂高举过头，观察乳房的形状和轮廓有无变化，皮肤有无异常（主要是有无红肿、皮疹、浅静脉曲张、发肤皱褶、橘皮样改变等），观察乳头是否在同一水平线上，是否有抬高、回缩、凹陷等现象，用拇指和食指轻轻挤捏乳头，检查是否有异常分泌物从乳头溢出，乳晕颜色是否改变。

2.平卧触摸法

平卧，右手高举过头，并在右肩下垫一小枕头，使右侧乳房变平。左手四指并拢，用指端掌面检查乳房各部位是否有肿块或其他变化。

3.淋浴检查法

淋浴时，因皮肤湿润更易发现问题，用一手指指端掌面慢慢滑动，仔细检查乳房的各个部位及腋窝处是否有肿块。

第五节　腹外疝

一、疾病概述

(一)概念

体内某个脏器或组织离开其正常解剖部位,通过先天或后天形成的薄弱点、缺损或孔隙进入另一部位,成为疝。疝多发生于腹部,腹部疝分为腹内疝和腹外疝。腹内疝是由脏器或组织进入腹腔内的间隙囊内形成,如网膜孔疝。腹外疝是腹腔内的脏器或组织连同壁腹膜,经腹壁薄弱点或孔隙,向体表突出所形成。常见的有腹股沟疝、股疝、脐疝、切口疝等。临床上以腹外疝多见。

(二)相关病理生理

典型的腹外疝由疝环、疝囊、疝内容物和疝外被盖等组成。

1.疝环

也称为疝门,是疝突出体表的门户,也是腹壁薄弱点或缺损所在。各类疝多以疝门而命名,如腹股沟疝、股疝、脐疝、切口疝等。

2.疝囊

疝囊是壁腹膜经疝门向外突出形成的囊袋。一般分为疝囊颈、疝囊体、疝囊底 3 部分。疝囊颈是疝囊与腹腔的连接部,其位置相当于疝环,常是疝囊比较狭窄的部分,也是疝内容物脱出和回纳的必经之处,因疝内容物进出反复摩擦刺激易产生瘢痕而增厚,若疝囊颈狭小易使疝内容物在此处受到嵌闭合狭窄,如股疝和脐疝等。

3.疝内容物

疝内容物是进入疝囊的腹内脏器和组织,以小肠多见,大网膜次之。比较少见的还可有盲肠、阑尾、乙状结肠、横结肠、膀胱等。卵巢及输卵管进入则罕见。

4.疝外被盖

疝外被盖是指疝囊以外的腹壁各层组织,一般为筋膜、皮下组织及皮肤。

(三)病因与诱因

1.基本病因

腹壁强度降低是腹外疝发病的基本病因。腹壁强度降低有先天性和后天性两种情况。

(1)先天性因素:最常见的是在胚胎发育过程中某些组织穿过腹壁的部位,如精索或子宫圆韧带穿过腹股沟管、腹内股动静脉穿过股管、脐血管穿过脐环等处;其他如腹白线发育不全等。

(2)后天性因素:见于手术切口愈合不良、外伤、感染造成的腹壁缺损,腹壁神经损伤、年老、久病、肥胖等所致肌萎缩等。

2.诱发因素

腹内压力增高易诱发腹外疝的发生。引起腹内压力增高的常见原因有慢性咳嗽、慢性便秘、排尿困难(如前列腺增生症、膀胱结石)、腹水、妊娠、搬运重物、婴儿经常啼哭等。正常人因腹壁压力强度正常,虽时有腹内压增高的情况,但不致发生疝。

(四)临床表现

腹外疝有易复性、难复性、嵌顿性和绞窄性等临床类型,其临床表现各异。

1.易复性疝

最常见,疝内容物很容易回纳入腹腔,称为易复性疝。在患者站立、行走、咳嗽等导致腹内压增高时肿块突出,平卧、休息或用手将疝内容物向腹腔推送时可回纳入腹腔。除疝块巨大者可有行走不便和下坠感,或伴腹部隐痛外,一般无不适。

2.难复性疝

疝内容物不能或不能完全回纳入腹腔内,但并不引起严重症状者,称为难复性疝。此类疝内容物大多数为大网膜,滑动性疝也属难复性疝的一种。患者常有轻微不适、坠胀、便秘或腹痛等。

3.嵌顿性疝

疝环较小而腹内压突然增高时,较多的疝内容物强行扩张疝环挤入疝囊,随后由于疝囊颈的弹性回缩,使疝内容物不能回纳,称为嵌顿性疝。此时疝内容物尚未发生血运障碍。多发生于股疝、腹股沟斜疝等。患者可有腹部或包块部疼痛,若嵌顿为肠管可有腹痛、恶心呕吐、肛门停止排便排气等。

4.绞窄性疝

嵌顿若不能及时解除,嵌闭的疝内容物持续受压,出现血液回流受阻而充血、水肿、渗出,并逐渐影响动脉血供,成为绞窄性疝。发生绞窄后,包块局部出现红、肿、痛、热,甚至形成脓肿,全身有畏寒、发热、脱水、腹膜炎、休克等症状。

(五)辅助检查

1.透光试验

用透光试验检查肿块,因疝块不透光,故腹股沟斜疝呈阴性,而鞘膜积液多为透光(阳性),可以此鉴别。但幼儿的疝块,因组织菲薄,常能透光,勿与鞘膜积液混淆。

2.实验室检查

疝内容物继发感染时,血常规检查提示白细胞和中性粒细胞比例升高;粪便检查显示隐血试验阳性或见白细胞。

3.影像学检查

疝嵌顿或绞窄时 X 线检查可见肠梗阻征象。

(六)治疗原则

除少数特殊情况外,腹股沟疝一般均应尽快施行手术治疗。腹股沟疝早期手术效果好、复发率低;若历时过久,疝块逐渐增大后,加重腹壁的损伤而影响劳动力,也使术后复发率增高;而斜疝又常可发生嵌顿或绞窄而威胁患者的生命。股疝因极易嵌顿、绞窄,确诊后应及时手术治疗。对于嵌顿性或绞窄性股疝,则应紧急手术。

1.非手术治疗

(1)棉线束带法或绷带压深环法:适用于 1 岁以下婴幼儿。因为婴幼儿腹肌可随躯体生长逐渐强壮,疝有自行消失的可能。可采用棉线束带或绷带压住腹股沟深环,防止疝块突出。

(2)医用疝带的使用:此方法适用于年老体弱或伴有其他严重疾病而禁忌手术者,可用疝带压迫阻止疝内容物外突。但长期使用疝带可使疝囊颈增厚,增加疝嵌顿的发病率,易与疝内容物粘连,形成难复性疝和嵌顿性疝。

(3)嵌顿性疝的复位:复位方法是将患者取头低足高位,注射吗啡或哌替啶以止痛、镇静并放松腹肌,后用手持续缓慢地将疝块推向腹腔,同时用左手轻轻按摩浅环和深环以协助疝内容物回纳。复位方法应轻柔,切忌粗暴,以防损伤肠管,手法复位后必须严密观察腹部体征,若有腹膜炎或肠梗阻的表现,应尽早手术探查。

2.手术治疗

手术是治疗腹外疝的有效方法,但术前必须处理慢性咳嗽、便秘、排尿困难、腹水、妊娠等腹内压增高因素,以免术后复发。常用的手术方式有以下几种。

(1)疝囊高位结扎术:暴露疝囊颈,予以高位结扎或是贯穿缝合,然后切去疝囊。单纯性疝囊高位结扎适用于婴幼儿或儿童,以及绞窄性斜疝因肠坏死而局部严重感染者。

(2)无张力疝修补术:将疝囊内翻入腹腔,无须高位结扎,而用合成纤维网片填充疝环的缺损,再用一个合成纤维片缝合于后壁,替代传统的张力缝合。传统的疝修补术是将不同层次的组织强行缝合在一起,可引起较大张力,局部有牵拉感、疼痛,不利于愈合。现代疝手术强调在无张力情况下,利用人工高分子修补材料进行缝合修补,具有创伤小、术后疼痛轻、无须制动、复发率低等优点。

(3)经腹腔镜疝修补术:其基本原理是从腹腔内部用网片加强腹壁缺损或用钉(缝线)使内环缩小,可同时检查双侧腹股沟疝和股疝,有助于发现亚临床的对侧疝并同时予以修补。该术式具有创伤小、痛苦少、恢复快、美观等特点,但对技术设备要求高,需全身麻醉,手术费用高,目前临床应用较少。

(4)嵌顿疝和绞窄性疝的手术处理:手术处理嵌顿或绞窄性疝时,关键在于准确判断肠管活力。若肠管坏死,应行肠切除术,不做疝修补,以防感染使修补失败;若嵌顿的肠祥较多,应警惕有无逆行性嵌顿,术中必须把腹腔内有关肠管牵出检查,以防隐匿于腹腔内坏死的中间肠祥被遗漏。

二、护理评估

(一)一般评估

1.生命体征(T、P、R、BP)

发生感染时可出现发热、脉搏细速、血压下降等征象。

2.患者主诉

突出于腹腔的疝块是否可回纳,有无压痛和坠胀感,有无肠梗阻和腹膜刺激征等。

3.相关记录

疝块的部位、大小、质地等;有无腹内压增高的因素等。

(二)身体评估

1.视诊

腹壁有无肿块。

2.触诊

疝块的部位、大小、质地、有无压痛,能否回纳,有无压痛、反跳痛、腹肌紧张等腹膜刺激征。

3.叩诊

无特殊。

4.听诊

无特殊。

(三)心理-社会评估

了解患者有无因疝块长期反复突出影响工作和生活并感到焦虑不安,对手术治疗有无思想顾虑。了解家庭经济承受能力,患者及家属对预防腹内压升高等相关知识的掌握程度。

(四)辅助检查阳性结果评估

了解阴囊透光试验是否阳性,血常规检查有无白细胞计数及中性粒细胞比例的升高,粪便潜血试验是否阳性等,腹部 X 线检查有无肠梗阻等。

(五)治疗效果的评估

1.非手术治疗评估要点

(1)有无病情变化:观察患者疼痛性状及病情有无变化,若出现明显腹痛,伴疝块突然增大、发硬且触痛明显、不能回纳腹腔,应高度警惕嵌顿疝发生的可能。

(2)有无引起腹内压升高的因素:患者是否戒烟,是否注意保暖防感冒,有无慢性咳嗽、腹水、便秘、排尿困难、妊娠等引起腹内压增高的因素。

(3)棉线束带或绷带压深环的患者:注意观察局部皮肤的血运情况;棉束带是否过松或过紧,过松达不到治疗作用,过紧则使患儿感到不适而哭闹;如被粪尿污染应及时更换,防止发生皮炎。

(4)使用医用疝带的患者:患者是否正确佩戴疝带,以防因疝带压迫错位而起不到效果;长期戴疝带的患者是否因疝带压迫有不舒适感而产生厌烦情绪,应详细说明戴疝带的作用,使其能配合治疗。

(5)行手法复位的患者:手法复位后 24 小时内严密观察患者的生命体征,尤其脉搏、血压的变化,注意观察腹部情况,注意有无腹膜炎或肠梗阻的表现。

2.手术治疗评估要点

(1)有无引起腹内压升高的因素:患者是否注意保暖防感冒,是否保持大小便通畅,有无慢性咳嗽、便秘、尿潴留等引起腹内压增高的因素。

(2)术中有无损伤肠管或膀胱:患者如有急性腹膜炎或排尿困难、血尿、尿外渗等表现,应怀疑术中可能有肠管或膀胱损伤。

(3)局部切口的愈合情况:注意观察有无伤口渗血;有无发生切口感染,注意观察体温和脉搏的变化,切口有无红、肿、疼痛,阴囊部有无出血、血肿。术后 48 小时后,患者如仍有发热,并有切口处疼痛,则可能为切口感染。

(4)有无发生阴囊血肿:注意观察阴囊部有无水肿、出血、血肿。术后 24 小时内,阴囊肿胀,呈暗紫色,穿刺有陈旧血液,则可能为阴囊血肿。

三、主要护理诊断(问题)

(一)疼痛

与疝块嵌顿或绞窄、手术创伤有关。

(二)知识缺乏

与缺乏腹外疝成因、预防腹内压增高及促进术后康复的知识有关。

(三)有感染的危险

与手术、术中使用人工合成材料有关。

(四)潜在并发症

1.切口感染

与术中无菌操作不严,止血不彻底,或全身抵抗力弱等有关。

2.阴囊水肿

与阴囊比较松弛、位置低,容易引起渗血、渗液的积聚有关。

四、主要护理措施

(一)休息与活动

术后当日取平卧位,膝下垫一软枕,使髋关节微屈,以降低腹股沟区切口张力和减少腹腔内压力,利于切口愈合和减轻切口疼痛,次日可改为半卧位。术后卧床期间鼓励床上翻身及活动肢体。传统疝修补术后 3～5 日患者可离床活动,采用无张力疝修补术的患者一般术后次日即可下床活动,年老体弱、复发性疝、绞窄性疝、巨大疝等患者可适当推迟下床活动的时间。

(二)饮食护理

术后 6～12 小时,若无恶心、呕吐,可进流食,次日可进软食或普食,应多食粗纤维食物,利于排便。行肠切除、肠吻合术者应待肠功能恢复后方可进食。

(三)避免腹内压增高

术后注意保暖,防止受凉、咳嗽,若有咳嗽,教患者用手掌按压伤口处后再咳嗽。保持大小便通畅,及时处理便秘,避免用力排便。术后有尿潴留者应及时处理。

(四)预防阴囊水肿

术后可用丁字带托起阴囊,防止渗血、渗液积聚阴囊。

(五)预防切口感染

术后切口一般不需加沙袋压迫,有切口血肿时应予适当加压。术后遵医嘱使用抗菌药物,并注意保持伤口敷料干燥、清洁,不被粪尿污染,发现敷料脱落或污染应及时更换。

(六)健康教育

1.活动指导

患者出院后生活要规律,避免过度紧张和劳累,应逐渐增加活动量,3 个月内应避免重体力劳动或提举重物等。

2.饮食指导

调整饮食习惯,多饮水,多进食高纤维食物,养成定时大便习惯,保持排便通畅。

3.防止复发

减少和消除引起腹外疝复发的因素,并注意避免增加腹内压的动作,如剧烈咳嗽、用力排便等。防止感冒,若有咳嗽应尽早治疗。

4.定期随访

若疝复发,应及早诊治。

五、护理效果评估

(1)患者自述疼痛减轻,舒适感增强。

(2)患者能正确描述形成腹外疝的原因,预防腹内压升高及促进术后康复的有关知识。

(3)患者伤口愈合良好,使用人工合成材料无排斥、感染现象。

(4)患者未发生阴囊水肿、切口感染;若发生,得到及时发现和处理。

第六节　胃十二指肠溃疡

一、胃溃疡和十二指肠溃疡

胃十二指肠溃疡是指发生于胃十二指肠黏膜的局限性圆形或椭圆形的全层黏膜缺损。因溃疡的形成与胃酸-蛋白酶的消化作用有关,故又称为消化性溃疡。纤维内镜技术的不断完善、新型制酸剂和抗幽门螺杆菌药物的合理应用使得大部分患者经内科药物治疗可以痊愈,需要外科手术的溃疡患者显著减少。外科治疗主要用于溃疡穿孔、溃疡出血、瘢痕性幽门梗阻、药物治疗无效及恶变的患者。

(一)病因与发病机制

胃十二指肠溃疡病因复杂,是多种因素综合作用的结果。其中最为重要的是幽门螺杆菌感染、胃酸分泌异常和黏膜防御机制的破坏,某些药物的作用以及其他因素也参与溃疡病的发病。

1.幽门螺杆菌(Hp)感染

幽门螺杆菌感染与消化性溃疡的发病密切相关。90%以上的十二指肠溃疡患者与近70%的胃溃疡患者中检出 Hp 感染,Hp 感染者发展为消化性溃疡的累计危险率为15%～20%;Hp 可分泌多种酶,部分 Hp 还可产生毒素,使细胞发生变性反应,损伤组织细胞。Hp 感染破坏胃黏膜细胞与胃黏膜屏障功能,损害胃酸分泌调节机制,引起胃酸分泌增加,最终导致胃十二指肠溃疡。幽门螺杆菌被清除后,胃十二指肠溃疡易被治愈且复发率低。

2.胃酸分泌过多

溃疡只发生在经常与胃酸相接触的黏膜。胃酸过多的情况下,激活胃蛋白酶,可使胃、十二指肠黏膜发生自身消化。十二指肠溃疡可能与迷走神经张力及兴奋性过度增高有关,也可能与壁细胞数量的增加以及壁细胞对胃泌素、组胺、迷走神经刺激敏感性增高有关。

3.黏膜屏障损害

非甾体抗炎药(NSAID)、肾上腺皮质激素、胆汁酸盐、酒精等均可破坏胃黏膜屏障,造成 H^+ 逆流入黏膜上皮细胞,引起胃黏膜水肿、出血、糜烂,甚至溃疡。长期使用 NSAID 者胃溃疡的发生率显著增加。

4.其他因素

包括遗传、吸烟、心理压力和咖啡因等。遗传因素在十二指肠溃疡的发病中起一定作用。O 型血者患十二指肠溃疡的概率比其他血型者显著增高。

正常情况下,酸性胃液对胃黏膜的侵蚀作用和胃黏膜的防御机制处于相对平衡状态。如平衡受到破坏,侵害因子的作用增强、胃黏膜屏障等防御因子的作用削弱,胃酸、胃蛋白酶分泌增加,最终导致消化性溃疡的形成。

(二)临床表现

典型消化道溃疡的表现为节律性和周期性发作的腹痛,与进食有关,且呈现慢性病程。

1.症状

(1)十二指肠溃疡:主要表现为上腹部或剑突下的疼痛,有明显的节律性,与进食密切相关,常表现为餐后延迟痛(餐后 3～4 小时发作),进食后腹痛能暂时缓解,服制酸药物能止痛。饥饿痛和夜间痛是十二指肠溃疡的特征性症状,与胃酸分泌过多有关,疼痛多为烧灼痛或钝痛,程度不一。腹痛具有周期性发作的特点,好发于秋冬季。十二指肠溃疡每次发作时,症状持续数周后缓解,间歇 1～2 个月再发。若间歇期缩短,发作期延长,腹痛程度加重,则提示溃疡病变加重。

(2)胃溃疡:腹痛是胃溃疡的主要症状,多于餐后 0.5～1 小时开始疼痛,持续 1～2 小时,进餐后疼痛不能缓解,有时反而加重,服用抗酸药物疗效不明显。疼痛部位在中上腹偏左,但腹痛的节律性不如十二指肠溃疡明显。胃溃疡经抗酸治疗后常容易复发,除易引起大出血、急性穿孔等严重并发症外,约有 5% 胃溃疡可发生恶变;其他症状:泛酸、嗳气、恶心、呕吐、食欲缺失,病程迁延可致消瘦、贫血、失眠、心悸及头晕等症状。

2.体征

溃疡活动期剑突下或偏右有一固定的局限性压痛,十二指肠溃疡压痛点在脐部偏右上方,胃溃疡压痛点位于剑突与脐的正中线或略偏左。缓解期无明显体征。

(三)实验室及其他检查

1.内镜检查

胃镜检查是诊断胃十二指肠溃疡的首选检查方法,可明确溃疡部位,并可经活检做病理学检查及幽门螺杆菌检测。

2.X 线钡餐检查

可在胃十二指肠部位显示一周围光滑、整齐的龛影或见十二指肠壶腹部变形。上消化道大出血时不宜行钡餐检查。

(四)治疗要点

无严重并发症的胃十二指肠溃疡一般均采取内科治疗,外科手术治疗主要针对胃十二指肠溃疡的严重并发症进行治疗。

1.非手术治疗

(1)一般治疗:包括养成生活规律、定时进餐的良好习惯,避免过度劳累及精神紧张等。

(2)药物治疗:包括根除幽门螺杆菌、抑制胃酸分泌和保护胃黏膜的药物。

2.手术治疗

(1)适应证。

十二指肠溃疡外科治疗:外科手术治疗的主要适应证包括十二指肠溃疡急性穿孔、内科无法控制的急性大出血、瘢痕性幽门梗阻以及经内科正规治疗无效的十二指肠溃疡,即顽固性溃疡。

胃溃疡的外科治疗。胃溃疡外科手术治疗的适应证:①包括抗幽门螺杆菌措施在内的严格内科治疗8～12周,溃疡不愈合或短期内复发者。②发生胃溃疡急性大出血、溃疡穿孔及溃疡穿透至胃壁外者。③溃疡巨大(直径＞2.5 cm)或高位溃疡者。④胃十二指肠复合型溃疡者。⑤溃疡不能除外恶变或已经恶变者。

(2)手术方式。

胃大部切除术:这是治疗胃十二指肠溃疡的首选术式。胃大部切除术治疗溃疡的原理是:①切除胃窦部,减少G细胞分泌的胃泌素所引起的体液性胃酸分泌。②切除大部分胃体,减少了分泌胃酸、胃蛋白酶的壁细胞和主细胞数量。③切除了溃疡本身及溃疡的好发部位。胃大部切除的范围是胃远侧2/3～3/4,包括部分胃体、胃窦部、幽门和十二指肠壶腹部的近胃部分。胃大部切除术后胃肠道重建的基本术式包括胃十二指肠吻合或胃空肠吻合。术式包括以下。

毕Ⅰ式胃大部切除术:即在胃大部切除后将残胃与十二指肠吻合(见图4-1),多适用于胃溃疡。其优点是重建后的胃肠道接近正常解剖生理状态,胆汁、胰液反流入残胃较少,术后因胃肠功能紊乱而引起的并发症亦较少;缺点是有时为避免残胃与十二指肠吻合口的张力过大致切除胃的范围不够,增加了术后溃疡的复发机会。

毕Ⅱ式胃大部切除术:即切除远端胃后,缝合关闭十二指肠残端,将残胃与空肠行断端侧吻合(见图4-2)。适用于各种胃及十二指肠溃疡,特别是十二指肠溃疡。十二指肠溃疡切除困难时,可行溃疡旷置。优点是即使胃切除较多,胃空肠吻合口张力也不致过大,术后溃疡复发率低;缺点是吻合方式改变了正常的解剖生理关系,术后发生胃肠道功能紊乱的可能性较毕Ⅰ式大。

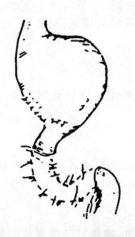

图4-1　毕Ⅰ式胃大部切除术

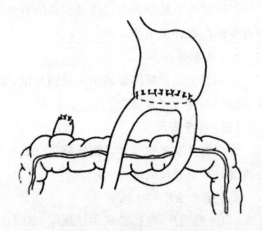

图4-2　毕Ⅱ式胃大部切除术

胃大部切除后胃空肠 Roux-en-Y 吻合术：即胃大部切除后关闭十二指肠残端,在距十二指肠悬韧带 10～15 cm 处切断空肠,将残胃和远端空肠吻合,据此吻合口以下 45～60 cm 处将空肠与空肠近侧断端吻合。此法临床应用较少,但有防止术后胆汁、胰液进入残胃的优点。

胃迷走神经切断术：此手术方式临床已较少使用。迷走神经切断术治疗溃疡的原理是：①阻断迷走神经对壁细胞的刺激,消除神经性胃酸分泌。②阻断迷走神经引起的促胃泌素的分泌,减少体液性胃酸分泌。可分为 3 种类型：①迷走神经干切断术。②选择性迷走神经切断术。③高选择性迷走神经切断术。

(五)常见护理诊断/问题

1.焦虑、恐惧

焦虑、恐惧与对疾病缺乏了解,担心治疗效果及预后有关。

2.疼痛

疼痛与胃十二指肠黏膜受侵蚀及手术后创伤有关。

3.潜在并发症

出血、感染、十二指肠残端破裂、吻合口瘘、胃排空障碍、消化道梗阻、倾倒综合征等。

(六)护理措施

1.术前护理

(1)心理护理：关心、了解患者的心理和想法,告知有关疾病治疗和手术的知识、手术前和手术后的配合,耐心解答患者的各种疑问,消除患者的不良心理,使其能积极配合疾病的治疗和护理。

(2)饮食护理：一般择期手术患者饮食宜少食多餐,给予高蛋白、高热量、高维生素等易消化的食物,忌酸辣、生冷、油炸、浓茶、烟酒等刺激性食品。患者营养状况较差或不能进食者常伴有贫血、低蛋白血症,术前应给予静脉输液,补充足够的热量,必要时补充血浆或全血,以改善患者的营养状况,提高其对手术的耐受力。术前 1 天进流质饮食,术前 12 小时禁食水。

(3)协助患者做好各种检查及手术前常规准备,做好健康教育,如教会患者深呼吸、有效咳嗽、床上翻身及肢体活动方法等。

(4)术日晨留置胃管,必要时遵医嘱留置胃肠营养管,并铺好麻醉床,备好吸氧装置,综合心电监护仪等。

2.术后护理

(1)病情观察：术后严密观察患者生命体征的变化,每 30 分钟测量 1 次,直至血压平稳,如病情较重仍需每 1～2 小时测量 1 次,或根据医嘱给予心电监护。同时观察患者神志、体温、尿量、伤口渗血、渗液情况。并且注意有无内出血、腹膜刺激征、腹腔脓肿等迹象,发现异常及时通知医师给予处理。

(2)体位：麻患者去枕平卧头后仰偏向一侧,麻醉清醒、血压平稳后改半卧位,以保持腹部松弛,减少切口缝合处张力,减轻疼痛和不适,以利腹腔引流,也有利于呼吸和循环。

(3)引流管护理：十二指肠溃疡术后患者常留有胃管、尿管及腹腔引流管等。护理时应注意：①妥善固定各种引流管,防止松动和脱出,并做好标识,一旦脱出后不可自行插回。②保持引流通畅、持续有效,防止引流管受压、扭曲及折叠等,可经常挤捏引流管以防堵塞。如若堵塞,可在医生指导下用生理盐水冲洗引流管。③密切观察并记录引流液的性质、颜色和量,发现异常及时通知医生,协助处理。

留置胃管可减轻胃肠道张力,促进吻合口愈合。护理时还应注意:胃大部切除术后 24 小时内可由胃管内引流出少量血液或咖啡样液体,若引流液有较多鲜血,应警惕吻合口出血,需及时与医师联系并处理;术后胃肠减压量减少,腹胀减轻或消失,肠蠕动功能恢复,肛门排气后可拔除胃管。

(4)疼痛护理:术后切口疼痛的患者,可遵医嘱给予镇痛药物或应用自控止痛泵,应用自控止痛泵的患者应注意预防并处理可能发生的并发症,如尿潴留、恶心、呕吐等。

(5)禁食及静脉补液:禁食期间应静脉补充液体。因胃肠减压期间,引流出大量含有各种电解质的胃肠液,加之患者禁食水,易造成水、电解质及酸碱失调和营养缺乏。因此,术后需及时补充患者所需的各种营养物质,包括糖、脂肪、氨基酸、维生素及电解质等,必要时输血、血浆或清蛋白,以改善患者的营养状况,促进切口的愈合。同时详细记录 24 小时液体出入量,为合理补液提供依据。

(6)早期肠内营养支持的护理:术前或术中放置空肠喂养管的患者,术后早期(术后 24 小时)可经喂养管输注肠内营养制剂,对改善患者的全身营养状况、维持胃肠道屏障结构和功能、促进肠功能恢复等均有益处。护理时应注意:①妥善固定喂养管,避免过度牵拉,防止滑脱、移动、扭曲和受压;保持喂养管的通畅,每次输注前后及输注中间每隔4~6 小时用温开水或温生理盐水冲洗管道,防止营养液残留堵塞管腔。②肠内营养支持早期,应遵循从少到多、由慢至快和由稀到浓的原则,使肠道能更好地适应。③营养液的温度以 37 ℃左右为宜,温度偏低会刺激肠道引起肠疼挛,导致腹痛、腹泻;温度过高则可灼伤肠道黏膜,甚至可引起溃疡或出血。同时观察患者有无恶心、呕吐、腹痛、腹胀、腹泻和水电解质紊乱等并发症的发生。

(7)饮食护理:功能恢复、肛门排气后可拔除胃管,拔除胃管后当日可给少量饮水或米汤;如无不适,第 2 天进半量流食,每次 50~80 mL;第 3 天进全量流食,每次 100~150 mL;进食后若无不适,第 4 天可进半流食,以温、软、易于消化的食物为好;术后第 10~14 天可进软食,忌生、冷、硬和刺激性食物。要少食多餐,开始每天5~6餐,以后逐渐减少进餐次数并增加每餐进食量,逐步过渡到正常饮食。术后早期禁食牛奶及甜品,以免引起腹胀及胃酸。

(8)鼓励患者早期活动:围床期间,鼓励并协助患者翻身,病情允许时,鼓励并协助患者早期下床活动。如无禁忌,术日可活动四肢,术后第 1 天床上翻身或坐起做轻微活动,第 2~3 天视情况协助患者床边活动,第 4 天可在室内活动。患者活动量应根据个体差异而定,以不感到劳累为宜。

(9)胃大部切除术后并发症的观察及护理。

术后出血:包括胃和腹腔内出血。胃大部切除术后 24 小时内可由胃管内引流出少量血液或咖啡样液体,一般 24 小时内不超过 300 mL,且逐渐减少,颜色逐渐变浅变清,出血自行停止;若术后短期内从胃管不断引流出新鲜血液,24 小时后仍未停止,则为术后出血。发生在术后 24 小时以内的出血,多属术中止血不确切;术后 4~6 天发生的出血,常为吻合口黏膜坏死脱落所致;术后 10~20 天发生的出血,与吻合口缝线处感染或黏膜下脓肿腐蚀血管有关。术后要严密观察患者的生命体征变化,包括血压、脉搏、心率、呼吸、神志和体温的变化;加强对胃肠减压及腹腔引流的护理,观察和记录胃液及腹腔引流液的量、颜色和性质,若短期内从胃管引流出大量新鲜血液,持续不止,应警惕有术后胃出血;若术后持续从腹腔引流管引出大量新鲜血性液体,应怀疑腹腔内出血,须立即通知医生协助处理。遵医嘱采用静脉给予止血药物、输血等措施,或用冰生理盐水洗胃,一般可控制。若非手术疗法不能有效止血或出血量大于每小时 500 mL 时,需再次手术止血,应积极完善术前准备,并做好相应的术后护理。

十二指肠残端破裂:一般多发生在术后 24~48 小时,是毕Ⅱ式胃大部切除术后早期的严重并发症,原因与十二指肠残端处理不当及胃空肠吻合口输入襻梗阻引起的十二指肠腔内压力升高有关。临床表现为突发性上腹部剧痛、发热和出现腹膜刺激征及白细胞计数增加,腹腔穿刺可有胆汁样液体。一旦确诊,应立即进行手术治疗。

胃肠吻合口破裂或吻合口瘘:是胃大部切除术后早期并发症,常发生在术后 1 周左右。原因与术中缝合技术不当、吻合口张力过大、组织供血不足有关,表现为高热、脉速等全身中毒症状,上腹部疼痛及腹膜炎的表现。如发生较晚,多形成局部脓肿或外瘘。临床工作中应注意观察患者生命体征和腹腔引流情况,一般情况下,患者术后体温逐渐趋于正常,腹腔引流液逐日减少和变清。若术后腹腔引流量仍不减、伴有黄绿色胆汁或呈脓性、带臭味,伴腹痛,体温再次升高,应警惕吻合口瘘的可能,须及时通知医师,协助处理。处理包括:①出现吻合口破裂伴有弥漫性腹膜炎的患者须立即手术治疗,做好急症手术准备。②症状较轻无弥漫性腹膜炎的患者,可先行禁食、胃肠减压、充分引流,合理应用抗生素并给予肠外营养支持,纠正水、电解质紊乱和酸碱平衡失调。③保护瘘口周围皮肤,应及时清洁瘘口周围皮肤并保持干燥,局部可涂以氧化锌软膏或使用皮肤保护膜加以保护,以免皮肤破溃继发感染。经上述处理后多数患者吻合口瘘可在 4~6 周自愈;若经久不愈,须再次手术。

胃排空障碍:也称胃瘫,常发生在术后 4~10 天,发病机制尚不完全明了。临床表现为拔除胃管后,患者出现上腹饱胀、钝痛和呕吐,呕吐物含食物和胆汁,消化道 X 线造影检查可见残胃扩张、无张力、蠕动波少而弱,且通过胃肠吻合口不畅。处理措施包括:①禁食、胃肠减压,减少胃肠道积气、积液,降低胃肠道张力,使胃肠道得到充分休息,并记录 24 小时出入量。②输液及肠外营养支持,纠正低蛋白血症,维持水、电解质和酸碱平衡。③应用胃动力促进剂如甲氧氯普安、多潘立酮,促进胃肠功能恢复,也可用 3% 温盐水洗胃。一般经上述治疗均可痊愈。

术后梗阻:根据梗阻部位可分为输入襻梗阻、输出襻梗阻和吻合口梗阻。①输入襻梗阻:可分为急、慢性两类。急性完全性输入襻梗阻,多发生于毕Ⅱ式结肠前输入段对胃小弯的吻合术式。临床表现为上腹部剧烈疼痛,频繁呕吐,呕吐量少,多不含胆汁,呕吐后症状不缓解,且上腹部有压痛性肿块。系输出襻系膜悬吊过紧压迫输入襻,或是输入襻过长穿入输出襻与横结肠的间隙孔形成内疝所致,属闭袢性肠梗阻,易发生肠绞窄,应紧急手术治疗。慢性不完全性输入襻梗阻患者,表现为进食后出现右上腹胀痛或绞痛,呈喷射状呕吐大量不含食物的胆汁,呕吐后症状缓解。多由于输入襻过长扭曲或输入襻过短在吻合口处形成锐角,使输入襻内胆汁、胰液和十二指肠液排空不畅而滞留。由于消化液潴留在输入襻内,进食后消化液分泌明显增加,输入襻内压力增高,刺激肠管发生强烈的收缩,引起喷射样呕吐,也称输入襻综合征。②输出襻梗阻:多因粘连、大网膜水肿或坏死、炎性肿块压迫所致。临床表现为上腹饱胀,呕吐食物和胆汁。如果非手术治疗无效,应手术解除梗阻。③吻合口梗阻:因吻合口过小或是吻合时胃肠壁组织内翻过多而引起,也可因术后吻合口炎性水肿出现暂时性梗阻。患者表现为进食后出现上腹部饱胀感和溢出性呕吐等,呕吐物含或不含胆汁。应即刻禁食,给予胃肠减压和静脉补液等保守治疗。若保守治疗无效,可手术解除梗阻。

倾倒综合征:由于胃大部切除术后,胃失去幽门窦、幽门括约肌、十二指肠壶腹部等结构对胃排空的控制,导致胃排空过速所产生的一系列综合征。可分为早期倾倒综合征和晚期倾倒综合征。①早期倾倒综合征:多发生在进食后半小时内,患者以循环系统症状和胃肠道症状为主要表现。患者可出现心悸、乏力、出汗、面色苍白等一过性血容量不足表现,并有恶心、呕吐、腹部绞痛、腹泻等消化道症状。处理:主要采用饮食调整,嘱患者少食多餐,饭后平卧 20~30 分钟,避免过甜食物、减少液体摄入量并降低食物渗透浓度,多数可在术后半年或一年内逐渐自愈。极少数症状严重而持久的患者需手术治疗。②晚期倾倒综合征:主要因进食后,胃排空过快,高渗性食物迅速进入小肠被过快吸收而使血糖急剧升高,刺激胰岛素大量释放,而当血糖下降后,胰岛素并未相应减少,继而发生低血糖,故又称低血糖综合征。表现为餐后 2~4 小时,患者出现心慌、无力、眩晕、出汗、手颤、嗜睡以至虚脱。消化道症状不明显,可有饥饿感,出现症状时稍进饮食即可缓解。饮食中减少糖类含量,增加蛋白质比例,少食多餐可防止其发生。

(七)健康指导

(1)向患者及家属讲解有关胃十二指肠溃疡的知识,使之能更好地配合治疗和护理。

(2)指导患者学会自我情绪调整,保持乐观进取的精神风貌,注意劳逸结合,减少溃疡病的客观因素。

(3)指导患者饮食应定时定量,少食多餐,营养丰富,以后可逐步过渡至正常人饮食。少食腌、熏食品,避免进食过冷、过烫、过辣及油煎炸食物,切勿酗酒、吸烟。

(4)告知患者及家属有关手术后期可能出现的并发症的表现和预防措施。

(5)定期随访,如有不适及时就诊。

二、胃十二指肠溃疡急性穿孔

胃十二指肠溃疡急性穿孔是胃十二指肠溃疡的严重并发症,为常见的外科急腹症。起病急,变化快,病情严重,需要紧急处理,若诊治不当可危及生命。其发生率呈逐年上升趋势,发病年龄逐渐趋于老龄化。十二指肠溃疡穿孔男性患者较多,胃溃疡穿孔则多见于老年妇女。

(一)病因及发病机制

溃疡穿孔是活动期胃十二指肠溃疡向深部侵蚀、穿破浆膜的结果。胃溃疡穿孔 60% 发生在近幽门的胃小弯,而 90% 的十二指肠溃疡穿孔发生在壶腹部前壁偏小弯侧。急性穿孔后,具有强烈刺激性的胃酸、胆汁、胰液等消化液和食物进入腹腔,引起化学性腹膜炎和腹腔内大量液体渗出,6~8 小时后细菌开始繁殖并逐渐转变为化脓性腹膜炎。病原菌以大肠埃希菌、链球菌多见。因剧烈的腹痛、强烈的化学刺激、细胞外液的丢失及细菌毒素吸收等因素,患者可出现休克。

(二)临床表现

1.症状

穿孔多突然发生于夜间空腹或饱食后,主要表现为突发性上腹部刀割样剧痛,很快波及全腹,但仍以上腹为重。患者疼痛难忍,常伴恶心、呕吐、面色苍白、出冷汗、脉搏细速、血压下降、四肢厥冷等表现。其后由于大量腹腔渗出液的稀释,腹痛略有减轻,继发细菌感染后,腹痛可再次加重;当胃内容物沿右结肠旁沟向下流注时,可出现右下腹痛。溃疡穿孔后病情的严重程度与患者的年龄、全身情况、穿孔部位、穿孔大小和时间以及是否空腹穿孔密切相关。

2.体征

体检时患者呈急性病容,表情痛苦,蜷屈位、不愿移动;腹式呼吸减弱或消失;全腹有明显的压痛、反跳痛,腹肌紧张呈"木板样"强直,以右上腹部最为明显,肝浊音界缩小或消失、可有移动性浊音,肠鸣音减弱或消失。

(三)实验室及其他检查

1.X 线检查

大约80%的患者行站立位腹部 X 线检查时,可见膈下新月形游离气体影。

2.实验室检查

提示血白细胞计数及中性粒细胞比例增高。

3.诊断性腹腔穿刺

临床表现不典型的患者可行诊断性腹腔穿刺,穿刺抽出液可含胆汁或食物残渣。

(四)治疗要点

根据病情选用非手术或手术治疗。

1.非手术治疗

(1)适应证:一般情况良好,症状及体征较轻的空腹状态下穿孔者;穿孔超过 24 小时,腹膜炎症已局限者;胃十二指肠造影证实穿孔已封闭者;无出血、幽门梗阻及恶变等并发症者。

(2)治疗措施:①禁食、持续胃肠减压,减少胃肠内容物继续外漏,以利于穿孔的闭合和腹膜炎症消退。②输液和营养支持治疗,以维持机体水、电解质平衡及营养需求。③全身应用抗生素,以控制感染。④应用抑酸药物,如给予 H_2 受体阻断剂或质子泵拮抗剂等制酸药物。

2.手术治疗

(1)适应证:①上述非手术治疗措施 6~8 小时,症状无减轻,而且逐渐加重者要改手术治疗。②饱食后穿孔,顽固性溃疡穿孔和伴有幽门梗阻、大出血、恶变等并发症者,应及早进行手术治疗。

(2)手术方式。①单纯缝合修补术:即缝合穿孔处并加大网膜覆盖。此方法操作简单,手术时间短,安全性高。适用于穿孔时间超过 8 小时,腹腔内感染及炎症水肿严重者;以往无溃疡病史或有溃疡病史但未经内科正规治疗,无出血、梗阻并发症者;有其他系统器质性疾病不能耐受急诊彻底性溃疡切除手术者。②彻底的溃疡切除手术(连同溃疡一起切除的胃大部切除术):手术方式包括胃大部切除术,对十二指肠溃疡穿孔行迷走神经切断加胃窦切除术,或缝合穿孔后行迷走神经切断加胃空肠吻合术,或行高选择性迷走神经切断术。

（五）常见护理诊断/问题

1.疼痛

疼痛与胃十二指肠溃疡穿孔后消化液对腹膜的强烈刺激及手术后切口有关。

2.体液不足

体液不足与溃疡穿孔后消化液的大量丢失有关。

（六）护理措施

1.术前护理/非手术治疗的护理

（1）禁食、胃肠减压：溃疡穿孔患者要禁食禁水，有效地胃肠减压，以减少胃肠内容物继续流入腹腔。做好引流期间的护理，保持引流通畅和有效负压，注意观察和记录胃液的颜色、性质和量。

（2）体位：休克者取休克体位（头和躯干抬高 20°～30°角、下肢抬高 15°～20°角），以增加回心血量；无休克者或休克改善后取半卧位，以利于漏出的消化液积聚于盆腔最低位和便于引流，减少毒素的吸收，同时也可降低腹壁张力和减轻疼痛。

（3）静脉输液，维持体液平衡。①观察和记录 24 小时出入量，为合理补液提供依据。②给予静脉输液，根据出入量和医嘱，合理安排输液的种类和速度，以维持水、电解质及酸碱平衡；同时给予营养支持和相应护理。

（4）预防和控制感染：遵医嘱合理应用抗菌药。

（5）做好病情观察：密切观察患者生命体征、腹痛、腹膜刺激征及肠鸣音变化等。若经非手术治疗6～8 小时病情不见好转，症状、体征反而加重者，应积极做好急诊手术准备。

2.术后护理

加强术后护理，促进患者早日康复。

三、胃十二指肠溃疡大出血

胃十二指肠溃疡出血是上消化道大出血中最常见的原因，占 50％以上。其中 5％～10％需要手术治疗。

（一）病因与病理

因溃疡基底的血管壁被侵蚀而导致破裂出血，患者过去多有典型溃疡病史，近期可有服用非甾体消炎药物、疲劳、饮食不规律等诱因。胃溃疡大出血多发生在胃小弯，出血源自胃左、右动脉及其分支或肝胃韧带内较大的血管。十二指肠溃疡大出血通常位于壶腹部后壁，出血多来自胃十二指肠动脉或胰十二指肠上动脉及其分支；溃疡基底部的血管侧壁破裂出血不易自行停止，可引发致命的动脉性出血。大出血后，因血容量减少、血压下降、血流变慢，可在血管破裂处形成血凝块而暂时止血。由于胃酸、胃肠蠕动和胃十二指肠内容物与溃疡病灶的接触，部分病例可发生再次出血。

（二）临床表现

1.症状

患者的主要表现是呕血和黑便，多数患者只有黑便而无呕血，迅猛的出血则表现为大量呕血和排紫黑色血便。呕血前患者常有恶心，便血前多突然有便意，呕血或便血前后患者常有心悸、目眩、无力甚至昏厥。如出血速度缓慢则血压、脉搏改变不明显。如果短期内失血量超过

400 mL时,患者可出现面色苍白、口渴、脉搏快速有力,血压正常或略偏高的循环系统代偿表现;当失血量超过 800 mL 时,可出现休克症状:患者烦躁不安、出冷汗、脉搏细速、血压下降、呼吸急促、四肢厥冷等。

2.体征

腹稍胀,上腹部可有轻度压痛,肠鸣音亢进。

(三)实验室及其他检查

1.内镜检查

胃十二指肠纤维镜检查可明确出血原因和部位,出血 24 小时内阳性率可达 70%～80%,超过 24 小时则阳性率下降。

2.血管造影

选择性腹腔动脉或肠系膜上动脉造影可明确病因与出血部位,并可采取栓塞治疗或动脉注射垂体升压素等介入性止血措施。

3.实验室检查

大量出血早期,由于血液浓缩,血常规变化不大;以后红细胞计数、血红蛋白、血细胞比容均呈进行性下降。

(四)治疗要点

胃十二指肠溃疡出血的治疗原则:补充血容量防止失血性休克,尽快明确出血部位并采取有效止血措施。

1.非手术治疗

(1)补充血容量:迅速建立静脉通路,快速静脉输液、输血。失血量达全身总血量的 20%时,应输注右旋糖酐、羟乙基淀粉或其他血浆代用品,出血量较大时可输注浓缩红细胞,必要时可输全血,保持血细胞比容不低于 30%。

(2)禁食、留置胃管:用生理盐水冲洗胃腔,清除血凝块,直至胃液变清。还可经胃管注入200 mL含8 mg去甲肾上腺素的生理盐水溶液,每 4～6 小时 1 次。

(3)应用止血、制酸等药物:经静脉或肌内注射巴曲酶等止血药物;静脉给予 H_2 受体拮抗剂(西咪替丁等)、质子泵抑制剂(奥美拉唑)或生长抑素等。

(4)胃镜下止血:急诊胃镜检查明确出血部位后同时实施电凝、激光灼凝、注射或喷洒药物、钛夹夹闭血管等局部止血措施。

2.手术治疗

(1)适应证:①重大出血,短期内出现休克,或短时间内(6～8 小时)需输入大量血液(>800 mL)方能维持血压和血细胞比容者。②正在进行药物治疗的胃十二指肠溃疡患者发生大出血,说明溃疡侵蚀性大,非手术治疗难于止血,或暂时血止后又复发。③60 岁以上伴血管硬化症者自行止血机会较小,应及早手术。④近期发生过类似的大出血或合并溃疡穿孔或幽门梗阻。⑤胃镜检查发现动脉搏动性出血或溃疡底部血管显露、再出血危险性大者。

(2)手术方式:①胃大部切除术,适用于大多数溃疡出血的患者。②贯穿缝扎术,在病情危急,不能耐受胃大部切除手术时,可采用单纯贯穿缝扎止血法。③在贯穿缝扎处理溃疡出血后,可行迷走神经干切断加胃窦切除或幽门成形术。

(五)常见护理诊断/问题

1.焦虑、恐惧

焦虑、恐惧与突发胃十二指肠溃疡大出血及担心预后有关。

2.体液不足

体液不足与胃十二指肠溃疡出血致血容量不足有关。

(六)护理措施

1.非手术治疗的护理(包括术前护理)

(1)缓解焦虑和恐惧:关心和安慰患者,给予心理支持,减轻患者的焦虑和恐惧。及时为患者清理呕吐物。情绪紧张者,可遵医嘱适当给予镇静剂。

(2)体位:取平卧位,卧床休息。有呕血者,头偏向一侧。

(3)补充血容量:迅速建立多条畅通的静脉通路,快速输液、输血,必要时可行深静脉穿刺输液。开始输液时速度宜快,待休克纠正后减慢滴速。

(4)采取止血措施:遵医嘱应用止血药物或冰盐水洗胃,以控制出血。

(5)做好病情观察:严密观察患者生命体征的变化,判断、观察和记录呕血、便血情况,观察患者有无口渴、肢端湿冷、尿量减少等循环血量不足的表现。必要时测量中心静脉压并做好记录。观察有无鲜红色血性胃液从胃管流出,以判断有无活动性出血和止血效果。若出血仍在继续,短时间内(6~8 小时)需大量输血(>800 mL)才能维持血压和血细胞比容,或停止输液、输血后,病情又恶化者,应及时报告医师,并配合做好急症手术的准备。

(6)饮食:出血时暂禁食,出血停止后,可进流质或无渣半流质饮食。

2.术后护理

加强术后护理,促进患者早日康复。

四、胃十二指肠溃疡瘢痕性幽门梗阻

胃十二指肠溃疡患者因幽门管、幽门溃疡或十二指肠壶腹部溃疡反复发作形成瘢痕狭窄、幽门痉挛水肿而造成幽门梗阻。

(一)病因与病理

瘢痕性幽门梗阻常见于十二指肠壶腹部溃疡和位于幽门的胃溃疡。溃疡引起幽门梗阻的机制有幽门痉挛、炎性水肿和瘢痕三种,前两种情况是暂时的和可逆的,在炎症消退、痉挛缓解后梗阻解除,无须外科手术;而瘢痕性幽门梗阻属于永久性,需要手术方能解除梗阻。梗阻初期,为克服幽门狭窄,胃蠕动增强,胃壁肌肉代偿性增厚。后期,胃代偿功能减退,失去张力,胃高度扩大,蠕动减弱甚至消失。由于胃内容物潴留引起呕吐而致水、电解质的丢失,导致脱水、低钾低氯性碱中毒;长期慢性不全性幽门梗阻者由于摄入减少,消化吸收不良,患者可出现贫血与营养障碍。

(二)临床表现

1.症状

患者表现为进食后上腹饱胀不适并出现阵发性胃痉挛性疼痛,伴恶心、嗳气与呕吐。呕吐多发生在下午或晚间,呕吐量大,一次达 1000~2000 mL,呕吐物内含大量宿食,有腐败酸臭味,但不含胆汁。呕吐后自觉胃部舒适,故患者常自行诱发呕吐以缓解症状。常有少尿、便秘、贫血等慢性消耗表现。体检时可见患者常有消瘦、皮肤干燥、皮肤弹性消失等营养不良的表现。

2.体征

上腹部可见胃型和胃蠕动波,用手轻拍上腹部可闻及振水声。

(三)实验室及其他检查

1.内镜检查

可见胃内有大量潴留的胃液和食物残渣。

2.X 线钡餐检查

可见胃高度扩张,24 小时后仍有钡剂存留(正常 24 小时排空)。已明确幽门梗阻者避免做此检查。

(四)治疗要点

瘢痕性幽门梗阻以手术治疗为主。最常用的术式是胃大部切除术,但年龄较大、身体状况极差或合并其他严重内科疾病者,可行胃空肠吻合加迷走神经切断术。

(五)常见护理诊断/问题

1.体液不足

体液不足与大量呕吐、胃肠减压引起水、电解质的丢失有关。

2.营养失调:低于机体需要量

营养失调:低于机体需要量与幽门梗阻致摄入不足、禁食和消耗、丢失体液有关。

(六)护理措施

1.术前护理

(1)静脉输液:根据医嘱和电解质检测结果合理安排输液种类和速度,以纠正脱水及低钾、低氯性碱中毒。密切观察及准确记录 24 小时出入量,为静脉补液提供依据。

(2)饮食与营养支持:非完全梗阻者可给予无渣半流质饮食,完全梗阻者术前应禁食水,以减少胃内容物潴留。根据医嘱于手术前给予肠外营养,必要时输血或其他血液制品,以纠正营养不良、贫血和低蛋白血症,提高患者对手术的耐受力。

(3)采取有效措施,减轻疼痛,增进舒适。

禁食,胃肠减压:完全幽门梗阻患者,给予禁食,保持有效胃肠减压,减少胃内积气、积液,减轻胃内张力。必要时遵医嘱给予解痉药物,以减轻疼痛,增加患者的舒适度。

体位:取半卧位,卧床休息。呕吐时,头偏向一侧。呕吐后及时为患者清理呕吐物。情绪紧张者,可遵医嘱给予镇静剂。

(4)洗胃:完全幽门梗阻者,除持续胃肠减压排空胃内潴留物外,须做术前胃的准备,即术前 3 天每晚用 300～500 mL 温盐水洗胃,以减轻胃黏膜水肿和炎症,有利于术后吻合口愈合。

2.术后护理

加强术后护理,促进患者早日康复。

第七节 急性阑尾炎

急性阑尾炎是腹部外科最常见的疾病之一,是外科急腹症中最常见的疾病,其发病率约为 1:1000。各年龄段(不满 1 岁至 90 岁,甚至 90 岁以上)人及妊娠期妇女均可发病,但以青年最为多见。阑尾切除术也是外科最常施行的一种手术。急性阑尾炎临床表现变化较多,需要与许多腹腔内外疾病相鉴别。早期明确诊断,及时治疗,可使患者在短期内恢复健康。若延误诊治,则可能出现严重后果。因此对本病的处理须予以重视。

一、病因

阑尾管腔较细且系膜短,常使阑尾扭曲,内容物排出不畅,阑尾管腔内本来就有许多微生物,远侧又是盲端,很容易发生感染。一般认为急性阑尾炎是由下列几种因素综合而发生的。

(一)梗阻

梗阻为急性阑尾炎发病最常见的基本因素,常见的梗阻原因有:①粪石和粪块等。②寄生虫,如蛔虫堵塞。③阑尾系膜过短,造成阑尾扭曲,引起部分梗阻。④阑尾壁的改变,以往发生过急性阑尾炎后,肠壁可以纤维化,使阑尾腔变小,亦可减弱阑尾的蠕动功能。

(二)细菌感染

阑尾炎的发生也可能是细菌直接感染的结果。细菌可通过直接侵入、经由血运或邻接感染等方式侵入阑尾壁,从而形成阑尾的感染和炎症。

(三)其他

与急性阑尾炎发病有关的因素还有饮食习惯、遗传因素和胃肠道功能障碍等。阑尾先天性畸形,如阑尾过长、过度扭曲、管腔细小、血供不佳等都是易于发生急性炎症的条件。胃肠道功能障碍(如腹泻、便秘等)引起内脏神经反射,导致阑尾肌肉和血管痉挛,当超过正常强度时,可致阑尾管腔狭窄、血供障碍、黏膜受损,细菌入侵而致急性炎症。

二、病理

根据急性阑尾炎的临床过程和病理解剖学变化,可将其分为四种病理类型,这些不同类型可以是急性阑尾炎在其病变发展过程中不同阶段的表现,也可能是不同的病因和发病原理所产生的直接结果。

(一)急性单纯性阑尾炎

阑尾轻度肿胀,浆膜表面充血。阑尾壁各层组织间均有炎性细胞浸润,以黏膜和黏膜下层为最著;黏膜上可能出现小的溃疡和出血点,阑尾腔内可能有少量渗出液,临床症状和全身反应也较轻,如能及时处理,其感染可以消退、炎症完全吸收,阑尾也可恢复正常。

(二)急性化脓性阑尾炎

阑尾明显肿胀,壁内有大量炎性细胞浸润,可形成大量大小不一的微小脓肿;浆膜高度充血并有较多脓性渗出物,作为肌体炎症防御、局限化的一种表现,常有大网膜下移、包绕部分或全部阑尾。此类阑尾炎的阑尾已有不同程度的组织破坏,即使经保守治疗恢复,阑尾壁仍可留有瘢痕挛缩,致阑尾腔狭窄,因此,日后炎症可反复发作。

(三)坏疽性及穿孔性阑尾炎

坏疽性及穿孔性阑尾炎是一种重型的阑尾炎。根据阑尾血运阻断的部位,坏死范围可仅限于阑尾的一部分或累及整个阑尾。阑尾管壁坏死或部分坏死,呈暗紫色或黑色。阑尾腔内积脓,且压力升高,阑尾壁血液循环障碍。穿孔部位多存阑尾根部和尖端。穿孔如未被包裹,感染继续扩散,则可引起急性弥漫性腹膜炎。

(四)阑尾周围脓肿

急性阑尾炎化脓坏疽或穿孔,如果此过程进展较慢,大网膜可移至右下腹部,将阑尾包裹并形成粘连,形成炎性肿块或阑尾周围脓肿。

阑尾穿孔并发弥漫性腹膜炎最为严重,常见于坏疽穿孔性阑尾炎,婴幼儿大网膜过短、妊娠期的子宫妨碍大网膜下移,故易于在阑尾穿孔后出现弥漫性腹膜炎。由于阑尾炎症严重,进展迅速,局部大网膜或肠襻粘连尚不足以局限之,故一旦穿孔,感染很快蔓及全腹腔。患者有全身性感染、中毒和脱水等现象,有全腹性的腹壁强直和触痛,并有肠麻痹的腹胀、呕吐等症状。如不经适当治疗,病死率很高;即使经过积极治疗后全身性感染获得控制,也常因发生盆腔脓肿、膈下脓肿或多发性腹腔脓肿等并发症而需多次手术引流,甚至遗下腹腔窦道、肠瘘、粘连性肠梗阻等并发症而使病情复杂、病期迁延。

三、临床表现

急性阑尾炎不论其病因如何,亦不论其病理变化为单纯性、化脓性或坏疽性,在阑尾未穿孔、坏死或并有局部脓肿以前,临床表现大致相似。多数急性阑尾炎都有较典型的症状和体征。

(一)症状

一般表现在三个方面。

1.腹痛不适

腹痛不适是急性阑尾炎最常见的症状,约有98%急性阑尾炎患者以此为首发症状。典型的急性阑尾炎腹痛开始时多在上腹部或脐周围,有时为阵发性,并常有轻度恶心或呕吐;一般持续6～36小时(通常约12小时)。当阑尾炎症涉及壁腹膜时,腹痛变为持续性并转移至右下腹部,疼痛加剧,不少患者伴有呕吐、发热等全身症状。此种转移性右下腹痛是急性阑尾炎的典型症状,70%以上的患者具有此症状。该症状在临床诊断上有重要意义。但也应该指出:不少患者其腹痛可能开始时即在右下腹,不一定有转移性腹痛,这可能与阑尾炎病理过程不同有关。没有明显管腔梗阻而直接发生的阑尾感染,腹痛可能一开始就是右下腹炎性持续性疼痛。异位阑尾炎在临床上虽同样也可有初期梗阻性、后期炎症性腹痛,但其最后腹痛所在部位因阑尾部位不同而异。

腹痛的轻重程度与阑尾炎的严重性之间并无直接关系。虽然腹痛的突然减轻一般显示阑尾腔的梗阻已解除或炎症在消退,但有时因阑尾腔内压过大或组织缺血坏死,神经末梢失去感受和传导能力,腹痛也可减轻;有时阑尾穿孔以后,由于腔内压随之减低,自觉的腹痛也可突然消失。故腹痛减轻,必须伴有体征消失,方可视为是病情好转的证据。

2.胃肠道症状

恶心、呕吐、便秘、腹泻等胃肠道症状是急性阑尾炎患者所常有的。呕吐是急性阑尾炎常见的症状,当阑尾管腔梗阻及炎症程度较重时更为突出。呕吐与发病前有无进食有关。阑尾炎发生于空腹时,往往仅有恶心;饱食后发生者多有呕吐;偶然于病程晚期亦见有恶心、呕吐者,则多由腹膜炎所致。食欲缺乏,不思饮食,则更为患者常见的现象。

当阑尾感染扩散至全腹时,恶心、呕吐可加重。其他胃肠道症状如食欲缺乏、便秘、腹泻等也偶可出现,腹泻多由于阑尾炎症扩散至盆腔内形成脓肿,刺激直肠而引起肠功能亢进,此时患者常有排便不畅、便次增多、里急后重及便中带黏液等症状。

3.全身反应

急性阑尾炎患者的全身症状一般并不显著。当阑尾化脓坏疽并有扩散性腹腔内感染时，可以出现明显的全身症状，如寒战、高热、反应迟钝或烦躁不安；当弥漫性腹膜炎严重时，可同时出现血容量不足与脓毒症表现，甚至有心、肺、肝、肾等生命器官功能障碍。

(二)体征

急性阑尾炎的体征在诊断上较自觉症状更具重要性。它的表现决定于阑尾的部位、位置的深浅和炎症的程度，常见的体征有下列几类。

1.患者体位

不少患者来诊时常见弯腰行走，且往往以双手按在右下腹部。在床上平卧时其右髋关节常呈屈曲位。

2.压痛和反跳痛

最主要和典型的是右下腹压痛，其存在是诊断阑尾炎的重要依据，典型的压痛较局限，位于麦氏点(阑尾点)或其附近。无并发症的阑尾炎其压痛点比较局限，有时可以用一个手指在腹壁找到最明显压痛点；待出现腹膜炎时，压痛范围可变大，甚至全腹压痛，但压痛最剧点仍在阑尾部位。压痛点具有重大诊断价值，即使患者自觉腹痛尚在上腹部或脐周围，体检时往往已能发现在右下腹有明显的压痛点，常借此可获得早期诊断。

年老体弱、反应差的患者炎症有时即使很重，但压痛可能比较轻微，或必须深压才痛。压痛表明阑尾炎症的存在和其所在的部位，较转移性腹痛更具诊断意义。

反跳痛具有重要的诊断意义，体检时将压在局部的手突然松开，患者感到剧烈疼痛，更重于压痛。这是腹膜受到刺激的反应，可以更肯定局部炎症的存在。阑尾部位压痛与反跳痛的同时存在对诊断阑尾炎比单个存在更有价值。

3.右下腹肌紧张和强直

肌紧张是腹壁对炎症刺激的反应性痉挛，强直则是一种持续性不由自主地保护性腹肌收缩，都见于阑尾炎症已超出浆膜并侵及周围脏器或组织时。检查腹肌有无紧张和强直要求动作轻柔，患者情绪平静，以避免引起腹肌过度反应或痉挛，导致不正确结论。

4.疼痛试验

有些急性阑尾炎患者以下几种疼痛试验可能呈阳性，其主要原理是处于深部但有炎症的阑尾黏附于腰大肌或闭孔肌，在行以下各种试验时，局部受到明显刺激而出现疼痛。①结肠充气试验(Rovsing 征)，深压患者左下腹部降结肠处，患者感到阑尾部位疼痛。②腰大肌试验，患者左侧卧，右腿伸直并过度后伸时阑尾部位出现疼痛。③闭孔内肌试验，患者屈右髋右膝并内旋时感到阑尾部位疼痛。④直肠内触痛：直肠指检时按压右前壁患者有疼痛感。

(三)化验

急性阑尾炎患者的血常规、尿常规检查有一定重要性。90%的患者常有白细胞计数增多，是临床诊断的重要依据，一般为$(10\sim15)\times10^9/L$。随着炎症加重，白细胞可以增加，甚至可为$20\times10^9/L$以上。但年老体弱或免疫功能受抑制的患者，白细胞不一定增多，甚至反而下降。白细胞数增多常伴有核左移。急性阑尾炎患者的尿液检查一般无特殊改变，但对排除类似阑尾炎症状的泌尿系统疾病,如输尿管结石,常规检查尿液仍有必要。

四、诊断

多数急性阑尾炎的诊断以转移性右下腹痛或右下腹痛、阑尾部位压痛和白细胞升高三者为决定性依据。典型的急性阑尾炎(约占 80%)均有上述症状体征,易于据此做出诊断。对于临床表现不典型的患者,尚需考虑借助其他一些诊断手段,以做进一步肯定。

五、鉴别诊断

典型的急性阑尾炎一般诊断并不困难,但在另一部分病例,由于临床表现并不典型,诊断相当困难,有时甚至诊断错误,以致采用错误的治疗方法或延误治疗,产生严重并发症,甚至死亡。要与急性阑尾炎相鉴别的疾病很多,常见的为以下三类。

(一)内科疾病

临床上,不少内科疾病具有急腹症的临床表现,常被误诊为急性阑尾炎而施行不必要的手术探查,将无病变的阑尾切除,甚至危及患者生命,故诊断时必须慎重。常见的需要与急性阑尾炎鉴别的内科疾病有以下几种。

1.急性胃肠炎

一般急性胃肠炎患者发病前常有饮食不慎或食物不洁史。症状虽亦以腹痛、呕吐、腹泻三者为主,但通常以呕吐或腹泻较为突出,有时在腹痛之前即已有吐泻。急性阑尾炎患者即使有吐泻,一般也不严重,且多发生在腹痛以后。

急性胃肠炎的腹痛有时虽很剧烈,但其范围较广,部位较不固定,更无转移至右下腹的特点。

2.急性肠系膜淋巴结炎

本病多见于儿童,往往发生于上呼吸道感染之后。患者过去大多有同样腹痛史,且常在上呼吸道感染后发作。起病初期于腹痛开始前后往往即有高热,此与一般急性阑尾炎不同;腹痛初起时即位于右下腹,而无急性阑尾炎之典型腹痛转移史。其腹部触痛的范围亦较急性阑尾炎为广,部位亦较阑尾的位置高,并较靠近内侧。腹壁强直不甚明显,反跳痛亦不显著。Rovsing 征和肛门指检都是阴性。

3.Meckel 憩室炎

Meckel 憩室炎往往无转移性腹痛,局部压痛点也在阑尾点之内侧,多见于儿童,由于1/3Meckel憩室中有胃黏膜存在,患者可有黑粪史。Meckel 憩室炎穿孔时成为外科疾病。临床上如诊断为急性阑尾炎而手术中发现阑尾正常者,应即检查末段回肠至少约 100 cm,以视有无 Meckel 憩室炎,免致遗漏而造成严重后果。

4.局限性回肠炎

典型局限性回肠炎不难与急性阑尾炎相区别。但不典型急性发作时,右下腹痛、压痛及白细胞升高与急性阑尾炎相似,必须通过细致临床观察,发现局限性回肠炎所致的部分肠梗阻的症状与体征(如阵发绞痛和可触及条状肿胀肠襻),方能鉴别。

5.心胸疾病

如右侧胸膜炎、右下肺炎和心包炎等均可有反射性右侧腹痛,甚至右侧腹肌反射性紧张等,但这些疾病以呼吸、循环系统功能改变为主,一般没有典型急性阑尾炎的转移性右下腹痛和压痛。

6.其他

如过敏性紫癜、铅中毒等,均可有腹痛,但腹软无压痛。详细的病史、体检和辅助检查可予以鉴别。

(二)外科疾病

1.胃、十二指肠溃疡急性穿孔

本病为常见急腹症,发病突然,临床表现可与急性阑尾炎相似。溃疡病穿孔患者多数有慢性溃疡史,穿孔大多发生在溃疡病的急性发作期。溃疡穿孔所引起的腹痛,虽亦起于上腹部并可累及右下腹,但一般均迅速累及全腹,不像急性阑尾炎有局限于右下腹的趋势。腹痛发作极为突然,程度也颇剧烈,常可引致患者休克。体检时右下腹虽也有明显压痛,但上腹部溃疡穿孔部位一般仍为压痛最显著地方;腹肌的强直现象也特别显著,常呈"板样"强直。腹内因有游离气体存在,肝浊音界多有缩小或消失现象;X线透视如能确定膈下有积气,有助于诊断。

2.急性胆囊炎

总体上急性胆囊炎的症状与体征均以右上腹为主,常可扪及肿大和有压痛的胆囊,Murphy征阳性,辅以B超不难鉴别。

3.右侧输尿管结石

本病有时表现与阑尾炎相似。但输尿管结石以腰部酸痛或绞痛为主,可有向会阴部放射痛,右肾区叩击痛(+),肉眼或镜检尿液有大量红细胞,B超检查和肾、输尿管、膀胱 X 线片(KUB)可确诊。

(三)妇科疾病

1.右侧异位妊娠破裂

这是育龄妇女最易与急性阑尾炎相混淆的疾病,尤其是未婚怀孕女性,诊断时更要细致。异位妊娠患者常有月经过期或近期不规则史,在腹痛发生以前,可有阴道不规则的出血史。其腹痛之发作极为突然,开始即在下腹部,并常伴有会阴部垂痛感觉。全身无炎症反应,但有不同程度的出血性休克症状。妇科检查常能发现阴道内有血液,子宫颈柔软而有明显触痛,一侧附件有肿大且具压痛;如阴道后穹隆或腹腔穿刺抽出新鲜不凝固血液,同时妊娠试验阳性可以确诊。

2.右侧卵巢囊肿扭转

本病可突然出现右下腹痛,囊肿绞窄坏死可刺激腹膜而致局部压痛,与急性阑尾炎相似。但急性扭转时疼痛剧烈而突然,坏死囊肿引起的局部压痛位置偏低,有时可扪到肿大的囊肿,都与阑尾炎不同,妇科双合诊或B超检查等可明确诊断。

3.其他

如急性盆腔炎、右侧附件炎、右侧卵巢滤泡或黄体破裂等,可通过病史、月经史、妇科检查、B超检查、后穹隆或腹腔穿刺等做出正确诊断。

六、治疗

手术切除是治疗急性阑尾炎的主要方法,但阑尾炎症的病理变化比较复杂,非手术治疗仍有其价值。

(一)非手术治疗

1.适应证

(1)患者一般情况差或因客观条件不允许,如合并严重心、肺功能障碍时,也可先行非手术治疗,但应密切观察病情变化。

(2)急性单纯性阑尾炎早期,药物治疗多有效,其炎症可吸收消退,阑尾能恢复正常,也可不再复发。

(3)当急性阑尾炎已被延误诊断超过 48 小时,病变局限,已形成炎性肿块,也应采用非手术治疗,待炎症消退,肿块吸收后,再考虑择期切除阑尾。当炎性肿块转成脓肿时,应先行脓肿切开引流,以后再进行择期阑尾切除术。

(4)急性阑尾炎诊断尚未明确,临床观察期间可采用非手术治疗。

2.方法

非手术治疗的内容和方法有卧床、禁食、静脉补充水电解质和热量,同时应用有效抗生素以及对症处理(如镇静、止痛、止吐等)。

(二)手术治疗

绝大多数急性阑尾炎诊断明确后均应采用手术治疗,以去除病灶、促进患者迅速恢复。但是急性阑尾炎的病理变化和患者条件常有不同,因此也要根据具体情况,对不同时期、不同阶段的患者采用不同的手术方式分别处理。

七、急救护理

(一)护理目标

(1)患者焦虑情绪明显好转配合治疗及护理。

(2)患者主诉疼痛明显缓解或消失。

(3)术后未发生相关并发症或并发症发生后能得到及时治疗与处理。

(二)护理措施

1.非手术治疗

(1)体位:取半卧位休息,以减轻疼痛。

(2)饮食:轻者可进流质,重症应禁食以减少肠蠕动,利于炎症局限。

(3)加强病情观察:定时测量生命体征,密切观察患者的腹部症状和体征,尤其注意腹痛的变化;观察期间禁用镇静止痛剂,如吗啡等,以免掩盖病情。

(4)避免增加肠内压力:禁服泻药及灌肠,以免肠蠕动加快,增高肠内压力,导致阑尾穿孔或炎症扩散。

(5)使用有效的抗生素控制感染。

(6)心理护理:耐心做好患者及家属的解释工作,减轻其焦虑和紧张情绪;向患者和家属介绍疾病相关知识,使之积极配合治疗和护理。

2.术后护理

(1)体位:患者全麻术后清醒或硬膜外麻醉平卧 6 小时后,血压平稳,采用半卧位,以减少腹壁张力,减轻切口疼痛,有利于呼吸和引流。

(2)饮食护理:患者术后禁食,禁食期间给予静脉补液。待肛门排气,肠蠕动恢复后,进流质饮食,逐渐向半流质和普食过渡。

(3)合理使用抗生素:术后遵医嘱及时正确使用抗生素,控制感染,防止并发症发生。

(4)早期活动:鼓励患者术后在床上活动,待麻醉反应消失后可起床活动,以促进肠蠕动恢复,防止肠粘连,增进血液循环,促进伤口愈合。

(5)切口的护理：①及时更换污染敷料，保持切口清洁、干燥。②密切观察切口愈合情况，及时发现出血及感染征象。

(6)引流管的护理：①妥善固定引流管和引流袋，防止引流管折叠、受压或牵拉而脱出，并减少牵拉引起的疼痛。②保持引流通畅，经常从近端至远端挤压引流管，防止血块或脓液堵塞。如发现引流液突然减少，应检查引流管有无脱落和堵塞。③观察并记录引流液的颜色、性状及量，准确记录24小时的引流量。当引流液量逐渐减少、颜色逐渐变淡至浆液性，患者体温及血常规正常，可考虑拔管。④每周更换引流袋2～3次。更换引流袋和敷料时，严格执行无菌操作，防止污染和避免引起逆行感染。

(7)术后并发症的观察及护理。①切口感染：是阑尾切除术后最常见的并发症，多见于化脓性或穿孔性阑尾炎。切口感染可通过术中有效保护切口、彻底止血、消灭无效腔等措施得到预防。一般临床表现为术后2～3日体温升高，切口处出现红、肿、痛。治疗原则：先试穿刺抽脓液，一经确诊立即充分敞开引流。排出脓液，放置引流，定期换药，短期内可愈合。②粘连性肠梗阻：与局部炎性渗出、手术损伤和术后长期卧床等因素有关。早期手术、术后早期下床活动可以有效预防该并发症，完全性肠梗阻者应手术治疗。③腹腔内出血：常发生在术后24～48小时内，多因阑尾系膜结扎线松脱或止血不彻底而引起。临床表现为腹痛、腹胀和失血性休克等。一旦发生出血，应立即输血、补液，紧急手术止血。④腹腔感染或脓肿：多发生于化脓性或坏疽性阑尾炎术后，尤其阑尾穿孔伴腹膜炎的患者。患者表现为体温升高，腹痛、腹胀、腹部压痛及全身中毒症状。按腹膜炎治疗和护理原则处理。⑤阑尾残株炎：阑尾残端保留过长超过1cm时，术后残株易复发炎症，仍表现为阑尾炎的症状。X线钡剂检查可明确诊断。症状较重者，应手术切除阑尾残株。⑥粪瘘：很少见。残端结扎线脱落、盲肠原有结核或癌肿等病变、手术时误伤盲肠等因素均是发生粪瘘的原因。临床表现类似阑尾周围脓肿，经非手术治疗后，粪瘘多可自行闭合。少数需手术治疗。

(三)健康教育

(1)术前向患者解释禁食的目的和意义，指导患者采取正确的卧位。

(2)指导患者术后早期下床活动，促进肠蠕动恢复，避免肠粘连。

(3)术后鼓励患者进食营养丰富的食物，以利于伤口愈合。

(4)出院指导：若出现腹痛、腹胀等症状，应及时就诊。

第五章　神经外科护理

第一节　面肌痉挛

面肌痉挛是指以一侧面神经所支配的肌群不自主地、阵发性、无痛性抽搐为特征的慢性疾病。抽搐多起于眼轮匝肌，临床表现：从一侧眼轮匝肌很少的收缩开始，缓慢由上向下扩展到半侧面肌，严重可累及颈肩部肌群。抽搐为阵发性、不自主痉挛，不能控制，情绪紧张、过度疲劳可诱发或加重病情。开始抽搐较轻，持续仅几秒，之后抽搐逐渐延长至几分钟，频率增多，严重者致同侧眼不能睁开，口角向同侧歪斜，严重影响身心健康。女性患者多见，左侧多见，通常在青少年出现，神经外科常用手术方法为微血管减压术（MVD）。

一、护理措施

（一）术前护理

1.心理护理

充分休息，减轻心理负担，消除心理焦虑，并向患者介绍疾病知识、治疗方法及术后患者的康复情况，以及术后可能出现的不适和应对办法，使患者对手术做好充分的准备。

2.饮食护理

营养均衡，可进食高蛋白、低脂肪及易消化食物。

3.术前常规护理

选择性备皮（即术侧耳后向上、向下和向后各备皮约 5 cm，尤适用于长发女性，可以很好地降低因外貌改变造成的不良心理应激）、配血、灌肠、禁食和禁水。

（二）术后护理

（1）密切观察生命体征、意识和瞳孔变化。

（2）观察有无继发性出血。

（3）保持呼吸道通畅，如有恶心、呕吐，去枕头偏向一侧，及时清除分泌物，避免吸入性肺炎。

（4）饮食：麻醉清醒 4 小时后且不伴恶心、呕吐，由护士亲自喂第一口水，观察有无呛咳，防止误吸。术后第一天可进流食，渐过渡至正常饮食。鼓励营养均衡，并适当摄取汤类食物，多饮水，以缓解低颅内压症状。

（5）体位：去枕平卧 4～6 小时，患者无头晕、恶心和呕吐等不适主诉，在主管医师协助下给患者垫薄软枕或毛巾垫。如术后头晕、恶心等明显低颅内压症状，要遵医嘱去枕平卧 1～2 天。术后 2～3 天可缓慢坐起，如头晕不适，立即平卧，反复锻炼至症状消失，在他人搀扶下可下床活动，注意避免跌倒。

（6）观察有无颅内感染、切口感染。观察伤口敷料，监测体温 4 次/天，了解有无头痛、恶心等不适主诉。

(7)手术效果观察：评估术后抽搐时间、强度、频率。部分患者术后面肌痉挛会立即消失，部分患者需要营养受损的神经，一段时间后可消失。

(8)对患者进行健康宣教，告知完全恢复需要3个月时间，加强护患配合。

(9)术后并发症护理。①低颅内压反应：因术中为充分暴露手术视野需放出部分脑脊液，所以导致低颅内压。术后根据情况去枕平卧1～3天，如恶心、呕吐，头偏向一侧，防止误吸。每天补液1 500～2 000 mL，并鼓励患者多进水、汤类食物，促进脑脊液分泌。鼓励床上活动下肢，防止静脉血栓形成。②脑神经受累：因手术中脑神经根受损可致面部感觉麻木，不完全面瘫。不完全面瘫者注意口腔和眼部卫生，眼睑闭合不全者予抗生素软膏涂抹，饭后及时清理口腔，遵医嘱给予营养神经药物，并做好细致解释，健康指导。③听力下降：因术中损失相邻的听神经，所以导致同侧听力减退或耳聋。密切观察，耐心倾听不适主诉，及时发现异常。遵医嘱使用营养神经药物，并注意避免使用损害听力的药物，保持安静，避免噪声。

(三)健康指导

(1)避免情绪激动，去除不安、恐惧、愤怒和忧虑等不利因素，保持心情舒畅。

(2)饮食清淡，多吃含水分、含纤维素多的食物；多食蔬菜、水果。忌烟、酒及辛辣刺激性强的食物。

(3)定期复查病情。

二、主要护理问题

(1)知识缺乏：与缺乏面肌痉挛相关疾病知识有关。

(2)自我形象紊乱：与不自主抽搐有关。

(3)有出血的可能：与手术有关。

(4)有体液不足的危险：与体液丢失过多有关。

(5)有感染的危险：与手术创伤有关。

第二节　颅脑损伤

颅脑损伤在战时和平时都比较常见，占全身各部位伤的10%～20%，仅次于四肢伤，居第2位。但颅脑伤所造成的病死率则居第1位。重型颅脑伤患者病死率高达30%～60%。颅脑火器伤的阵亡率占全部阵亡率的40%～50%，居各部位伤的首位。及早诊治和加强护理是提高颅脑伤救治效果的关键。

一、颅脑损伤的分类

(一)开放性颅脑损伤

1.火器性颅脑损伤

头皮伤、颅脑非穿透伤、颅脑穿透伤(非贯通伤、贯通伤和切线伤)。

2.非火器性颅脑损伤

锐器伤、钝器伤(头皮开放伤、颅骨开放伤和颅脑开放伤)。

(二)闭合性颅脑损伤

1.头皮伤

头皮挫伤、头皮血肿(头皮下血肿、帽状腱膜下血肿和骨膜下血肿)。

2.颅骨骨折

颅盖骨骨折(线形骨折、凹陷性骨折和粉碎性骨折)及颅底骨折(颅前窝、颅中窝和颅后窝骨折)。

3.脑损伤

原发性(脑震荡、脑挫裂伤和脑干伤)、继发性(颅内血肿、硬膜外血肿、硬膜下血肿、脑内血肿和多发性血肿)及脑疝。

二、头皮损伤

(一)头皮的解剖特点

(1)头皮分为5层:即表皮层、皮下层、帽状腱膜层、帽状腱膜下层及颅骨外膜层。①表皮层:含有汗腺、皮脂腺和毛囊,并长满头发,易藏污纳垢,易造成创口感染;②皮下层:具大量纵形纤维隔,紧密牵拉皮层与帽状腱膜层,使头皮缺乏收缩能力;③帽状腱膜层:坚韧并有一定张力,断裂时可使创口移开;④帽状腱膜下层:为疏松结缔组织,没有间隔,损伤时头皮撕脱,出血易感染,沿血管侵犯颅内;⑤颅骨外膜层:在骨缝处与骨缝相连,并嵌入缝内。

(2)头皮血供丰富,伤口愈合及抗感染能力较强,但伤时出血多,皮肤收缩力差,不易自止,出血过多,易发生出血性休克,年幼儿童更应提高警惕。

(二)临床表现

1.擦伤

擦伤是表皮层的损伤,仅为表皮受损脱落,有少量渗血或渗液,疼痛明显。

2.挫伤

除表皮局限擦伤外,损伤延及皮下层,可见皮下血肿、肿胀或有淤血,并发血肿。

3.裂伤

头皮组织断裂,帽状腱膜完整者,皮肤裂口小而浅;帽状腱膜损伤者,裂口可深达骨膜,多伴有挫伤。

4.头皮血肿

头皮血肿分为3种。①皮下血肿:一般局限于头皮伤部,质地硬,波动感不明显;②帽状腱膜下血肿:可以蔓及整个头部,不受颅缝限制,有波动感,严重出血可致休克;③骨膜下血肿:血肿边缘不超过颅缝,张力大,有波动感,常伴有颅骨骨折。

5.撕脱伤

大片头皮自帽状腱膜下撕脱,头皮自帽状腱膜下部分甚至整个头皮连同额肌、颞肌和骨膜一并撕脱,多为头皮强烈暴力牵拉所致。此撕脱伤,伤情重,可因大量出血,而发生休克。可缺血、感染、坏死,后果严重。

(三)治疗原则

(1)头皮损伤,出血不易自止,极小的裂伤,多需缝合。

(2)头皮表皮层损伤,易隐匿细菌,清创要彻底。

（3）头皮血肿，除非过大，一般加压包扎，自行吸收；血肿巨大，时间长不吸收，可在严密消毒下做穿刺，吸除血液，并加压包扎，一旦感染应切开引流。

（4）大片缺损者：①可酌情采用成形手术修复；②止痛、止血、加压包扎；③必要时给予输血，补液抗休克；④防治感染。

三、颅骨骨折

颅骨骨折分为颅盖和颅底骨折。其分界线为眉间、眶上缘、颧弓、外耳孔、上项线及枕外隆凸。分界线以上为颅盖，以下为颅底。颅骨骨折常反映脑损伤部位和程度。按解剖分类为颅盖骨折、颅底骨折和颅缝分离。按骨折形态分为线性骨折、粉碎性骨折、凹陷骨折和洞形骨折。

（一）颅盖骨折

1.临床表现

（1）线形骨折：骨折线长短不一，单发或多发，需 X 射线摄片明确诊断，无并发损害时，常无特殊临床表现。

（2）凹陷骨折：颅骨内板或全颅板陷入颅内，成人凹陷骨折片周围有环形骨折线，中心向颅内陷入。

（3）粉碎性骨折：由两条以上骨折线及骨折线相互交叉，将颅骨分裂为数块。

2.治疗原则

（1）骨折本身不需特殊处理。

（2）发生于婴幼儿，骨板薄而有弹性，无骨折线，在生长发育过程中可自行复位。

（3）一般凹陷骨折均需手术治疗，而骨片无错位或无凹陷者无须手术。

（二）颅底骨折

单纯颅底骨折比较少见，常由颅盖骨折延续而来。颅底骨折的诊断主要依靠临床表现。根据解剖部位分为颅前窝骨折、颅中窝骨折和颅后窝骨折。

1.临床表现

（1）颅前窝骨折：眼睑青紫肿胀，呈"熊猫眼"，可有脑脊液鼻漏，常伴有额叶损伤和第Ⅰ、Ⅱ对脑神经损伤。

（2）颅中窝骨折：颞肌下出血压痛、耳道流血，可有脑脊液耳漏或脑脊液鼻漏，常伴有颞叶损伤和第Ⅲ～Ⅶ对脑神经损伤。

（3）颅后窝骨折：乳突皮下出血（Bottle 斑），咽后壁黏膜下出血，常伴有脑干损伤和第Ⅸ～Ⅻ对脑神经损伤。

2.治疗原则

（1）脑脊液漏，一般在伤后 3～7 天自行停止。若 2 周后仍不停止或伴颅内积气经久不消失时，应行硬膜修补术。脑脊液漏患者注意事项：严禁堵塞，冲洗鼻腔、外耳道。避免擤鼻等动作，以防逆行感染；保持鼻部与耳部清洁卫生；应用适量抗生素预防感染；禁忌腰穿。

（2）颅底骨折本身无须特殊处理，重点是预防感染。

（3）口鼻大出血，应及时行气管切开，置入带气囊的气管导管。鼻出血可行鼻腔填塞暂时压迫止血，有条件可行急症颈内外动脉血管造影及血管内栓塞治疗，闭塞破裂血管。

（4）脑神经损伤：视神经管骨折压迫视神经时，应争取在伤后 4～5 天内开颅行视神经管减压术;大部分脑神经损伤为神经挫伤,属部分性损伤,应用促神经功能恢复药物,如 B 族维生素、地巴唑和神经节苷脂等,配合针灸理疗,可以逐步恢复。完全性神经断裂恢复困难,常留有神经功能缺损症状。严重面神经损伤,可暂时缝合眼睑以防治角膜溃疡发生。吞咽困难及饮水呛咳者,置鼻饲管,长期不恢复时可做胃造瘘。

3.治愈标准

(1)软组织肿胀、淤血已消退。

(2)脑脊液漏已愈,无颅内感染征象。

(3)脑局灶症状和脑神经功能障碍基本消失。

四、脑损伤

(一)脑震荡

头部伤后,脑功能发生的短暂性障碍,称为脑震荡。

1.临床表现

(1)意识障碍:一般不超过 30 分钟。

(2)近事遗忘:清醒后不能叙述受伤经过,伤前不久之事也失去记忆,但往事仍能清楚回忆。

(3)全身症状:醒后有头痛、耳鸣、失眠和健忘等症状,多于数天逐渐消失。

(4)生命体征:无明显改变。

(5)神经系统检查:无阳性体征,腰穿脑脊液正常。

2.治疗原则

(1)多数经过严格休息 7～14 天即可恢复正常工作,完全康复,无须特殊治疗处理。

(2)对症治疗:诉头痛者,可给罗通定、索米痛片等。有恶心呕吐可给异丙嗪,每次 12.5 mg,每天 3 次;维生素 C 10 mg,每天 3 次。心情烦躁忧虑失眠者可服镇静剂,如阿普唑仑(佳静安定),每次 0.4 mg,每天 3 次。

(二)脑挫裂伤

脑挫裂伤为脑实质损伤,发生在着力部位称冲击伤,发生在对冲部位称对冲伤,两者可单独发生,也可同时存在。肉眼可见脑组织点状、片状出血及脑组织挫裂等。显微镜下皮层失去正常结构,神经元轴突碎裂,胶质细胞变性坏死及有点状或片状出血灶等。脑挫裂伤昏迷时间不超过 12 小时,有轻度生命体征改变和神经系统阳性体征,而无脑受压症状者属中度脑损伤。广泛脑挫裂伤昏迷时间超过 12 小时,有较明显生命体征改变或脑受压症状者属重型脑损伤。

1.临床表现

(1)意识障碍:持续时间较长,甚至持续昏迷。

(2)生命体征改变:轻中度局灶性脑挫裂伤患者生命体征基本平稳,重度脑挫裂伤患者可发生明显的生命体征改变,急性颅内压增高的典型生命体征变化特点是"两慢一高",即呼吸慢、脉搏慢、血压升高。

(3)定位症状:伤灶位于脑功能区会出现偏瘫、失语及感觉障碍等。

(4)精神症状:多见于双侧额颞叶挫裂伤,表现为情绪不稳定、烦躁、易怒、骂人或淡漠、痴呆等。

(5)癫痫发作:多见于运动区挫裂伤。

(6)脑膜刺激征:由于蛛网膜下隙出血所致,表现为颈项强直、克氏征阳性,腰穿为血性脑脊液。

(7)颅内压增高症状:意识恢复后仍有头痛、恶心、呕吐及定向力障碍等。

(8)CT 扫描:挫裂伤区呈点状、片状高密度区,常伴有脑水肿或脑肿胀、脑池和脑室受压、变形及移位等。

2.治疗原则

(1)保持呼吸道通畅,防治呼吸道感染。

(2)严密观察意识、瞳孔、颅内压和生命体征变化,有条件时对重症患者进行监护。

(3)伤后早期行 CT 扫描,病情严重时应该行动态 CT 扫描。

(4)头部抬高 15°～30°。

(5)维持水电解质平衡。

(6)给予脱水利尿剂,目前最常用的药物包括 20％甘露醇、呋塞米、人体清蛋白。用法:20％甘露醇每次 0.5～1.0 g/kg,静脉滴注 2～3 次/天;呋塞米每次 20～40 mg,静脉注射 2～3 次/天;人体清蛋白每次 5～10 g,静脉滴注 1～2 次/天。

(7)应用抗自由基及钙通道阻滞剂,如大剂量维生素 C 10～20 mg/d,25％硫酸镁 10～20 mL/d,尼莫地平 10～20 mg/d 等。

(8)防治癫痫,应用地西泮、苯妥英钠和苯巴比妥等药物。

(9)脑细胞活化剂,主要包括:ATP、辅酶 A、脑活素及胞磷胆碱。

(10)亚低温疗法,对于严重挫裂伤、脑水肿和脑肿胀患者宜采用正规亚低温疗法,使体温维持在32～34 ℃,持续 1 周左右,在降温治疗过程中,可给予适量冬眠药物和肌松剂。

(11)病情平稳后及时腰穿,放出蛛网膜下隙积血,必要时椎管内注入氧气。

3.治愈标准

(1)神志清楚,症状基本消失,颅内压正常。

(2)无神经功能缺失征象,能恢复正常生活和从事工作。

4.好转标准

(1)意识清醒,但言语或智能仍较差。

(2)尚存在某些神经损害,如部分性瘫痪症状和体征,或尚存在某些精神症状。

(3)生活基本自理或部分自理。

(三)脑干损伤

脑干损伤是指中脑、脑桥、延髓部分的挫裂伤。脑干伤分原发性和继发性两种。原发性脑干伤是指外力直接损伤脑干,伤后立即发生,常由于脑干与天幕裂孔疝或斜坡相撞或脑干移位扭转牵拉所造成的损伤,也可能是直接贯通伤所致。继发性脑干伤是指伤后因继发性颅内血肿或脑水肿引起的颅内压增高致脑疝形成压迫脑干所致,临床主要表现为长时间昏迷和双侧锥体束征阳性。伤后立即出现明显脑干损伤症状或脑疝晚期,脑干损伤严重者,属特重型脑损伤。

1.临床表现

(1)意识障碍:通常表现为伤后立即昏迷,昏迷持续长短不一,可长达数月或数年,甚至植物生存状态。

(2)眼球和瞳孔变化:可表现为瞳孔大小不一,形态多变且不规则,眼球偏斜或眼球分离。

(3)生命体征改变:伤后出现呼吸循环功能紊乱或呼吸循环衰竭,中枢性高热或体温不升。

(4)双侧锥体束征阳性:表现为双侧肌张力增高,腱反射亢进及病理征阳性,严重者呈弛缓状态。

(5)出现去皮层或去大脑强直。

(6)各部分脑干损伤可出现以下不同特点:中脑损伤见瞳孔大小,形态多变且不规则,对光反应减弱或消失,眼球固定、四肢肌张力增高。损伤在红核以上呈上肢屈曲、下肢伸直的去皮层强直;脑桥损伤见双瞳孔极度缩小,光反应消失,眼球同向偏斜或眼球不在同一轴线上,损伤累及红核和前庭核间,则四肢张力均增高,呈伸直的去脑强直痉挛;延髓损伤突出表现为呼吸循环功能障碍,如呼吸不规则、潮式呼吸或呼吸停止;血压下降、心律不齐或心搏骤停。

(7)CT扫描:基底池、环池、四叠体池和第四脑室受压变小或闭塞,可见脑干点状、片状密度增高区。

(8)MRI扫描:可见脑干肿胀,点状或片状出血等改变。

2.治疗

(1)严密观察意识,生命体征及瞳孔变化,有条件时在重症监护病房监护。

(2)保持呼吸道通畅,尽早行气管插管或气管切开。气管切开指征如下:有颌面部伤、颅底骨折、合并上消化道出血、脑脊液漏较多;合并有严重胸部伤,尤其是多发性肋骨骨折和反常呼吸;昏迷较深,术后短时间内不能清醒;有慢性呼吸道疾病,呼吸道分泌物多不易咳出;术前有呕吐物或血液等气管内返流误吸。

(3)下列情况下应该行人工控制呼吸:$PaO_2 < 8.0$ kPa;$PaCO_2 > 6.0$ kPa;无自主呼吸或呼吸节律不规则,呼吸频率慢(<10 次/分)或呼吸浅快(>40 次/分);弥漫性脑损伤,颅内压>5.3 kPa,呈去脑或去皮层强直。

(4)维持水电解质平衡,适当控制输入液体量和速度,防止高血糖,尽量少用含糖液体并加用胰岛素。

(5)脱水利尿,激素治疗,抗自由基和钙超载等处理方法同脑挫裂伤。

(6)预防消化道出血,早期行胃肠道减压,应用奥美拉唑、雷尼替丁等药物。

(7)亚低温治疗,体温宜控制在 $32 \sim 34$ ℃,维持 $3 \sim 10$ 天,应用亚低温治疗时应该使用适量镇静剂和肌松剂。

(8)预防肺部并发症:雾化吸入;注意翻身、拍背及吸痰;加强气管切开后的呼吸道护理,应用生理盐水、庆大霉素和糜蛋白酶等气管冲洗液定时适量冲洗,也可根据痰细菌培养和药敏试验配制气管冲洗液;根据痰细菌培养和药敏试验选用敏感抗生素治疗。

(9)中枢性高热处理:冰袋、冰帽降温;50%乙醇擦浴;退热剂:复方阿司匹林及吲哚美辛等;冬眠合剂:氯丙嗪 25 mg＋异丙嗪 25 mg,肌内注射每 6～8 小时 1 次;采用全身冰毯机降温,通常能收到肯定的退热效果。

(10)长期昏迷处理,目前常用的催醒和神经营养药物包括:吡硫醇、吡拉西坦、脑活素、胞磷胆碱及纳洛酮等,通常同时使用两种以上药物。另外,高压氧是促进患者苏醒的行之有效的措施,一旦生命体征稳定,应该尽早采用高压氧治疗,疗程一般为 30 天。

3.好转标准

(1)神志清醒,可存有智力障碍。

(2)尚遗有某些脑损害征象。

(3)生活尚不能自理。

(四)颅内血肿

颅脑损伤致使颅内出血,使血液在颅腔内聚集达到一定体积称为颅内血肿。一般,幕上血肿量在 20 mL 以上,幕下血肿量 10 mL 以上,即可引起急性脑受压症状。颅内血肿引起脑受压的程度主要与血肿量、出血速度及出血部位有关。

1.分类

根据血肿在颅腔内的解剖部位可分为以下几种。

(1)硬脑膜外血肿:是指血肿位于颅骨与硬脑膜之间,出血来源包括脑膜中动脉、板障血管、静脉窦及蛛网膜颗粒等,以脑膜中动脉出血最常见,多为加速伤,常伴有颅盖骨骨折。可出现中间清醒期。

(2)硬脑膜下血肿:是指硬脑膜与蛛网膜之间的血肿,出血来源于脑挫裂伤血管破裂、皮层血管、桥静脉、静脉窦撕裂,多为减速伤,血肿常发生于对冲部位。通常伴有脑挫裂伤。

(3)脑内血肿:是指脑伤后在脑实质内形成的血肿,常与对冲性脑挫裂伤和急性硬膜下血肿并存。多为减速伤,血肿常发生在对冲部位,均伴有不同程度脑挫裂伤。脑内血肿是一种较为常见的致命的,却又是可逆的继发性病变,血肿压迫脑组织引起颅内占位和颅内高压,若得不到及时处理,可导致脑疝,危及生命。

(4)多发性血肿:指颅内同一部位或不同部位形成两个或两个以上血肿。

(5)颅后窝血肿:由于颅后窝代偿容积很小,易发生危及生命的枕骨大孔疝。

(6)迟发性外伤性颅内血肿:是指伤后首次 CT 扫描未发现血肿,再次 CT 扫描出现的颅内血肿,随着 CT 扫描的普及,迟发性外伤性颅内血肿检出率明显增加。

根据血肿在伤后形成的时间可分为以下几种:特急性颅内血肿,伤后 3 小时形成;急性颅内血肿,伤后3 小时至 3 天形成;亚急性颅内血肿,伤后 3 天至 3 周形成;慢性颅内血肿,伤后 3 周以上形成。

2.临床表现

(1)了解伤后意识障碍变化情况,昏迷程度和时间,有无中间清醒或好转期。

(2)颅内压增高症状:头痛、恶心、呕吐和视盘水肿等;生命体征变化,典型患者出现"两慢一高",即脉搏慢,呼吸慢,血压升高;意识障碍进行性加重。

（3）局灶症状：可出现偏瘫、失语、局灶性癫痫等，通常在伤后逐渐出现，与脑挫裂伤后立即出现上述症状有所区别。

（4）脑疝症状：一侧瞳孔散大，直间接对光反应消失，对侧偏瘫，腱反射亢进及病理征阳性等，通常提示小脑幕切迹疝；双侧瞳孔散大，光反射消失及双侧锥体束征阳性，提示双侧小脑幕切迹疝晚期，病情危重；突然出现病理性呼吸困难，很快出现呼吸心搏停止，提示枕骨大孔疝。

3.诊断

（1）了解病史，详细了解受伤时间、原因及头部着力部位等。

（2）了解伤后意识变化情况，是否有中间清醒期。

（3）症状：头痛呕吐，典型"两慢一高"。

（4）局灶症状：可出现偏瘫、失语、局灶性癫痫等。通常在伤后逐渐出现，与脑挫裂伤后立即出现上述症状有所区别。

（5）X线检查：颅骨平片，为常规检查，颅骨骨折对诊断颅内血肿有较大的参考价值。CT扫描是诊断颅内血肿的首要措施，它具有准确率高、速度快及无损伤等优点，已成为颅脑损伤诊断的常规方法，对于选择治疗方案有重要意义。急性硬脑膜外血肿主要表现为颅骨下方梭形高密度影，常伴有颅骨骨折或颅内积气；急性硬膜下血肿常表现为颅骨下方新月形高密度影，伴有点状或片状脑挫裂伤灶；急性脑内血肿表现为脑高密度区，周围常伴有点状、片状高密度出血灶及低密度水肿区；亚急性颅内血肿常表现为等密度或混合密度影；慢性颅内血肿通常表现为低密度影。

（6）MRI扫描：对于急性颅内血肿诊断价值不如CT扫描。对亚急性和慢性颅内血肿特别是高密度血肿诊断价值较大。

4.治疗

（1）非手术治疗：适应证主要包括无意识进行性恶化；无新的神经系统阳性体征出现或原有神经系统阳性体征无进行性加重；无进行性加重的颅内压增高征；CT扫描显示除颞区外大脑凸面血肿量＜30 mL，无明显占位效应（中线结构移位＜5 mm），环池和侧裂池＞4 mm，颅后窝血肿量＜10 mL；颅腔容积压力反应良好。非手术治疗基本同脑挫裂伤，但需特别注意观察患者意识、瞳孔和生命体征变化，动态作头颅CT扫描观察。若病情恶化或血肿增大，应立即行手术治疗。

（2）手术治疗：适应证主要包括有明显临床症状和体征的颅内血肿；CT扫描提示明显脑受压的颅内血肿；幕上血肿量＞30 mL，颞区血肿＞20 mL，幕下血肿＞10 mL；患者意识障碍进行性加重或出现再昏迷；颅内血肿诊断一旦明确应尽快手术，解除脑受压，并彻底止血；脑水肿严重者，可同时进行减压手术或去除骨瓣。

五、颅脑损伤的分型

目前国际上通用的是格拉斯哥（Glasgow-Coma Scale，GCS）评分方法，是英国Glasgow市一些学者设计的一种脑外伤昏迷评分法，经改进后被推广，现成为国际上公认评判脑外伤严重程度的准绳，统一了对脑外伤严重程度的目标标准（表5-1）。根据GCS对昏迷患者检查睁眼、言语和运动反应进行综合评分。正常总分为 15 分,病情越重,积分越低,最低 3 分。总分越低表明意识障碍越重,伤情越重。总分在 8 分以下表明已达昏迷阶段。

表 5-1　脑外伤严重程度目标标准

项目	记分	项目	记分	项目	记分
睁眼反应		言语反应		运动反应	
正常睁眼	4	回答正确	5	按吩咐动作	6
呼唤睁眼	3	回答错乱	4	刺痛时能定位	5
刺痛时睁眼	2	词句不清	3	刺痛时躲避	4
无反应	1	只能发音	2	刺痛时肢体屈曲	3
		无反应	1	刺痛时肢体伸直	2
				无反应	1

我国的颅脑损伤分型大致划分为轻型、中型和重型(其中包括特重型)。轻型 13~15 分,意识障碍时间在 30 分钟内;中型 9~12 分,意识模糊至浅昏迷状态,意识障碍时间在 12 小时以内;重型 5~8 分,意识呈昏迷状态,意识障碍时间＞12 小时;特重型 3~5 分,伤后持续深昏迷。

(一)轻型(单纯脑震荡)

(1)原发意识障碍时间在 30 分钟以内。

(2)只有轻度头痛、头晕等自觉症状。

(3)神经系统和脑脊液检查无明显改变。

(4)可无或有颅骨骨折。

(二)中型(轻的脑挫裂伤)

(1)原发意识障碍时间不超过 12 小时。

(2)生命体征可有轻度改变。

(3)有轻度神经系统阳性体征,可有或无颅骨骨折。

(三)重型(广泛脑挫伤和颅内血肿)

(1)昏迷时间在 12 小时以上,意识障碍逐渐加重或有再昏迷的表现。

(2)生命体征有明显变化,即出现急性颅内压增高症状。

(3)有明显神经系统阳性体征。

(4)可有广泛颅骨骨折。

(四)特重型(有严重脑干损伤和脑干衰竭现象)

(1)伤后持续深昏迷。

(2)生命体征严重紊乱或呼吸已停止。

(3)出现去大脑强直,双侧瞳孔散大等体征。

六、重型颅脑损伤的急救和治疗原则

(一)急救

及时有效的急救,不仅使当时的某些致命威胁得到缓解,而且是抢救颅脑损伤患者是否能取得效果的关键。急救处置须视患者所在地点,所需救治器材及伤情而定。

1.维持呼吸道通畅

如患者受伤即来就诊或在现场急救,在重点了解受伤过程后,即刻观察呼吸情况,清除呼吸道梗阻,使呼吸道畅通,对颅脑伤严重者,在救治时应早做气管切开。

2.抗休克

在清理呼吸道同时,测量脉搏和血压,观察有无休克情况,如出现休克,应立即检查头部有无创伤、胸腹脏器及四肢有无大出血,及时静脉补液。

3.止血

对活动性出血能及时止血者如头皮软组织出血,表浅可见,可即刻钳夹缝扎。

4.早期诊断治疗

患者昏迷加深,脉搏慢而有力,血压升高,则提示有颅内压增高,应尽早脱水治疗,限制摄入液量每天 1 500~2 000 mL,以葡萄糖水和半张(0.5%)盐水为主,不可过多,以免脑水肿加重。有 CT 的医院宜行 CT 扫描,确定有无颅内血肿,如有颅内血肿,应尽早手术治疗。

5.正确及时记录

正确记录内容包括受伤经过,初步检查所见,急救处理及伤员的意识、瞳孔、生命体征、肢体活动等,为进一步抢救治疗提供依据。意识状态记录。①清醒:回答问题正确,判断力和定向力正确;②模糊:意识蒙胧,可回答简单话但不一定确切,判断和定向力差;③浅昏迷:意识丧失,对痛刺激尚有反应,角膜反射、吞咽反射和病理反射均尚存在;④深昏迷:对痛的刺激已无反应,生理反射和病理反射均消失,可出现去脑强直、尿潴留或充溢性尿失禁。

如发现伤者由清醒转为嗜睡或躁动不安,或有进行性意识障碍加重时,应考虑可能有颅内血肿形成,要及时采取措施。

(二)治疗原则

1.最初阶段

(1)急救必须争分夺秒。

(2)解除呼吸道梗阻。

(3)及早清创,紧急开颅清除血肿。

(4)及早防治急性脑水肿。

(5)及时纠正水电解质平衡紊乱,防治感染。

2.第 2 阶段

第 2 阶段即过渡期,经过血肿清除、减压术与脱水疗法等治疗,脑部伤情初步趋向稳定,这个阶段,多数患者可能仍处于昏迷状态。

(1)加强支持疗法,如鼻饲营养,包括多种维生素及高蛋白食品;酌用促进神经营养与代谢的药物如脑活素等及中医中药。

(2)积极防治并发症,如肺炎、胃肠道出血、水与电解质平衡失调和肾衰竭等。

(3)在过渡期患者出现谵妄、躁动,精神症状明显者,酌情用冬眠、镇静药,保持患者安静。

3.第 3 阶段

第 3 阶段即恢复阶段,患者可能遗留精神障碍,神经功能缺损,如失语、瘫痪等或处于长期昏睡状态,可采用体疗、理疗、新针、中西医药等综合治疗,以促进康复。

七、重型颅脑损伤的护理

(一)卧位

依患者伤情取不同卧位。

(1)低颅压患者适取平卧位,如头高位时则头痛加重。

(2)颅内压增高时,宜取头高位,以利颈静脉回流,减轻颅内压。

(3)脑脊液漏时,取平卧位或头高位。

(4)重伤昏迷患者取平卧、侧卧与侧俯卧位,以利口腔与呼吸道分泌物向外引流,保持呼吸道通畅。

(5)休克时取平卧或头低卧位,时间不宜过长,避免增加颅内淤血。

(二)营养的维持与补液

重型颅脑损伤的患者由于创伤修复、感染和高热等原因,机体消耗量增加,维持营养及水电解质平衡极为重要。

(1)伤后2~3天内一般予以禁食,每天静脉输液量1 500~2 000 mL,不宜过多或过快,以免加重脑水肿与肺水肿。

(2)应用脱水剂甘露醇时应快速输入。

(3)出血性休克的患者宜先输血。严重脑水肿患者先用脱水剂后酌情输液,补液须缓慢,限制入液量,以免脑水肿加重。

(4)脑损伤患者输浓缩人血清蛋白与血浆,既能增加血浆蛋白,也有利于减轻脑水肿。

(5)长期昏迷,营养与水分摄入不足,可输氨基酸、脂肪乳剂,间断小量输血。

(6)准确记录出入量。

(7)颅脑伤可致消化吸收功能减退,肠鸣音恢复后,可用鼻饲给予高蛋白、高热量、高维生素和易于消化的流食,常用混合奶(每1 000 mL所含热量约4.6 kJ)或要素饮食用输液泵维持。

(8)患者吞咽反射恢复后,即可试行喂食,开始少量饮水,确定吞咽功能正常后,可喂少量流质饮食,逐渐增加,使胃肠功能逐渐适应,防止发生消化不良或腹泻。

(三)呼吸系统护理

(1)保持呼吸道通畅,防止缺氧、窒息及预防肺部感染。

(2)氧疗:术后(或入监护室后)常规持续吸氧3~7天,中等浓度吸氧(氧流量2~4 L/min)。

(3)观察呼吸音和呼吸频率、节律并准确描述记录。

(4)深昏迷或长期昏迷、舌后坠影响呼吸道通畅者,早期行气管切开术。

(5)做好切开后护理,监护室做好空气消毒隔离,保持一定温度和湿度(温度22~25 ℃,相对湿度约60%)。

(6)吸痰要及时,按无菌操作,吸痰要充分和有效,动作要轻,防止损伤支气管黏膜,一次性吸痰管可防止交叉感染。一人一盘,每吸1次戴无菌手套,气管内滴入稀释的糜蛋白酶+生理盐水+庆大霉素有利于黏稠痰液的排出。

(7)做好给氧,辅助呼吸:呼吸异常,可给氧或进行辅助呼吸,呼吸频率每分钟少于9次或超过 30 次，血气分析氧分压过低，二氧化碳分压过高，呼吸无力及呼吸不整等都是呼吸异常之征象。通过吸氧及浓度调整，使 PaO_2 维持在 1.3 kPa 以上，$PaCO_2$ 保持在 3.3～4.0 kPa。代谢性酸中毒者静脉补充碳酸氢钠，代谢性碱中毒者可静脉补生理盐水给予纠正。

(四)颅内伤情监护

重点是防治继发病理变化，在颅内血肿清除后脑水肿是颅脑损伤后最突出的继发变化，伤后 48～72 小时达到高峰，采用甘露醇或呋塞米＋血清蛋白 1/6 小时交替使用。

1.意识的判断

(1)清醒：回答问题正确，判断力和定向力正确。

(2)模糊：意识蒙眬，可回答简单话但不一定确切，判断力和定向力差，伤员呈嗜睡状。

(3)浅昏迷：意识丧失，对痛刺激尚有反应，角膜反射、吞咽反射和病理反射均尚存在。

(4)深昏迷：对痛的刺激已无反应，生理反射和病理反射均消失，可出现去脑强直、尿潴留或充溢性失禁。如发现伤员由清醒转为嗜睡或躁动不安，或有进行性意识障碍时，可考虑有颅内压增高表现，可能有颅内血肿形成，要及时采取措施。尽早行 CT 扫描确定有否颅内血肿，对判断原发损伤的程度和继发性损伤的发生、发展均是最可靠的指标。避免过度刺激和连续护理操作，以免引起颅内压持续升高。

2.严密观察瞳孔(大小、对称和对光反射)变化

病情变化往往在瞳孔细微变化中发现，如瞳孔对称性缩小并有颈项强直、头剧痛等脑膜刺激征，常为伤后出现的蛛网膜下隙出血，可做腰椎穿刺放出 1～2 mL 脑脊液证实。如双侧瞳孔针尖样缩小、光反应迟钝，伴有中枢性高热、深昏迷则多为脑桥损害。如瞳孔光反应消失、眼球固定，伴深昏迷和颈项强直，多为原发性脑干伤。伤后伤侧瞳孔先短暂缩小继之散大，伴对侧肢体运动障碍，则往往提示伤侧颅内血肿。如一侧瞳孔进行性散大，光反射逐渐消失，伴意识障碍加重、生命体征紊乱和对侧肢体瘫痪，是脑疝的典型改变。如瞳孔对称性扩大、对光反射消失则伤员已濒危。

3.生命体征对颅内继发伤的反映

颅脑损伤对呼吸功能的影响如下：①脑损伤直接导致中枢性呼吸障碍；②间接影响呼吸道发生支气管黏膜下水肿出血。意识障碍者，呼吸道分泌物不能主动排出、咳嗽和吞咽功能降低，引起呼吸道梗阻性通气障碍；③可引起肺部充血、淤血、水肿和神经源性肺水肿致换气障碍，伤后脑细胞脆弱，血氧供给不足加重脑细胞损害。呼吸功能障碍是颅脑外伤最常见的死亡原因，加强呼吸功能的监护对脑保护是至关重要的。

4.护理操作时避免引起颅内压变化

头部抬高 30°，保持中位，避免前屈、过伸和侧转(均影响脑部静脉回流)，避免胸腹腔压升高，如咳嗽、吸痰、抽搐(胸腹腔内压增高可致脑血流量增高)。

5.掌握和准确执行脱水治疗

颅脑外伤的病员在抢救治疗中，常用的脱水剂有甘露醇，该药静脉快速注射后，血中浓度迅速增高，产生一时性血中高渗压，将组织间隙中水分吸入血管中，由于脱水剂在体内不易代谢，仍以原形经肾脏排泄而利尿能使组织脱水。颅脑外伤使用脱水剂后，可明显降低颅内压力，一般注射后 10 分钟可产生利尿，2～3 小时血中达到高峰，维持 4～6 小时。甘露醇脱水静

脉滴注时要求 15～30 分钟内滴完,必要时进行静脉推注,及时准确收集记录尿量。

(五)消化系统护理

重型颅脑损伤对消化系统的影响,一般认为可能有两个方面:一是由于交感神经麻痹使胃肠血管扩张、淤血,同时又由于迷走神经兴奋使胃酸分泌增加,损害胃黏膜屏障,导致黏膜缺血,局部糜烂。二是重型颅脑损伤均有不同程度缺氧,胃肠道黏膜也受累,缺氧水肿,影响胃肠道正常消化功能。对消化道功能监护主要是观察和防治胃肠道出血和腹泻,尤其是亚低温状态下,伤员胃肠道蠕动恢复慢。伤后几日内应放置胃管,待肠鸣音恢复后给予胃肠道营养。

重型颅脑损伤,特别是丘脑下部损伤的患者,可并发神经源性应激性胃肠道出血。出血之前患者多有呼吸异常、缺氧或并发肺炎、呃逆,随之出现咖啡色胃液及柏油样便,多次大量柏油样便,可导致休克和衰竭。在处理上,要改善缺氧,稳定生命体征,记录出血情况,禁食,药物止血,如给予西咪替丁、酚磺乙胺、氯甲苯酸和云南白药等。必要时,胃内注入少量去甲肾上腺素稀释液,对止血有帮助。同时采取抗休克措施、输血或血浆,注意水电解质平衡,对于便秘 3 天以上者可给缓泻剂,润肠剂或开塞露,必要时戴手套掏出干结大便块。

(六)五官护理

(1)注意保护角膜,由于外伤造成眼睑闭合不全,故要防止角膜干燥坏死。一般,可戴眼罩,眼部涂眼药膏,必要时暂时缝合上下眼睑。

(2)脑脊液漏及耳漏,宜将鼻、耳血迹擦尽,禁用水冲洗,禁加纱条、棉球填塞。患者取半卧位或平卧位多能自愈。

(3)及时做好口腔护理,清除鼻咽与口腔内分泌物与血液。用 3% 过氧化氢溶液或生理盐水或0.1%呋喃西林清洗口腔 4 次/天,长期应用多种抗生素者,可并发口腔霉菌,发现后宜用制霉菌素液每天清洗 3～4 次。

(七)皮肤护理

昏迷及长期卧床,尤其是衰竭患者易发生压疮,预防要点如下。

(1)勤翻身,至少 2 小时 1 次,避免皮肤连续受压,采用气垫床、海绵垫床。

(2)保持皮肤清洁干燥,床单平整,大小便浸湿后随时更换。

(3)交接班时,要检查患者皮肤,如发现皮肤发红,只要避免再受压即可消退。

(4)昏迷患者如需应用热水袋,一定按常规温度 50 ℃,避免烫伤。

(八)泌尿系统护理

(1)留置导尿,每天冲洗膀胱 1～2 次,每周更换导尿管。

(2)注意会阴护理,防止泌尿系统感染,观察有无尿液含血,重型颅脑伤者每天记尿量。

(九)血糖监测

高血糖在脑损伤 24 小时后发生较为常见,它可进一步破坏脑细胞功能,因此对高血糖的监测防治也是必需的。监测方法应每天采血查血糖,应用床边血糖监测仪和尿糖试纸监测血糖和尿糖 4 次/天,脑外伤术后预防性应用胰岛素 12～24 U 静脉滴注,每天 1 次。

护理要点:①正确掌握血糖、尿糖测量方法;②掌握胰岛素静脉点滴的浓度,每 500 mL 液体中不超过 12 U,滴速<60 滴/分。

(十)伤口观察与护理

(1)开放伤或开颅术后,观察敷料有无血性浸透情况,及时更换,头下垫无菌巾。

(2)注意是否有脑脊液漏。

(3)避免患侧伤口受压。

(十一)躁动护理

颅脑伤急性期因颅内出血,血肿形成,颅内压急剧增高,常引起躁动。此外,缺氧、休克兴奋期、尿潴留、膀胱过度膨胀、脑外伤恢复期也可有躁动。对患者躁动应适当将四肢加以约束,防止自伤、防止坠床,分析躁动原因针对原因加以处理。

(十二)高热护理

颅脑损伤患者出现高热时,急性期体温可达 $38\sim39$ ℃,经过 $5\sim7$ 天逐渐下降。

(1)如体温持续不退或下降后又高热,要考虑伤口、颅内、肺部或泌尿系统并发感染。

(2)颅内出血,尤其脑室出血也常引起高热。

(3)因丘脑下部损伤发生的高热可以持续较长时间,体温可高达 41 ℃以上,部分患者因高热不退而死亡。

高热处理:①一般头部枕冰袋或冰帽,酌用冬眠药;②小儿及老年人应着重预防肺部并发症;③长期高热要注意补液;④冬眠低温是治疗重型颅脑伤、防治脑水肿的措施,也用于高热时;⑤目前采用亚低温,使患者体温降至 34 ℃左右,一般 $3\sim5$ 天可自然复温;⑥冰袋降温时要外加包布,避免发生局部冻伤;⑦在降温时,观察患者需注意区别药物的作用与伤情变化引起的昏迷。

(十三)癫痫护理

颅骨凹陷骨折、急性脑水肿、蛛网膜下隙出血、颅内血肿、颅内压增高、高热等均可引起癫痫发作,应注意以下几点。

(1)防止误吸与窒息,有专人守护,将患者头转向一侧,上下牙之间加牙垫防舌咬伤。

(2)自动呼吸停止时,应立即行辅助呼吸。

(3)大发作频繁,连续不止,称为癫痫持续状态,可造成脑缺氧而加重脑损伤,一旦发现应及时通知医师进行有效的处理。

(4)详细记录癫痫发作的形式与频度及用药剂量。

(5)癫痫持续状态用药,常用地西泮、冬眠药和苯妥英钠。

(6)癫痫发作和发作后不安的患者,要倍加防范,避免坠床而发生意外。

(十四)亚低温治疗的护理

亚低温治疗重型颅脑伤是近几年临床开展的有效新方法。大量动物实验研究和临床应用结果都表明,亚低温对脑缺血和脑外伤具有肯定的治疗效果,但亚低温保护的确切机制尚不十分清楚,可能包括以下几个方面。①降低脑组织氧耗量,减少脑组织乳酸堆积;②保护血-脑屏障,减轻脑水肿;③抑制内源性毒性产物对脑细胞的损害作用;④减少钙离子内流,阻断钙对神经元的毒性作用;⑤减少脑细胞结构蛋白破坏,促进脑细胞结构和功能修复;⑥减轻弥漫性轴索损伤,弥漫性轴索损伤是导致颅脑伤死残的主要病理基础,尤其是脑干网状上行激活系统轴索损伤是导致长期昏迷的确切因素。

亚低温能显著地控制脑水肿,降低颅内压,减少脑组织细胞耗能,减轻神经毒性产物过度释放等。目前,临床常用半导体冰毯制冷与药物降温相结合方法,使患者肛温一般维持在 30～34 ℃,持续 3～10 天。

亚低温治疗状态下护理要点如下所示。

(1)生命体征监测:亚低温状态下会引起血压降低和心率缓慢,护理工作中应该严密观察伤员心率、心律和血压等,尤其是儿童和老年患者及心脏病、高血压伤员应该重视,采用床边监护仪连续监测。

(2)降温毯置于患者躯干部,背部和臀部皮肤温度较低,血循环减慢,容易发生压疮,每小时翻身 1 次,避免长时间压迫,血运减慢而发生压疮。

(3)防治肺部感染。亚低温状态下,患者自身抵抗力降低,气管切开后较易发生肺部感染。加强翻身叩背、吸痰,呼吸道冲洗时将冲洗液吸净是关键护理措施。

(十五)精神与心理护理

不论伤情轻重,患者都可能对脑损伤存在一定的忧虑,担心今后的工作能否适应、生活是否受影响。护士对患者从机体的代偿功能和可逆性多作解释,给患者安慰和鼓励,以增强自信心。对饮食、看书、学习等不宜过分限制,早期锻炼有利康复。因器质性损伤引起失语、瘫痪者,宜早期进行训练与功能锻炼。

(十六)康复催醒治疗的护理

目前认为,颅脑伤患者伤后持续昏迷 1 个月以上为长期昏迷。长期昏迷催醒治疗应包括:预防各种并发症、使用催醒药物,减少或停用苯妥英钠和巴比妥类药物,交通性脑积水外科治疗等。

高压氧是目前用于长期昏迷患者催醒的行之有效的方法之一,颅脑伤昏迷患者一旦伤情平稳,应该尽早接受高压氧治疗,疗程通常 30 天左右。对于高热、高血压、心脏病和活动性出血的昏迷患者应该慎用此类治疗以防发生意外。

长期昏迷的正规康复治疗包括早期和后期康复治疗。早期康复治疗是指患者在伤后住院期间由医护人员所进行的康复治疗;后期康复治疗指是患者出院后转至康复中心,在康复体疗、心理等方面的医护人员指导下进行的康复训练和治疗。康复治疗的原则包括以下几点。

(1)从简单基本功能训练开始循序渐进。

(2)放大效应:如收录机音量适当放大,选用大屏幕电视机、放大康复训练器材和生活用具,选择患者喜爱的音像带等。

(3)反馈效应:在整个训练康复过程中,医护人员要经常给患者鼓励、称赞和指导性批评。有条件时将患者整个康复治疗过程进行录像定期放给患者看,使其感到康复的过程中,神经功能较前逐渐恢复,增强自信心。

(4)替代方法:若患者不能行走则教会患者如何使用各种辅助工具行走。

(5)重复训练:是在相当长的康复训练过程中,既要让患者反复训练以促进运动功能重建,又要不断改进训练方法和器材,才能不使患者产生厌倦情绪。迄今已经有大量随机双盲前瞻性临床观察结果表明,正规康复治疗对重型颅脑伤患者运动神经功能恢复较未接受正规康复治疗患者明显。早期(<35 天)较晚期(>35 天)开始正规康复治疗的患者神经功能恢复快 1

倍以上。对正规康复治疗伤后 7 天内开始与 7 天以上开始者进行评分,前者明显高于后者。一般情况下,早期康复治疗疗程 1～3 个月,重残颅脑伤患者需要 1～2 年。

目前,临床治疗颅脑伤患者智能障碍的主要药物包括三大类:儿茶酚胺类、胆碱能类和智能增强剂。近年来发现神经节苷脂和促甲状腺释放激素对颅脑伤患者智能的恢复也有促进作用。

颅脑伤患者伤后智能障碍主要临床表现为记忆力障碍、语言障碍和计数能力障碍。记忆力障碍主要包括视觉记忆力障碍、听觉记忆力障碍、空间记忆力障碍和颞叶定向障碍,语言障碍主要包括阅读理解障碍、失认症、失写症、语言理解障碍、发音和拼音障碍等。近年来,采用智能训练和药物结合治疗颅脑伤患者智能障碍已受到人们重视。智能康复训练加药物治疗有助于颅脑伤患者的智能恢复。然而,智能康复训练应与体能康复训练同期进行。目前,我们的智能康复训练主要包括仪器工具训练、反复操作程度训练及帮助记忆力的技巧训练等。

康复期伤病员需加强心理护理:对于轻型伤员应鼓励尽早自理生活、防止过度依赖医务人员。要鼓励他们树立战胜伤病的信心,清除"脑外伤后综合征"的顾虑。脑外伤后综合征是指脑外伤后患者所出现的临床精神神经症或主诉,主要包括头痛、眩晕、记忆力减退、软弱无力、四肢麻木、恶心、复视和听力障碍等。应该向伤员做适当解释,让伤员知道有些症状属于功能性的,可以恢复。对于遗留神经功能残疾伤员的今后生活工作问题,偏瘫失语的锻炼等问题,应该积极向伤员及家属提出合理建议和正确指导,帮助伤员恢复,鼓励伤员面对现实、树立争取完全康复的信心。

第三节　脊髓损伤

脊髓损伤为脊柱骨折或骨折脱位的严重并发症。损伤高度以下的脊神经所支配的身体部位的功能会丧失。直接与间接的外力对脊柱的重击是造成脊髓损伤的主要原因,常见的原因有交通事故、枪伤、刀伤、自高处跌落,或是被掉落的东西击中脊椎,以及现在流行的一些水上运动,诸如划水、冲浪板、跳水等,也都可能造成脊髓损伤。

一、护理评估

(一)病因分析

脊髓损伤是一种致残率高、后果严重的疾病,直接或间接暴力作用于脊柱和脊髓皆可造成脊髓损伤,间接暴力损伤比较常见,脊髓损伤的节段常发生于暴力作用的远隔部位,如从高处坠落,两足或臀部着地,或暴力作用于头顶、肩背部,而脊椎骨折发生在活动度较大的颈部和腰骶部,造成相应部位的脊髓损伤。脊柱骨折造成的脊髓损伤可分为屈曲型损伤、伸展型损伤、纵轴型损伤和旋转型损伤。

(二)临床观察

1.脊髓性休克期

脊髓损伤后,在损伤平面以下立即出现肢体的弛缓性瘫痪,肌张力减低,各种感觉和反射均消失,病理反射阴性,膀胱无张力,尿潴留,大便失禁,低血压[收缩压降至 9.3～10.7 kPa

(70～80 mmHg)]。脊髓休克是损伤平面以下的脊髓节段失去高级中枢调节的结果,一般持续 2～4 周,再合并压疮或尿路感染时持续时间还可延长。

2.完全性的脊髓损伤

在损伤平面以下,各种感觉均消失,肢体弛缓性瘫痪,深浅反射均消失,括约肌功能亦消失,经 2～4 周脊髓休克过后,损伤平面以下肌张力增高,腱反射亢进,病理反射阳性,出现总体反射,即受刺激时,髋、膝关节屈曲,踝关节跖屈,两下肢内收,腹肌收缩,反射性排尿和阴茎勃起等,但运动、感觉和括约肌功能无恢复。

3.不完全性的脊髓损伤

在脊髓休克消失后,可见部分感觉、运动和括约肌功能恢复,但肌张力仍高,腱反射亢进,病理反射可为阳性。

4.脊髓瘫痪

(1)上颈段脊髓损伤:膈肌和肋间肌瘫痪,呼吸困难,四肢瘫痪,死亡率很高。

(2)下颈髓段损伤:两上肢的颈髓受损节段神经支配区,呈下运动神经元损害的表现,该节段支配的肌肉萎缩,呈条状感觉减退区,二头肌或三头肌反射减退;即上肢可有下神经元和上神经元两种损害症状同时存在,而两下肢为上运动神经元损害,表现为痉挛性截瘫。

(3)胸段脊髓损伤:有一清楚的感觉障碍平面,脊髓休克消失后,损伤平面以下、两下肢呈痉挛性瘫痪。

(4)胸腰段脊髓损伤:感觉障碍平面在腹股沟韧带上方或下方,如为第 11～12 胸椎骨折,脊髓为腰段损伤,两下肢主要呈痉挛性瘫痪;第 1～2 腰椎骨折,脊髓骶节段和马尾神经上部损伤,两下肢主要呈弛缓性瘫痪,并由于直肠膀胱中枢受损,尿失禁,不能建立膀胱反射性,直肠括约肌松弛,大便亦失禁。

(5)马尾神经损伤:第 3～5 腰椎骨折,马尾神经损伤大多为不全性,两下肢大腿以下呈弛缓性瘫痪,尿便失禁。

(三)辅助诊断

1.创伤局部检查

了解损伤的原因,分析致伤方式,检查局部有无肿胀,压痛,有无脊柱后凸畸形,棘突间隙是否增宽等。

2.神经系统检查

急诊患者反复多次检查,及时发现病情变化。

(1)感觉检查:以手接触患者损伤平面以下的皮肤,如患者有感觉,为不完全性脊髓损伤,然后分别检查触觉、痛觉、温冷觉和深部感觉,划出感觉障碍的上缘,并定时复查其上缘的变化。

(2)运动检查:了解患者肢体有无随意运动,记录肌力的等级,并重复检查,了解肌力变化的情况。

(3)反射检查:脊髓横断性损伤,休克期内所有深浅反射均消失,经 2～4 周休克消失后,腱反射亢进,病理反射阳性。

(4)括约肌功能检查:了解尿潴留和尿失禁,必要时做膀胱测压。肛门指诊,检查括约肌能否收缩或呈弛缓状态。

3.X 线片

检查脊柱损伤的水平和脱位情况,较大骨折位置及子弹或弹片在椎管内滞留位置及有无骨折,并根据脊椎骨受损位置估计脊椎受损的程度。

4.CT

可显示骨折部位,有无椎管内血肿。

5.MRI

MRI 是目前对脊柱脊髓检查最理想的手段,不仅能直接看到脊髓是否有损伤,还能够判定其损伤的程度、类型及治疗后的估计。同时可清晰地看到椎间盘以及脊椎损伤压迫脊髓的情况。

二、常见护理问题

(一)肢体麻痹及下半身瘫痪

因脊髓完全受损的部位不同,故肢体麻痹的范围也不同。

(1)第 4 颈椎以上损伤,会引起完全麻痹,即躯干和四肢麻痹。

(2)第 1 胸椎以上损伤,会引起不完全麻痹,上肢神经支配完全,但躯干稳定力较差,下肢完全麻痹。

(3)第 6 胸椎以下受伤,会造成下半身瘫痪。

(二)营养摄入困难

(1)在脊髓受损后 48 小时之内,胃肠系统的功能可能会减低。

(2)脊髓损伤后,患者可能会出现消化功能障碍,以至患者对食物的摄取缺乏耐力,易引起恶心、呕吐,且摄入的食物也不易消化吸收。

(三)排泄问题

1.排尿功能障碍

(1)尿潴留:在脊髓休克期膀胱括约肌功能消失,膀胱无收缩功能。

(2)尿失禁:脊髓休克过后,损伤平面以下肌张力增高,膀胱中枢受损不能建立反射性膀胱,尿失禁。

2.排便功能障碍

由于脊髓受损,直肠失去反射,以至大便排出失去控制或不由自主地排出大便,而造成大便失禁。

(四)焦虑不安

患者在受伤后,突然变成下半身麻痹或四肢瘫痪,患者会出现伤心、失望及抑郁等心理反应,而不能面对现实,或对医疗失去信心。

三、护理目标

(1)护士能及时观察患者呼吸、循环功能变化并给予急救护理。

(2)患者知道摆放肢体良肢位的重要性。

(3)患者有足够的营养供应。

(4)患者能规律排尿。

(5)减轻焦虑。

(6)预防并发症。

四、护理措施

(一)做好现场急救护理

对患者迅速及较准确地做出判断,有无合并伤及重要脏器损伤,并根据其疼痛、畸形部位和功能障碍情况,判断有无脊髓损伤及其性质、部位。对颈段脊髓损伤者,首要是稳定生命体征。高位脊髓损伤患者,多有呼吸浅,呼吸困难,应配合医师立即气管切开,气管内插管。插管时特别注意,有颈椎骨折时,头部制动,绝对不能使头颈部多动;气管插管时,宜采用鼻咽插管,借助纤维喉镜插管。

(二)正确运送患者,保持脊柱平直

现场搬运患者时至少要三人蹲在患者一侧,协调一致平起,防止脊柱扭转屈曲,平放在硬板单架上。对有颈椎骨折者,有一人在头顶部,双手托下颌及枕部,保持轻度向头顶牵引,颈部中立位,旁置沙袋以防扭转。胸腰段骨折者在胸腰部垫一软垫,切不可一人抱腋下,另一人抱腿屈曲搬动,而致脊髓损伤加重。

(三)定时翻身,给予适当的卧位

(1)脊髓损伤患者给其提供硬板床,加用预防压疮的气垫床。

(2)翻身时应采用轴线翻身,保持脊柱呈直线,两人动作一致,防止再次脊髓损伤。每隔两小时翻身 1 次。

(3)仰卧位:患者仰卧位时髋关节伸展并轻度外展。膝伸展,但不能过伸。踝关节背屈,脚趾伸展。在两腿之间可放一枕头,可保持髋关节轻度外展。肩应内收,中立位或前伸,勿后缩。肘关节伸展,腕背屈约 45°。手指轻度屈曲,拇指对掌。患者双上肢放在身体两侧的枕头上,肩下垫枕头要足够高,确保两肩部后缩,亦可将两枕头垫在前臂或手下,使手的位置高于肩部,可以预防重力性肿胀。

(4)侧卧位:髋膝关节屈曲,两腿之间垫上软枕,使上面的腿轻轻压在下面的枕头上。踝背屈,脚趾伸展。下面的肩呈屈曲位,上肢放于垫在头下和胸背部的两个枕头之间,以减少肩部受压。肘伸展,前臂旋后。上面的上肢也是旋后位,胸壁和上肢之间垫一枕头。

(四)供给营养

(1)在脊髓损伤初期,先给患者静脉输液,并插入鼻胃管以防腹胀。

(2)观察患者肠蠕动情况,当肠蠕动恢复后,可经口摄入饮食。

(3)给予高蛋白、高维生素和高纤维素的食物,以及足够的水分。

(4)若患者长期卧床不动,应限制含钙的食物的摄取,以防泌尿道结石。

(5)若患者有恶心、呕吐,应注意防止患者发生吸入性肺炎。

(五)大小便的护理

(1)脊髓损伤后最初几天即脊髓休克期,膀胱呈弛缓性麻痹,患者出现急性尿潴留,应立即

留置导尿引流膀胱的尿液,导尿采用密闭式引流,使用抗反流尿袋。随时保持会阴部的清洁,每天消毒尿道口,定期更换尿管,以防细菌感染。

(2)患者出现便失禁及时处理,并保持肛周皮肤清洁、干燥无破损,在肛周涂皮肤保护剂。患者出现麻痹性肠梗阻或腹胀时,给予患者脐周顺时针按摩。可遵医嘱给予肛管排气或胃肠减压,必要时给予缓泻剂,使用热水袋热敷脐部。

(3)饮食中少食或不食产气过多的食物,如甜食、豆类食品等。指导患者食用含纤维素多的食物。鼓励患者多饮用热果汁。

(4)训练患者排便、排尿功能恢复。对痉挛性神经性膀胱患者的训练如下:定时喝一定数量的水,使膀胱充盈,定时开放尿管,引流膀胱内尿液。也可定期刺激膀胱收缩排出尿液,如轻敲患者的下腹部(耻骨上方)、用手刺激大腿内侧,以刺激膀胱收缩。间歇性导尿,即4个小时导尿1次,这种方法可以使膀胱有一定的充盈,形成对排尿反应的生理刺激,这种冲动传到脊髓的膀胱中枢,可促进逼尿肌的恢复。

训练患者排便,应先确定患者患病前的排便习惯,并维持适当的高纤维素饮食与水分的摄取,以患者的习惯,选择一天中的1餐后,进行排便训练,因患者饭后有胃结肠反射,可在患者臀下垫便盆,教导患者有效地以腹部压力来引发排便,如无效,则可戴手套,伸入患者肛门口刺激排便,或再加甘油灌肠,每天固定时间训练。

(六)做好基础护理

患者脊髓受损后可出现四肢瘫或截瘫,生活自理能力缺陷,其一切生活料理均由护理人员来完成。每天定时翻身,变换体位,观察皮肤,保护皮肤完整性。保持床单的平整。

(七)做好呼吸道管理

(1)$C_{1\sim4}$受损者,膈神经、横膈及肋间肌的活动均丧失,并且无法深呼吸及咳嗽,为了维持生命,而行气管切开,并使用呼吸机辅助呼吸。及时吸痰保持呼吸道通畅。

(2)在损伤后48小时应密切观察患者呼吸形态的变化,呼吸的频率和节律。

(3)监测血氧饱和度及动脉血气分析的变化,以了解其缺氧的情况是否加重。

(4)在病情允许的范围内协助患者翻身,并指导患者深呼吸与咳嗽,以预防肺不张及坠积性肺炎等并发症。

(八)观察神经功能的变化

(1)观察脊髓受压的征象,在受伤的24~36小时内,每隔2~4小时就要检查患者四肢的肌力,肌张力、痛触觉等,以后每班至少检查1次。并及时记录患者感觉平面、肌张力和痛温触觉恢复的情况。

(2)检查发现患者有任何变化时,应立即通知医师,以便及时进行手术减压。

(九)脊髓手术护理

1.手术前护理

(1)观察脊髓受压的情况,特别注意维持患者的呼吸。

(2)观察患者脊柱的功能,以及活动与感觉功能的丧失或恢复情况。

(3)做好患者心理护理,解除患者的恐惧、忧虑和不安的心理。

(4)遵医嘱进行术前准备,灌肠排除肠内粪便。可减少手术后的肿胀和压迫。

2.术后护理

(1)术后搬运患者时,应保持患者背部平直,避免不必要的震动、旋转、摩擦和任意暴露患者;如为颈椎手术,则应注意颈部的固定,戴颈托。

(2)颈部手术后,应该去掉枕头平卧。必要时使用沙袋固定头部,保持颈椎平直。

(3)观察患者的一般情况,如皮肤的颜色、意识状况、定向力、生命体征以及监测四肢运动、肌力和感觉。

(4)颈椎手术时,由于颈部被固定,不能弯曲,常使口腔的分泌物不易咳出,应及时吸痰保持呼吸道的通畅。

(5)观察伤口敷料是否干燥,有无出血、有无液体自伤口处渗出,观察术后应用止痛泵的效果。

(十)颅骨牵引患者护理

(1)随时观察患者有无局部肿胀或出血的情况。

(2)由于颅骨牵引,时间过长枕部及肩胛骨易发生压疮,可根据情况应用减压贴。

(3)定期检查牵引的位置、功效是否正确,如有松动,及时报告医师。

(4)牵引时使用便器要小心,不可由于使用便器不当造成牵引位置、角度及功效发生改变。

(十一)预防并发症护理

脊髓损伤后常发生的并发症是压疮、泌尿系统感染和结石、肺部感染、深静脉血栓形成和肢体挛缩。

1.压疮

定时评估患者皮肤情况采用诺顿评分,护士按照评分表中五项内容分别打分并相加总分<14分,可认为患者是发生压疮的高危人群,必须进行严格的压疮预防。可应用气垫床,定时翻身缓解患者的持续受压,对于危险区域的皮肤应用减压贴、透明贴和皮肤保护剂赛肤润,保持床单平整、清洁,每班加强检查。

2.肺部护理

鼓励患者咳嗽,压住胸壁或腹壁辅助咳嗽。不能自行咳痰者进行气管内吸痰。变换体位、进行体位引流,雾化吸入。颈段脊髓损伤者,必要时行气管切开,辅助呼吸。

3.防深静脉血栓形成

深静脉血栓形成常发生在伤后10~40天,主要原因是血流缓慢。临床表现为下肢肿胀、胀痛、皮肤发红,亦可肢体温度降低。防治的方法有患肢被动活动,穿预防深静脉血栓的弹力袜。定期测下肢周径,发现肿胀,立即制动。静脉应用抗凝剂,亦可行彩色多普勒检查,证实为血栓者可行溶栓治疗,可用尿激酶或东凌克栓酶等。

4.预防痉挛

痉挛是中枢神经系统损害后出现的以肌肉张力异常增高为表现的综合征,痉挛可出现在肢体整体或局部,亦可出现在胸、背和腹部肌肉。有些痉挛对患者是有利的,如股四头肌痉挛有助于患者的站立和行走,下肢肌痉挛有助于防止直立性低血压,四肢痉挛有助于防止深静脉血栓形成。但严重的肌痉挛会给患者带来很大的痛苦,妨碍自主运动的恢复,成为功能恢复的主要障碍。痉挛在截瘫患者常表现为以伸肌张力异常增高的痉挛模式,持续的髋膝踝的伸展,最后出现跟腱缩短,踝关节旋前畸形及内收肌紧张。患者从急性期开始采用抗痉挛的良肢体位摆放,下肢伸肌张力增高将下肢摆放为屈曲位。对肢体进行主动运动和被动运动,做痉挛肌的拮抗肌适度的主动运动,对肌痉挛有交替性抑制作用。进行肌肉按摩,或温和地被动牵张痉挛肌,可降低肌张力,有利于系统康复训练。冷疗或热疗可使肌痉挛一过性放松。水疗温水浸浴有利于缓解肌痉挛。

(十二)康复护理

(1)在康复医师的指导下,给予患者日常生活活动训练,使患者能自行穿脱衣服,进食、盥洗、大小便、沐浴及开关门窗、电灯和水龙头等增进患者自我照顾的能力。

(2)按照运动计划做肢体运动。颈椎以下受伤的患者,运用各种支具下床行走。

(3)指导患者及家属如何把身体自床上移到轮椅或床边的便器上。

(4)教导患者使用辅助的运动器材,例如轮椅、助行器和手杖来加强自我照顾能力。

(十三)健康教育

患者和家属对突然遭受到脊髓外伤所带来的四肢瘫或截瘫事实不能接受,患者和家属都比较紧张,因此对患者和家属的健康教育就非常重要。

(1)教导患者需保持情绪稳定,向患者简单地解释所有治疗的过程。

(2)鼓励家属参加康复治疗活动。

(3)告知患者注意安全,以防发生意外。

(4)教导运动计划的重要性,并能切实执行。

(5)教导家属能适时给予患者协助及心理支持,并时常给予鼓励。

(6)教导患者及家属重视日常生活的照顾,预防并发症。

(7)定期返院检查。

五、评价

对脊髓损伤的患者,在提供必要的护理措施之后,应进行下列评价。

(1)患者的脊柱是否保持平直。

(2)患者的呼吸功能和循环功能,是否维持在正常状态。

(3)是否提供足够的营养。

(4)是否为患者摆放良肢位,定时为患者翻身。

(5)患者的大小便排泄功能是否已经逐渐恢复正常,是否已经提供必要的协助和训练。

(6)患者是否经常保持皮肤清洁干燥,皮肤是否完整无破损。

(7)患者的运动、感觉、痛温触觉功能是否逐渐恢复。

(8)对脊髓手术的患者,是否提供了完整的手术前及手术后的护理。

(9)对患者是否进行了健康教育,患者接受的程度如何,是否掌握。

(10)对实施颅骨牵引的患者,是否提供了必要的牵引护理。

(11)在护理患者过程中是否避免了并发症的发生。

(12)患者及家属是否能够接受脊髓损伤这种心理冲击,是否提供了心理护理。

第四节 慢性硬膜下血肿

一、疾病概述

慢性硬膜下血肿是指脑外伤后 3 周以上出现临床症状者,血肿位于硬脑膜和蛛网膜之间,具有包膜,是小儿和老年颅内血肿中最常见的一种,约占颅内血肿的 10%,硬膜下血肿的 25%。目前认为,慢性硬膜下血肿是因轻微颅脑外伤造成桥静脉撕裂,血液缓慢渗入硬脑膜下腔而成。血肿以单侧多见,双侧者 20%～25%。男性患者明显多于女性,男女之比为 5:1,当病程长、头颅外伤史不明确时,常被误诊为脑瘤、脑血管病和帕金森综合征等。如诊断不及时,治疗不当,可造成严重后果。临床表现以颅内高压为主的一组症状。

(一)病因及发病机制

头部外伤是慢性硬膜下血肿最常见的致病原因,50%～84% 的患者有明确的头部外伤史。但如果头部外伤轻微,外伤距发病时间较长时,一般容易被患者和家属忽略,部分患者在被追问病史时才被发现。老年人由于脑组织萎缩,硬脑膜与皮质之间的空隙增大,当头部受到突然加速或减速运动时,可引起桥静脉的撕裂或造成皮质与硬脑膜间小交通静脉的损伤渗血。也可因静脉窦、蛛网膜颗粒或硬膜下水瘤受损出血引起。非损伤性硬膜下血肿非常少见,在慢性硬膜下血肿的患者中约有 12.8% 的患者伴有高血压。所以,高血压、动脉硬化可能是容易导致出血的原因之一。

此外,一些患有硬膜下血肿的老年患者,常有慢性酒精中毒病史,因长期饮酒可造成肝功能损伤,导致凝血机制障碍,酗酒后又易造成颅脑损伤。还有 12%～38% 与应用抗凝治疗有关,如长期服用阿司匹林、双嘧达莫等。

慢性硬膜下血肿的出血来源多为桥静脉或皮质小静脉,血液流至硬脑膜下腔后逐渐凝固,两周左右血肿开始液化,蛋白分解。以后血肿腔逐渐增大,引起颅内压增高,进一步对脑组织造成压迫,使脑循环受阻、脑萎缩及变性。促使血肿不断扩大的原因有以下几种。①血肿被膜反复出血:手术时可见血肿有被膜形成,外壁较厚有时可达数毫米,并富于血管,与硬脑膜粘连紧密,内膜甚薄与蛛网膜易分离。血肿外壁上的小血管不断破裂出血,是造成血肿体积不断增大的原因。②血管活性物质的释放:近期研究表明,在血肿的外被膜(血肿被膜的硬脑膜层)不断释放出组织纤溶酶原激活物质到血肿腔内,作用于纤溶酶原使其转化为纤溶酶,促使纤溶活性增加,造成溶血和小血管的再出血,从而使血肿体积不断增大。

(二)病理

慢性硬膜下血肿多位于顶部,一般较大,血肿可覆盖在大脑半球表面的大部分,即额、顶、颞叶的外侧面。血肿的包膜多在发病后 5～7 天初步形成,到 2～3 周基本完成,为一层黄褐色或灰色的结缔组织包膜,靠蛛网膜侧包膜较薄,血管少,与蛛网膜粘连,可轻易剥离;靠近硬脑膜一侧的包膜较厚与硬脑膜粘连较紧,该包膜在显微镜下有浆细胞、淋巴细胞和吞噬细胞,有丰富的新生毛细血管,亦有血浆渗出,有时见到毛细血管破裂的新鲜出血。血肿内容:早期为黑褐色半固体黏稠物,晚期为黄色或酱油色液体。以往多数学者认为,脑轻微损伤后出血缓慢,量少,血肿内血液分解渗透压较高,脑脊液和周围脑组织水分不断渗入血肿壁,使血肿逐渐增大,但这种说法已被否定。目前大多认为,包膜外的外层有新生而粗大的毛细血管,血浆由管壁渗出,或毛细血管破裂出血到囊腔内,而使血肿体积不断增大。晚期逐渐出现颅内高压及局灶症状。

(三)临床表现

多数患者在外伤后较长时间内有轻微头痛、头昏等一般症状,亦有部分患者伤后长时间无症状,部分患者外伤史不详。多于2～3个月后逐渐出现恶心、呕吐、视物模糊、肢体无力和精神失常等全脑症状和局灶症状。症状大体可归纳为以下几类。

1.颅内高压症状

起初为轻微的头痛,当血肿逐渐增大时方出现明显的颅内压增高的症状,如头痛、恶心、呕吐、复视和视盘水肿等。临床上常以颅内压增高为主要症状多见。老年人因为脑萎缩,颅内压增高症状出现较晚或不明显。婴幼儿患者颅内压增高,则表现为前囟饱满,头颅增大,可被误诊为先天性脑积水。

2.精神症状

老年人以精神障碍较为突出,常表现为表情淡漠,反应迟钝,记忆力减退,寡言少语,理解力差,进行性痴呆,淡漠,嗜睡,精神失常。痴呆多见于年龄较大者。

3.局灶性症状

患者亦可出现脑神经受损症状,如动眼神经、展神经及面神经损伤的症状;可出现帕金森综合征,表现震颤、动作缓慢、肌力减退而肌张力增高,也可出现步态不稳及神经功能障碍,如偏瘫、失语、同向偏盲、偏身感觉障碍等,但均较轻。部分患者可出现局灶性癫痫。

(四)辅助检查

1.腰穿

除腰穿脑脊液压力增高外,常规检查可完全正常,病程越长,血肿包膜越厚,脑脊液化验变化越不明显。

2.颅骨平片

颅骨平片可显示脑回压迹,蝶鞍扩大,骨质吸收,患病多年患者局部骨板变薄、外突,血肿壁可有圆弧形钙化。婴幼儿可有前囟扩大、颅缝分离和头颅增大等。

3.头部CT扫描

头部CT扫描是目前诊断慢性硬膜下血肿的最有效方法,早期(伤后3周至1个月)血肿呈高、低混合密度,新月形或半月形肿块,高密度系点片状新鲜出血,部分可见液平面;中期(1～2个月)血肿双凸形低密度;后期(2个月以上)呈低密度区,主要表现颅骨内板与脑表之间出现新月形、双凸形、单凸形的低密度、高密度或混杂密度区,患侧脑室受压,中线移位,额角向下移位,枕角向内上移位。慢性硬膜下血肿有17％～25％表现为等密度,诊断较难。增强扫描更能清楚显示血肿内缘与脑组织交界面呈条状密度增高带,可见血肿包膜强化影,血肿区内无脑沟、脑回。

4.MRI检查

慢性硬膜下血肿有时在CT上因呈等密度而显影不清,但在MR上却相当清晰,既可定性,又可定位,对 CT 难以诊断的等密度慢性硬膜下血肿,其诊断准确率高达 100%。早期在 T_1、T_2 加权像上均为高信号,后期血肿在 T_1 加权像上为高于脑脊液的低信号,T_2 加权像上为高信号。例如,发病 3 周左右的硬膜下血肿,在 CT 上可能呈等密度,在 T_1 加权像上积血因 T_1 值短于脑脊液而呈高信号,在 T_2 加权像上因长 T_2 而呈高信号。冠状面在显示占位效应方面更明显优于 CT。

5.其他检查

ECT 扫描,显示脑表现的新月形低密度区;脑电图显示局限性病灶;脑超声波检查可显示中线波移位。婴幼儿可行前囟穿刺。

(五)诊断及鉴别诊断

1.诊断依据

(1)轻度头部外伤 3 周以后,逐渐出现头痛、头昏、视盘水肿、偏瘫及癫痫等症状。

(2)腰穿脑脊液压力高,常规变化不明显。

(3)脑血管造影可见颅内板下方新月形"无血管区"。

(4)CT 扫描可确定诊断。

(5)婴幼儿可在前囟外角进行穿刺,可明确诊断。

2.鉴别诊断

(1)外伤性硬膜下积液:外伤性硬膜下积液或称外伤性硬膜下水瘤,系外伤后大量脑脊液积聚硬脑膜下,临床表现与硬膜下血肿相似,半数病例位于双额区,常深入纵裂前部,占位表现较硬膜下血肿轻。在 CT 上显示为新月形低密度影,CT 值在 7 Hu 左右,近脑脊液密度。无论急性或慢性硬膜下积液在 MR 上均呈新月形长 T_1 与长 T_2。信号强度接近脑脊液。慢性硬膜下血肿在 CT 上:早期为高、低混合密度,部分可见液面;中、晚期呈低密度区。其在 MR 上可有明显信号变化。

(2)脑蛛网膜囊肿:本病变多位于颅中窝,外侧裂表面,临床表现与慢性硬膜下血肿相似,脑血管造影为脑底或脑表面无血管区,CT 扫描亦为密度减低区,但其形状呈方形或不规则,这点与慢性硬膜下血肿相区别。

(3)其他:脑肿瘤、先天性脑积水,往往与慢性硬膜下血肿在临床上有时难以区别,但行 CT 扫描及 MRI,多可明确诊断。

(六)治疗

1.非手术疗法

对个别轻度病例,或缓慢性进行性颅内高压,可试用中药或大量脱水药物治疗,但疗效尚需长期观察。未经治疗的慢性硬膜下血肿由于高颅压脑疝而死亡,自然吸收的慢性硬膜下血肿少见。

2.手术治疗

手术治疗是公认的最有效的治疗方法。大多数患者需要手术治疗,部分非手术治疗效果不满意,病情继续发展的可行手术治疗,手术治疗包括以下几种。

(1)血肿引流:为近年来盛行的方法,在血肿较厚部位钻孔引流并冲洗血肿后,置入一引流管与脑表面平行,行闭式引流 48～72 小时,此种方法多能顺利治愈,而且简单,损伤小,治愈率高,故多列为首选。近年来因 YL-1 型硬通道微刺针微创穿刺引流术简便易行在临床广泛应用,根据头部 CT 检查定位,选择最后层面中心作为穿刺点。对于 CT 显示血肿腔内有明显分隔者,可采用颅骨钻孔神经内镜辅助血肿清除术。

(2)血肿切除。适应证:①血肿引流不能治愈者;②血肿内容为大量凝血块;③血肿壁厚引流后脑不膨起者。此种方法损伤较大,采用骨瓣开颅、连同血肿囊壁一并切除。

(3)前囟穿刺:适用于婴幼儿血肿,可在两侧前囟外角反复多次穿刺,多数患者可治愈。

二、护理

(一)入院护理

1.急诊入院常规护理

(1)立即通知医师接诊,为患者测量体温、脉搏、呼吸、血压;观察患者的意识、瞳孔变化及肢体活动等情况,如有异常及时通知医师。

(2)了解患者既往史,有无家族史、过敏史及吸烟史等。

(3)根据医嘱正确采集标本,进行相关检查。了解相关化验、检查报告的情况,如有异常及时与医师沟通。

(4)了解患者的心理状态,向患者讲解疾病的相关知识,增强患者治疗信心,减轻焦虑、恐惧心理。

(5)待患者病情稳定后向患者介绍病房环境(医师办公室、护士站、卫生间、换药室、配餐室的位置)、护理用具的使用方法(床单位、呼叫器等)、物品的放置、作息时间及餐卡的办理等;介绍科主任、护士长、负责医师及责任护士。病房应保持安静、舒适,减少人员流动,避免外界刺激和情绪激动。

2.安全防护教育

常规安全防护教育。对于有癫痫发作史的患者,应保持病室内环境安静,减少人员探视,室内光线柔和,避免强光刺激。病室内的热水壶、锐器等危险物品应远离患者,避免癫痫发作时伤及他人或患者自伤。若出现癫痫发作前兆时,立即卧床休息。癫痫发作时,在患者紧闭口唇之前,立即把缠有纱布的压舌板、勺子或牙刷把等垫在上下牙齿之间,防止患者咬伤自己的舌头。松开衣领,头偏向一侧,保持呼吸道通畅,通知医师。发作期间口中不可塞任何东西,不可强行灌药,防止窒息。不可暴力制动,防止肌肉拉伤、关节脱臼或骨折,并加床档保护,避免坠床摔伤。有癫痫病史的患者,必须长期坚持服药,不可增减、漏服和停服药物。癫痫发作后,要及时清除患者口腔分泌物,保持呼吸道通畅,并检查患者有无肢体损伤,保证患者良好的休息。

(二)术日护理

1.送手术前

(1)为患者测量体温、脉搏、呼吸、血压及体重;如有发热、血压过高、女性月经来潮等情况均应及时报告医师。

(2)告知患者手术的时间,术前禁食水等准备事项。

(3)修剪指(趾)甲、剃胡须,勿化妆及涂染指(趾)甲等。协助患者取下义齿、项链、耳钉、手链、发夹等物品,并交给家属妥善保管。

（4）根据医嘱正确行药物过敏试验、备血（复查血型）、术区皮肤准备（剃除全部头发及颈部毛发，保留眉毛）后，更换清洁病员服，术区皮肤异常及时通知医师。

（5）遵医嘱术前用药。

（6）携带病历、相关影像资料等物品，平车护送患者入手术室。

2.术后回病房

（1）每 15～30 分钟巡视患者，注意观察患者的生命体征、意识、瞳孔、肢体活动等，如异常及时通知医师。

（2）注意观察切口敷料有无渗血。

（3）密切观察引流液的颜色、性状、量等情况并记录，妥善固定引流管，引流袋置于头旁枕上或枕边，高度与头部创腔保持一致，保持引流管引流通畅；活动时注意引流管不要扭曲、受压，防止脱管。

（4）术后 6 小时内给予去枕平卧位，头偏向一侧，防止呕吐物误吸引起窒息；头部放置引流管的患者6 小时后需平卧位，利于引流；麻醉清醒的患者可以协助床上活动，保证患者的舒适度。

（5）若患者出现不能耐受的头痛，及时通知医师，遵医嘱给予止痛药物，并密切观察患者的生命体征、意识、瞳孔等变化。

（6）术后 6 小时如无恶心、呕吐等麻醉反应，可遵医嘱进食；对于意识障碍的患者可遵医嘱鼻饲管注食。

（7）对于未留置导尿的患者，指导床上大小便，24 小时内每 4～6 小时嘱患者排尿 1 次。避免因手术、麻醉刺激、疼痛等原因造成术后的尿潴留。若术后 8 小时仍未排尿且有下腹胀痛感、隆起时，可行诱导排尿、针刺或导尿等方法。

（8）麻醉清醒可以语言沟通的患者，向其讲解疾病术后的相关知识，增强患者恢复健康的信心，利于早日康复。带有气管插管或语言障碍的患者，可进行肢体语言和书面卡片的沟通，疏导患者紧张、恐惧的情绪。

（9）结合患者的个体情况，每 1～2 小时协助患者翻身，保护受压部位皮肤；如局部皮肤有压红，可缩短翻身的间隔时间，受压部位应予软枕垫高减压。

（三）术后护理

1.术后第 1～3 天

（1）每 1～2 小时巡视患者，注意观察患者的生命体征、意识、瞳孔、肢体活动等，如发现有头痛、恶心、呕吐等颅内压增高症状及时通知医师。

（2）注意观察切口敷料有无渗血。

（3）密切观察引流液的颜色、性状、量等情况并记录，妥善固定引流管，并保持引流管引流通畅，勿打折、扭曲、受压，防止脱管，不可随意调整引流袋的高度。

（4）加强呼吸道的管理，鼓励深呼吸及有效咳嗽、咳痰，如痰液黏稠不易咳出可遵医嘱予雾化吸入，必要时吸痰。

（5）结合患者的个体情况，每 1～2 小时协助患者翻身，保护受压部位皮肤；如局部皮肤有压红，可缩短翻身的间隔时间，受压部位应予软枕垫高减压。

(6)指导肢体和语言功能锻炼。

2.术后第 4 天至出院日

(1)每 1～2 小时巡视患者,注意观察患者的生命体征、意识、瞳孔、肢体活动等,如发现异常及时通知医师。

(2)拔除引流管后注意观察切口敷料有无渗血、渗液及皮下积液等,如有异常及时通知医师。

(3)加强呼吸道的管理,鼓励深呼吸及有效咳嗽。

(4)指导患者注意休息,引流管拔除后指导患者床头摇高,逐渐坐起,再过渡到床边、病室、病区活动时以不疲劳为宜。

(5)指导患者进行肢体和语言功能锻炼。

(四)出院指导

(1)家属应陪伴在患者身边,减轻患者的恐惧心理。

(2)给予患者高热量、高蛋白、高维生素、易消化吸收的饮食。

(3)患者出院后定期复查血压,遵医嘱用药,保持情绪稳定,保持大便通畅,坚持功能锻炼。

(4)1 个月后门诊影像学复查。

第五节　颅内压增高症

颅内压增高是由于颅内任何一种主要内容物(血液、脑脊液、脑组织)容积增加或者有占位性病变时,其所增加的容积超过代偿限度所致。正常人侧卧位时,测定颅内压(ICP)为 0.8～1.8 kPa(6 ～ 13.5 mmHg),>2.0 kPa(15 mmHg)为颅内压增高,2.0～2.6 kPa(15～20 mmHg)为轻度增高,2.6～5.3 kPa(20～40 mmHg)为中度增高,>5.3 kPa(>40 mmHg)为重度增高。

一、病因与发病机制

引起颅内压增高的疾病很多,但发生颅内压增高的主要因素如下。

(一)脑脊液增多

(1)分泌过多,如脉络丛乳头状瘤。

(2)吸收减少:如交通性脑积水,蛛网膜下隙出血后引起蛛网膜粘连。

(3)循环交通受阻:如脑室及脑中线部位的肿瘤引起的梗阻性脑积水或先天性脑畸形。

(二)脑血液增多

(1)脑外伤后<24 小时的脑血管扩张、充血,以及呼吸道梗阻,呼吸中枢衰竭引起的二氧化碳蓄积,高碳酸血症和丘脑下部、鞍区或脑干部位手术,使自主神经中枢或血管运动中枢受刺激引起的脑血管扩张充血。

(2)颅内静脉回流受阻。

(3)出血。

(三)脑容积增加

正常情况下颅内容积除颅内容物体积外有 8%～10% 的缓冲体积,即代偿容积。因此颅内容积很大,但代偿调节作用很小。常见脑水肿如下。①血管源性脑水肿:多见于颅脑损伤、脑肿瘤、脑手术后;②细胞毒性脑水肿:多见于低氧血症,高碳酸血症,脑缺血和缺氧;③渗透性脑水肿:常见于严重电解质紊乱(Na^+丢失)渗透压降低,水中毒。

(四)颅内占位病变

常见于颅内血肿,颅内肿瘤,脑脓肿和脑寄生虫等。

二、临床表现

(一)头痛

头痛是颅内压增高最常见的症状,有时是唯一的症状。可呈持续性或间歇性,当用力、咳嗽、负重,早晨清醒时和较剧烈活动时加重,是颅内压增高使脑膜、血管或神经受挤压、牵扯或炎症变化的刺激所致。急性和重度的颅内压增高可引起剧烈的头痛并常伴喷射性呕吐。

(二)恶心呕吐

多数颅内压增高患者都伴有恶心、不思饮食,重度颅内压增高可引起喷射性呕吐,呕吐之后头痛随之缓解,小儿较成人多见,是迷走神经中枢和神经受刺激所引起。

(三)视力障碍和眼底变化

长期颅内压增高,使视神经受压,眼底静脉回流受阻。引起视神经萎缩造成视力下降、模糊和复视,眼底视盘水肿,严重者出现失明和眼底出血。

头痛、恶心呕吐、视盘水肿为颅内压增高的 3 大主要症状。

(四)意识障碍

意识障碍是反映脑受压的可靠及敏感指标,当大脑皮质、脑干网状结构广泛受压和损害即可出现意识障碍。颅内压增高早期患者可出现烦躁、嗜睡和定向障碍等意识不清的表现,晚期则出现蒙眬和昏迷。末期出现深昏迷。梗阻性脑积水所引起的颅内压增高一般无意识障碍。

(五)瞳孔变化

由于颅内压不断增高而引起脑移位,中脑和脑干移位压迫和牵拉动眼神经可引起瞳孔对光反射迟钝。瞳孔不圆,瞳孔忽大忽小,一侧瞳孔逐渐散大,光反射消失;末期出现双侧瞳孔散大、固定。

(六)生命体征变化

颅内压增高,早期一般不会出现生命体征变化,急性或重度的颅内压增高可引起血压增高,脉压增大,呼吸、脉搏减慢综合征。随时有呼吸骤停及生命危险。常见于急性脑损伤患者,而脑肿瘤患者则很少出现血压升高。

(七)癫痫发作

约有 20% 的颅内压增高患者发生癫痫,为局限性癫痫小发作,如口角、单侧上、下肢抽搐,或癫痫大发作,大发作时可引起呼吸道梗阻,加重脑缺氧、脑水肿而加剧颅内压增高。

(八)颅内高压危象(脑疝形成)

1.颞叶钩回疝

幕上肿瘤、水肿、血肿引起急剧的颅内压力增高,挤压颞叶向小脑幕裂孔或下方移位,同时压迫动眼神经、大脑后动脉和中脑，使脑干移位，产生剧烈的头痛、呕吐、血压升高，呼吸、脉搏减慢、不规则。很快进入昏迷，一侧瞳孔散大，光反射消失，对侧肢体偏瘫，去脑强直。此时如未进行及时的降颅压处理则会出现呼吸停止，双侧瞳孔散大、固定、血压下降、心跳停止。

2.枕骨大孔疝

枕骨大孔疝又称小脑扁桃体疝，主要是幕下肿瘤、血肿、水肿致颅内压力增高，挤压小脑扁桃体进入压力偏低的枕骨大孔，压迫延脑和颈 1～2 颈髓，患者出现剧烈头痛、呕吐、呼吸不规则、血压升高、心跳缓慢，随之很快出现昏迷、瞳孔缩小或散大、固定、呼吸停止。

三、护理

(一)护理目标

(1)了解引起颅内压增高的原因，及时对症处理。

(2)通过监测及早发现病情变化，避免意识障碍发生。

(3)颅内压得到控制，脑疝危象得以解除。

(4)患者主诉头痛减轻，自觉舒适，头脑清醒，睡眠改善。

(5)体液恢复平衡，尿比重在正常范围，无脱水症状和体征。

(二)护理措施

(1)每小时观察神志、瞳孔变化 1 次。如出现神志不清及瞳孔改变，预示颅内压力增高，需及时报告医师进行降颅内压处理。

(2)观察头痛的程度，有无伴随呕吐对剧烈头痛应及时对症降颅压处理。

(3)1～2 小时监测血压、脉搏、呼吸 1 次，观察有无呼吸、脉搏慢，血压高，即"两慢一高"征。

(4)保持呼吸道通畅：呼吸道梗阻时，因患者呼吸困难，可致胸腔内压力增高、$PaCO_2$ 增高致脑血管扩张、脑血流量增多进而使颅内压增高。护理时应及时清除呼吸道分泌物和呕吐物。抬高床头 15°～30°，持续或间断吸氧，改善脑缺氧，减轻脑水肿。

(5)如脱水治疗的护理：应用高渗性脱水剂，使脑组织间的水分通过渗透作用进入血循环再由肾脏排出，可达到降低颅内压的目的。常用 20％甘露醇 250 mL，15～30 分钟内滴完，每天2～4 次；呋塞米20～40 mg，静脉或肌内注射，每天 2～4 次。脱水治疗期间，应准确记录 24小时出入液量，观察尿量、色，监测尿素氮和肌酐含量，注意有无水电解质紊乱和肝肾功能损害。脱水药物应严格按医嘱执行，并根据病情及时调整脱水药物的用量。

(6)激素治疗的护理：肾上腺皮质激素通过稳定血-脑屏障，预防和缓解脑水肿，改善患者症状。常用地塞米松 5～10 mg，静脉注射；或氢化可的松 100 mg 静脉注射，每天 1～2 次；由于激素有引起消化道应激性溃疡出血、增加感染机会等不良反应，故用药的同时应加强观察，预防感染，避免发生并发症。

(7)颅内压监护。①监护方法：颅内压监护有植入法和导管法两种。植入法是将微型传感器植入颅内，传感器直接与颅内组织(硬脑膜外、硬脑膜下、蛛网膜下隙、脑实质等)接触而测压。导管法是以引流出的脑脊液或生理盐水充填导管，将传感器(体外传感器)与导管相连接，藉导管内的液体与传感器接触而测压。两种方法的测压原理均是利用压力传感器将压力转换为与颅内压力大小成正比的电信号，再经信号处理装置将信号放大后记录下来。植入法中的硬脑膜外法及导管法中的脑室法优点较多,使用较广泛;②颅内压监护的注意事项:监护的零点参照点一般位于外耳道的位置,患者需平卧或头抬高10°~15°;监护前注意记录仪与传感器的零点核正,并注意大气压改变而引起的"零点飘移";脑室法时在脑脊液引流期间每4~6小时关闭引流管测压,了解颅内压真实情况,避免非颅内情况而引起的颅内压增高,如出现呼吸不畅、躁动、高热或体位不舒适、尿潴留时应及时对症处理;监护过程严格无菌操作,监护时间以72~96小时为宜,防止颅内感染;③颅内压监护的优点:颅内压增高早期,由于颅内容积代偿作用,患者无明显颅内压增高的临床表现,而颅内压监护时可发现颅内压提高和基线不平稳;较重的颅内压升高[ICP>5.3 kPa(40 mmHg)]时,颅内压监护基线水平与临床症状出现及其严重程度一致;有些患者临床症状好转,但颅内压逐渐上升,预示迟发性(继发性)颅内血肿的形成;根据颅内压监护使用脱水剂,可以避免盲目使用脱水剂及减少脱水剂的用量,减少急性肾衰竭及电解质紊乱等并发症的发生。

(8)降低氧耗量:对严重脑挫裂伤、轴索损伤、脑干损伤的患者进行头部降温,降低脑氧耗量。有条件者行冬眠低温治疗。①冬眠低温的目的:降低脑氧耗量,维持脑血流和脑细胞能量代谢,减轻乳酸堆积,降低颅内压;保护血-脑屏障功能,抑制白三烯B_4生成及内源性有害因子的生成,减轻脑水肿反应;调节脑损伤后钙调蛋白酶Ⅱ活性和蛋白激酶活力,保护脑功能;当体温降至30℃,脑的耗氧量约为正常的55%,颅内压力较降温前低56%;②降温方法:根据医嘱首先给予足量冬眠药物,如冬眠Ⅰ号合剂(包括氯丙嗪、异丙嗪及哌替啶)或冬眠Ⅱ号合剂(哌替啶、异丙嗪、双氢麦角碱),待自主神经充分阻滞,御寒反应消失,进入昏睡状态后,方可加用物理降温措施。物理降温方法可采用头部戴冰帽,在颈动脉、腋动脉、肱动脉、股动脉等主干动脉表浅部放置冰袋,此外还可采用降低室温、减少被盖、体表覆盖冰毯等方法。降温速度以每小时下降1℃为宜,体温降至肛温33~34℃,腋温31~33℃较为理想。体温过低易诱发心律失常、低血压、凝血障碍等并发症;体温>35℃,则疗效不佳;③缓慢复温:冬眠低温治疗一般为3~5天,复温应先停物理降温,再逐步减少药物剂量或延长相同剂量的药物维持时间直至停用;加盖被毯,必要时用热水袋复温,严防烫伤;复温不可过快,以免出现颅内压"反跳"、体温过高或中毒等;④预防并发症:定时翻身拍背、吸痰,雾化吸入,防止肺部感染;低温使心排血量减少,冬眠药物使外周血管阻力降低,在搬动患者或为其翻身时,动作应轻稳,以防发生直立性低血压;观察皮肤及肢体末端,冰袋外加用布套,并定时更换部位,定时局部按摩,以防冻伤。

(9)防止颅内压骤然升高:对烦躁不安的患者查明原因,对症处理,必要时给予镇静剂,避免剧烈咳嗽和用力排便;控制液体摄入量,成人每天补液量<2 000 mL,输液速度应控制在30~40滴/分;保持病室安静,避免情绪紧张,以免血压骤升而增加颅内压。

第六节　小脑扁桃体下疝畸形

一、疾病概述

小脑扁桃体下疝畸形又称 Chiari 畸形,或 Arnold-Chairi 畸形,是以颅后窝容积减小、小脑扁桃体向下进入椎管腔为主要病理学特征的先天性发育畸形,严重者除小脑扁桃体向下进入椎管腔外,小脑蚓部、下位脑干和第四脑室等亦随之下移,造成导水管和第四脑室变形,枕骨大孔与上颈椎管蛛网膜增厚、蛛网膜下隙狭窄等一系列变化。这些改变的结果可造成脑干和上颈髓受压、后组脑神经和上颈段脊神经根受牵拉和移位,以及脑脊液循环受阻、产生脑积水和脊髓空洞症等继发性改变。

(一)分型

1.Chiari 畸形Ⅰ型

临床多以此型为主,小脑扁桃体下端变尖甚至呈舌状或钉状,由枕大孔向下疝入椎管内超过 5 mm,多疝至 C_1,可达 C_3。一般无延髓、四脑室变形和下疝。20%～40%合并脊髓空洞症,多数仅限于颈段;有临床症状者,脊髓空洞症的发生率达 60%～90%;可合并脑积水、颅颈交界区畸形如寰枕融合畸形或寰椎枕化。

2.Chiari 畸形Ⅱ型

小脑扁桃体、下蚓部与第四脑室下移并疝入椎管,第四脑室变形,疝入颈部的第四脑室扩张可呈泪滴状;延髓和脑桥明显伸长,延髓疝入颈椎管内。颅后窝内结构拥挤:可见顶盖鸟嘴样改变、天幕低位、小脑上疝形成的"小脑假瘤"征、枕大池极度变小、枕大孔扩大、扁平颅底等;几乎均合并显性或隐性脊椎裂,50%～90%合并脊髓空洞症、脑积水和其他脑畸形,与Ⅰ型的鉴别要点为延髓和第四脑室变形和下疝。

3.Chiari 畸形Ⅲ型

Ⅲ型罕见,为Ⅱ型伴有枕下部或高颈部脑或脊髓膨出,常合并脑积水。

4.Chiari 畸形Ⅳ型

Ⅳ型非常罕见,为严重的小脑发育不全或缺如,脑干细小,颅后窝大部分充满脑脊液,但不向外膨出,该型后小脑发育不良。Ⅲ、Ⅳ型多于新生儿期发病。

(二)临床表现

1.无症状期

并非所有具有小脑扁桃体下疝畸形影像学特征的患者都会出现临床症状,有些患者可能终身不出现症状。当突向枕骨大孔下方的小脑扁桃体对脑干或上颈髓产生压迫,或由于小脑扁桃体长期在脑脊液搏动压力驱动下反复与周围组织摩擦,产生局部蛛网膜增厚、粘连,出现脑脊液循环受阻,并加重局部脑干受压后,即可能出现明显的临床症状,即进入症状期。

2.症状期

小脑扁桃体下疝畸形出现临床症状的年龄段多在 20 岁以后,儿童及青少年出现症状者较少。本病临床表现缺乏特异性,症状轻重似与小脑扁桃体下疝程度关系不大,主要取决于小脑扁桃体和枕骨大孔之间的比值。该比值除受疝入的小脑扁桃体的大小影响外,也受枕骨大孔区骨结构异常的影响。该比值越小,反映延髓颈髓受压程度就可能越重,而临床症状也相应较重。最常见的症状是枕下头痛,通常表现为颈项部疼痛,向上可放射到头顶甚至到眼眶后部,向下放射到颈部和肩胛部,常在用力、屏气、头位改变时加重。女性患者可在行经前的 1 周头疼加重。其次是眼部症状,表现为间断性眶后疼痛或压迫感、视力模糊、闪光、怕光、复视和视野缺损等,但神经眼科学检查往往正常。耳部症状也很常见,包括头晕、平衡障碍、眼球震颤、耳部压迫感、耳鸣、听力减退或听觉过敏、眩晕等。有头晕或眩晕的患者在检查时,可能有低频的神经性听力丧失,以及不同程度的前庭功能障碍。

3.其他临床表现

(1)延髓和颈髓受压症状:主要表现为四肢,尤其是下肢肌力下降,肌张力增高,出现病理反射等,在合并有颅底陷入症,尤其是延髓颈髓前方受压者,更易出现此种临床表现。

(2)小脑受压症状:多见于颅后窝容积过小者。

(3)后组脑神经功能障碍:表现为呛咳、吞咽困难和声音嘶哑等症状。

除以上表现外,小脑扁桃体下疝畸形的临床表现还取决于是否合并有其他继发改变,如脊髓空洞症、脑室系统梗阻,椎基底动脉供血不足等相应的临床表现。在Ⅱ型、Ⅲ型畸形,由于常在婴儿期出现症状,多表现为吞咽困难、进食后食物从口、鼻腔反流,出现误吸并发生肺炎等症状。这两型畸形还可合并有严重的其他器官畸形,如脑、脊髓等发育异常等,预后多较差。

(三)辅助检查

1.X线

普通X线检查不能直接发现是否存在小脑扁桃体下疝畸形,但可发现同时存在的颅颈交界区骨性异常。

2.CT

因枕骨大孔区骨结构解剖复杂,加上CT扫描对软组织的分辨率远不如MRI检查清晰,价值有限。

3.MRI

MRI主要表现为小脑扁桃体疝入椎管内(正中矢状面小脑扁桃体下移超过枕骨大孔5 mm)、颅后窝容积减小、小脑延髓池变小或消失,延髓颈髓和第四脑室受压、变形,或向椎管方向移位等。另外,小脑扁桃体下疝畸形同时伴发的异常,如脑膜脑膨出、脑和脊髓发育异常、颅颈交界区骨性结构异常、脑积水,以及脊髓空洞症等,也能清晰地显示。

(四)手术治疗

1.手术适应证

无症状性小脑扁桃体下疝畸形不需治疗,但应密切随访。对症状期患者,尤其是儿童和青壮年,应采取较为积极的外科治疗态度。手术的目的在于早期解除延髓颈髓受压,扩大颅后窝容积、切除可能存在的颅颈交界区骨性压迫和纤维结缔组织粘连,疏通脑与脊髓蛛网膜下隙之间的脑脊液循环通路,重建正常的脑脊液循环,同时消除颅颈交界区的不稳定因素。另外,对无症状期小脑扁桃体下疝畸形经MRI检查提示存在脊髓空洞症的患者,也应积极进行手术干预,以阻止脊髓空洞症的进一步发展。

2.手术技术

其具体术式尚不统一,应根据不同病因采取不同术式。如何彻底解除枕大孔区压迫因素,恢复脑脊液循环通畅是衡量减压是否彻底的唯一指标。有颅后窝扩大重建术、枕大池重建术等。具体枕骨切除范围、是否打开硬膜及行硬膜的扩大修补、是否切除小脑扁桃体,以及对伴存的脊髓空洞症的处理等问题尚有争议。

(五)预后

小脑扁桃体下疝畸形的预后取决于多种因素,包括脑干受压时间、是否合并斜坡齿状突型颅颈交界区畸形、是否合并脊髓空洞症等。术后脑干受压症状常最先缓解,尤其是受压症状不严重者恢复更快。合并脊髓空洞症者,与脊髓空洞症相关的临床表现改善较慢,即使术后脊髓空洞症消失,有的患者临床症状的消失仍不太理想。

二、护理

(一)入院护理

1.入院常规护理

(1)向患者介绍病房环境(医师办公室、护士站、卫生间、换药室、配餐室的位置)、护理用具的使用方法(床单位、呼叫器等)、物品的放置、作息时间及餐卡的办理等;介绍科主任、护士长、负责医师及责任护士。

(2)病房应安静、清洁舒适、空气新鲜洁净,每天通风换气 1~2 次,温度保持在 18~22 ℃,湿度50%~60%,以发挥呼吸道的自然防御功能,防止肺内感染。

(3)测量生命体征、体重,并通知医师接诊。

(4)了解患者高血压、糖尿病等既往史、家族史、过敏史、吸烟史等。

(5)协助清洁皮肤,更换病员服,修剪指(趾)甲、剃胡须,女性患者勿化妆及涂染指(趾)甲等。

2.常规安全防护教育

(1)对高龄、小儿、活动不便、使用镇静剂等有跌倒危险的患者,向家属交代清楚;及时填写预防跌倒告知书、跌倒或坠床风险评估表(对于风险评估分值≥25 分患者,应在床尾挂上"小心跌倒"的标识);指导患者穿防滑鞋;离床活动时避开湿滑处;地面有水迹处应设立防滑标牌;卧床时加用床档;加强生活护理,协助患者打饭及如厕等,并做好交接班。

(2)对于有发生压疮危险的患者,采取有效的预防措施;如有入院前压疮应详细记录压疮的部位、面积、程度,向家属交代清楚;及时填写预防压疮告知书、压疮危险因素评估表,并做好交接班。

(3)对于意识障碍、高龄、幼儿、智力障碍、步态不稳、活动受限、贫血、感觉异常、听力下降等患者,及时做好防烫伤的风险评估和相关措施。

3.健康指导

(1)常规健康指导:①指导患者次日晨采集血、尿等标本;告知各种检查的时间、地点及相关注意事项等;②对有吸烟嗜好者,应指导戒烟,避免呼吸道黏膜受尼古丁刺激而使呼吸道分泌物过多,术后易发生痰液阻塞气道,并增加肺部感染的机会。③对有饮酒嗜好者,应指导戒酒,避免酒精与药物发生反应引起不适症状。

(2)指导患者合理饮食,进高热量、高蛋白、低脂、低胆固醇、易消化及富含维生素的食物,如蛋类、奶类、肉类、新鲜的蔬菜和水果等,保证机体的需求,以增强机体对手术的耐受力。

(二)术前护理

(1)每 1~2 小时巡视患者,观察患者的生命体征、意识、瞳孔及肢体活动、感觉等情况,如有异常立即通知医师,及时予以处置。

(2)术前落实相关化验、检查报告的情况,如有异常检查结果及时与医师沟通。

(3)根据医嘱进行治疗、处置,注意观察用药后反应。

(4)指导患者练习床上大小便;指导患者练习有效深呼吸、咳嗽、咳痰等。

(5)指导患者修剪指(趾)甲、剃胡须,女性患者勿化妆及涂染指(趾)甲。

(6)根据医嘱正确备血(复查血型),行药物过敏试验皮肤准备,术区皮肤异常需及时通知医师。

(7)指导患者术前12小时禁食,8小时禁饮水,防止术中呕吐导致窒息;术前晚进半流食,如米粥、面条等。

(8)指导患者注意休息,适度活动,避免着凉,保证良好的睡眠,必要时遵医嘱使用镇静催眠药。

(9)了解患者的心理状态,向患者讲解疾病相关知识,介绍同种疾病手术成功的例子,增强患者手术信心,减轻焦虑、恐惧的心理。

(三)手术当天护理

1.送手术前

(1)术晨为患者测量体温、脉搏、呼吸、血压;如有发热、血压过高、女性月经来潮等情况均应及时报告医师,以确定是否延期手术。

(2)协助患者取下义齿、项链、耳钉、手链、发夹等物品,并交由家属妥善保管。

(3)术区皮肤准备(剃除全部头发及颈部毛发、保留眉毛)后,协助患者更换清洁病员服。

(4)遵医嘱术前用药,携带术中用物,平车护送患者入手术室。

2.术后回病房

(1)每15～30分钟巡视患者,严密观察患者生命体征、瞳孔、意识、肢体活动及感觉平面等变化。若患者出现不能耐受的头痛,及时通知医师,遵医嘱给予止痛药物。

(2)脊髓颈段手术后,易影响呼吸中枢,导致呼吸抑制。密切观察患者的呼吸情况,床旁备好气管切开包。若患者出现呼吸不规则、呼吸困难及口唇发绀时,应立即通知医师,做好气管切开的准备工作。

(3)若患者出现肢体麻木、肌力减弱或活动障碍、感觉异常时,应立即通知医师,及时处理。

(4)遵医嘱行心电监测、血氧饱和度监测、氧气吸入、静脉输液等。观察输液部位有无肿胀、渗出。

(5)留置导尿的护理:观察尿液的颜色、性状、量;每天2次会阴护理;每3～4小时夹闭尿管1次,锻炼膀胱收缩功能。

(6)术后6小时内给予去枕平卧位,颈部制动。6小时后可协助戴颈托,进行床上轴式翻身,以保证患者皮肤的完整性。

(7)术后24小时内禁食水,可行口腔护理,每天2次。清醒患者可口唇覆盖湿纱布,保持口腔湿润。

(8)妥善固定引流管,保持引流管引流通畅。床上翻身时,注意保护引流管不要打折、扭曲、受压,防止脱管。密切观察引流液的颜色、性状、量等情况并记录;注意观察切口敷料有无渗血、脱落,如有异常立即通知医师。

(9)麻醉清醒可以进行语言沟通的患者,向其讲解疾病术后相关知识,树立战胜疾病的信心;带有气管插管或语言障碍的患者,可进行肢体语言和书面卡片的沟通,疏导患者紧张、恐惧的情绪。

(10)加强皮肤护理,根据患者的肢体活动和感觉情况,每1~2小时协助患者轴式翻身,受压部位应予软枕垫高减压,以保证患者的舒适度。

（四）术后护理

1.术后第1~3天

(1)每1~2小时巡视患者,注意观察患者的生命体征、意识、瞳孔及肢体活动、感觉等变化。

(2)术后24小时如无恶心、呕吐等麻醉后反应,遵医嘱进食,由流食逐步过渡到普食。

(3)妥善放置引流袋。将引流袋置于头旁枕上或枕边,高度与头部创腔保持一致,以保证创腔内有一定的液体压力。

(4)妥善固定引流管,观察引流液的颜色、性状、量等情况并记录;观察切口敷料有无脱落、渗血及渗液,如有异常及时通知医师。

(5)指导患者多饮水,进行有效的咳嗽,保持呼吸道通畅。痰液黏稠不易咳出时,可遵医嘱行雾化吸入,每天2~3次,以清除呼吸道分泌物,防止肺内感染。

(6)肢体功能障碍的护理指导;肢体感觉障碍的护理指导。

(7)协助患者生活护理,如洗脸、刷牙、喂饭、大小便等。

(8)指导患者预防便秘。

(9)指导并协助患者定时床上轴式翻身(做好压疮风险评估),应注意颈部制动,保护受压皮肤,预防压疮,保证患者的舒适。

2.术后第4天至出院日

(1)拔除引流管后,注意观察患者的生命体征、意识、瞳孔等变化,切口敷料有无渗血、渗液及皮下积液等,每1~2小时巡视患者,如有异常及时通知医师。

(2)指导患者多饮水,进行有效的咳嗽,保持呼吸道通畅。痰液黏稠不易咳出时,可遵医嘱行雾化吸入,每天2~3次,以清除呼吸道分泌物,防止肺内感染。

(3)拔除留置导尿管后,指导患者听流水声、温毛巾敷下腹及按摩腹部,诱导自行排尿。排尿后,指导患者多饮水,以稀释尿液,起到自然冲洗尿道的作用,预防尿路感染。观察患者有无尿路刺激征,如有不适,应及时通知医师。

(4)若患者病情允许,可戴颈托在病室内进行离床活动。应告知患者避免头部过伸或大幅度转头,不要剧烈活动颈部,防止颈枕部关节脱位及损伤,避免损伤延髓,危及生命。离床活动时要有家属专人陪同,防止跌倒。

(5)肢体功能障碍的护理指导;肢体感觉障碍的护理指导。

(6)协助患者生活护理,如洗脸、刷牙、喂饭、大小便等。

(7)了解患者的心理活动,向患者讲解疾病相关知识。关心、体贴患者,尤其是有肢体功能障碍的患者,应鼓励和协助患者进行肢体功能锻炼,疏导焦虑、失落的情绪,增强战胜疾病、恢复生活自理能力的信心。

(8)根据医嘱进行治疗、处置,观察用药后反应。

（五）出院指导

(1)防止患者受伤,对有痛、温觉消失的患者,应防烫伤及冻伤,禁用热水袋及冰袋,冬天注意保暖;对有步态不稳者,应卧床休息,下床活动时有人陪护。

(2)指导缓解疼痛的方法,翻身时需注意卧位舒适,必要时使用止痛剂,但要防止产生依赖性。

(3)步态不稳者,采取预防跌倒的安全措施,家属24小时陪护。

(4)功能锻炼术应尽早进行,减轻肌肉萎缩、促进血液循环、防止静脉血栓。

第六章　老年科护理

第一节　老年白内障

各种原因如老化、遗传、局部营养障碍、免疫与代谢异常、外伤、中毒、辐射等均可引起房水成分和晶状体囊通透性改变及代谢紊乱，晶状体蛋白变性，纤维间出现水隙、空泡、细胞上皮增殖等改变，透明晶状体变为混浊即形成白内障。晶状体混浊随年龄增长发病率增高。由于本病主要发生于老年人中，所以又称老年白内障。

一、病因

老年白内障形成主要是由于蛋白质的变性，不溶性蛋白、钠和钙等含量的增加，钾和维生素 C 减少和谷胱甘肽的缺乏。对于老年人来说，晶状体氧化损伤是白内障形成的最初因素，白内障形成的危险因素有饮酒过量、吸烟过多、妇女生育过多及某些全身性疾病等，但至今老年白内障形成的原因尚不完全清楚。另外有青光眼、高度近视的并发性白内障，代谢障碍的糖尿病性白内障或全身长期大量使用皮质类固醇引起的皮质类固醇性白内障。流行病学研究表明，年龄、职业、紫外线照射、糖尿病、高血压、心血管疾病、机体外伤、过量饮酒、吸烟、遗传因素及晶状体营养代谢等均是老年白内障的危险因素。

二、临床特点

老年白内障常为双眼患病，但发病可有先后，严重程度也不一样。该病主要表现为渐进性、无痛性视力减退，视物模糊不清。早期患者感觉眼前有固定不动黑影，可有单眼复视、多视和屈光改变。根据晶状体开始出现浑浊的部位，老年白内障常分为皮质性、核性和后囊下性 3 种类型。

(一)皮质性白内障

皮质性白内障是最常见的一种类型，其特点是浑浊自周边部浅皮质开始，逐渐向中心部扩展，占据大部分皮质区。按其发展过程分为 4 期：初发期、膨胀期、成熟期和过熟期。

1.初发期

最早期的改变在晶状体周边部皮质，呈楔形浑浊，其底边位于晶状体赤道部，尖端向瞳孔中心，浑浊条纹之间皮质仍然透明，散瞳后，用检眼镜透照法检查可见晶状体的赤道部红色背景上出现黑色的楔形条状阴影，裂隙灯显微镜检查可见浑浊位于周边部呈羽毛状，初期浑浊发展甚慢，可达数月甚至数年，有的长期停留在此阶段而不发展。

2.膨胀期

膨胀期又称未熟期。晶状体浑浊逐渐加重，皮质吸水肿胀，晶状体体积增加，虹膜向前推移，使前房变浅，可诱发急性闭角型青光眼。由于虹膜瞳孔缘部与浑浊的晶状体皮质之间尚有一部分皮质是透明的，用斜照法检查时，光线投照侧的虹膜阴影投照在深层的浑浊皮质上，在该侧瞳孔内出现新月形投影,称为虹膜投影。此期晶状体呈不均匀的灰白色浑浊,患者视力明显减退,有时伴有眩光感,偶有单眼复视者,眼底难以窥入。

3.成熟期

晶状体内水分溢出,肿胀消退,晶状体逐渐完全浑浊至乳白色,前房深度恢复正常。裂隙灯检查仅能看到前面有限深度的皮质,呈无结构的白色浑浊状态。此期晶状体完全浑浊,虹膜投影消失,患者视力降至眼前手动或光感,不能窥入眼底。

4.过熟期

晶状体内水分继续丢失,体积缩小,囊膜皱缩,前房加深,虹膜震颤。晶状体皮质液化呈乳汁状物,核随体位变化而移动,核下沉后可使视力突然提高。液化的皮质漏到晶状体囊外,可引起晶状体过敏性葡萄膜炎和晶状体溶解性青光眼,若晶状体核脱出可引起继发性青光眼。

(二)核性白内障

核性白内障发病较早,一般40岁左右开始,进展缓慢,常数年至数十年。浑浊开始于胚胎核或成人核,呈灰黄色,随着病情发展,逐渐加重而呈棕色、棕黑色。早期由于晶状体周边部仍保持透明,因此,对视力影响不大,但后期视力极度减退,眼底不能窥见。

(三)后囊下性白内障

后囊下性白内障是皮质性白内障的一种表现,多在晶状体后极部囊下的皮质浅层发生盘状混浊,其进展虽很慢,但因病变一般从后囊膜下视轴区开始,故而早期即影响视力。

三、治疗

老年白内障的治疗主要以手术为主。常用的手术治疗方法有以下几种。

(一)白内障囊内摘除术

白内障囊内摘除术是将包括囊膜在内的晶状体完整摘除的方法。该方式可不用手术显微镜完成手术,操作较简单。术后瞳孔区透明,不会发生后发性白内障,但发生玻璃体脱出和视网膜脱离等并发症的机会较其他手术多,目前基本不采用。

(二)白内障囊外摘除术

白内障囊外摘除术是仅将晶状体皮质和核一起摘除而保留后囊膜的方法。该手术方式可减少眼内结构的颤动,减少玻璃体脱出、视网膜脱离和黄斑囊样水肿等并发症的发生,并为后房型人工晶体的植入准备了条件。术后发生后发性白内障的可能性较大。

(三)超声乳化白内障吸除术

超声乳化白内障吸除术是采用小的角巩膜切口进行手术,利用超声乳化仪将白内障的核和皮质乳化后囊外摘除的一种方法。由于手术切口小,伤口愈合快,视力恢复迅速。

(四)人工晶状体植入术

这是目前为止矫正无晶状体眼的最佳方法。人工晶状体植入后可迅速恢复视力,具有物象放大倍率小、周边视野正常等优点。

(五)白内障针拨术

白内障针拨术是根据古代中医眼科金针开内障手法改进创新的中西医结合治疗白内障手术方法,拨障针将混浊的晶状体移位至玻璃体前下方,附贴于锯齿缘处。此法操作简便,手术时间短,伤口小,恢复较快,适用于老年白内障成熟期或近成熟期,尤其是年老体弱或伴有某些慢性病不能接受其他白内障手术者。

四、护理

(一)术前护理

1.心理护理

老年白内障患者年龄大,对手术常会产生紧张、焦虑。要注意观察,耐心细致与患者沟通,及时给予心理上的支持,解释白内障手术的必要性、手术方式与注意事项。

2.生活护理

评估患者的自理能力,主动巡视病房,对不能自理患者及时提供帮助。

3.安全护理

患者年龄大及视力差,行动不便,有安全隐患,因此,需评估患者的安全状况,告知患者呼叫系统的使用,做好预防跌倒和坠床的安全护理。

4.协助完成术前检查

如心电图、肝功能、生化、血常规等,出现术前发热、凝血功能异常、血压和血糖增高等症状应暂缓手术。

5.眼部准备

(1)遵医嘱滴用抗生素眼液预防感染。

(2)协助完成眼部检查:包括视力(光感、光定位,并查红绿色觉)、裂隙灯检查、眼压测量、眼部 A 超和 B 超、角膜曲率及眼轴长度、角膜内皮镜检查、人工晶体度数测量等。

(3)术前一天常规准备:冲洗泪道、冲洗结膜囊、确认手术眼标识等,如遇到泪道阻塞或结膜囊有分泌物,需及时报告医师处理,必要时暂缓手术。

(4)术前半小时滴用散瞳眼药水。

(二)术后护理

1.活动与休息

术后 2~4 小时宜卧床休息,不需要绝对卧床,可进行一般的起居活动,活动时注意避免低头、摇头、剧烈运动。

2.饮食护理

术后当天避免食用硬质食物、刺激性食物,避免吸烟、饮酒。多食新鲜蔬果,保持大便通畅。

3.术眼的保护

术后用眼垫外加眼罩包眼 1 天,保持术眼敷料清洁,不松脱。术后第 1 天由医师取除眼垫,即可正常视物,但看电视、电脑及阅读时间不宜过久,宜多休息。日常可戴墨镜保护,遮挡强光和灰尘,避免碰撞术眼,不用力挤眼,不揉按术眼。

4.术眼滴眼药水治疗

按医嘱规范滴用抗生素眼液,两种眼药水之间间隔至少 5 分钟,以保障结膜囊充分吸收。

5.术后病情观察

术后注意视力、眼压情况,有无眼痛、头痛等症状。注意患者精神状态,糖尿病、高血压患者注意监测血糖、血压,以便及早发现术后出现的并发症。

6.安全护理

注意安全,上下床时注意动作缓慢,散步时最好有人陪伴,防止摔倒。

第二节　老年脑血管疾病

脑血管疾病是指由于各种脑血管病变所引起的脑部病变。本病十分常见,因其发病率高、病死率高、致残率高,成为严重威胁人类健康的重要疾病之一,它与心血管疾病和恶性肿瘤成为老年人死亡的三大疾病。

一、老年脑血栓形成

脑血栓形成指由于脑动脉粥样硬化或其他因素造成管腔狭窄或闭塞,导致脑组织因急性供血不足或血液中断而发生相应区域缺血、缺氧成坏死,产生神经症状和体征的疾病,是急性脑血管病中最常见的类型。脑血栓形成好发于 60 岁以上的老年人,男性多于女性。

(一)病因和发病机制

脑动脉粥样硬化是老年人脑血栓形成的最常见病因,因脑部血管壁发生病变、血流缓慢、血液成分改变和黏度增加形成的血栓,致使血管发生闭塞。

(二)临床表现

1.好发人群

好发于年龄 60 岁以上有脑动脉粥样硬化的患者,多伴有短暂性脑缺血发作、高血压、糖尿病、冠心病、红细胞增多症及吸烟等,男性稍多于女性。

2.临床特点

起病缓慢,多在安静状态或睡眠时发病,第 2 天清晨起床时发现有局灶性神经系统损伤的症状和体征,临床上出现的局灶性损害症状随受累血管的分布而定。一般情况下神志清醒或轻度意识障碍,多无剧烈头痛、呕吐等颅内高压症状和脑膜刺激征,症状多于数小时或 2～3 天达高峰,但脑血栓形成其症状演变形式呈多样化,可表现为完全型、进展型及可逆性缺血性神经功能缺失等。

(三)常见护理问题

1.生活自理缺陷

生活自理缺陷与意识障碍、偏瘫、神经肌肉萎缩、损伤、运动障碍有关。

2.语言沟通障碍

语言沟通障碍与理解和使用语言的能力受损有关。

3.躯体移动性障碍

躯体移动性障碍与肢体瘫痪或协调能力异常有关。

4.吞咽障碍

吞咽障碍与意识障碍或延髓麻痹有关。

5.营养失调

低于机体需要量与咀嚼、吞咽困难有关。

6.有感染的可能

有感染的可能与肢体功能障碍、长期卧床导致肺部、泌尿道感染有关。

(四)护理措施

1.加强基础护理

应保持安静及情绪稳定,卧床休息,避免劳累。密切观察病情变化,监测生命体征。

2.饮食护理

饮食宜清淡易消化,进低盐、低脂、低胆固醇、适量碳水化合物、高蛋白质且富含维生素和粗纤维的食物,多吃水果和蔬菜,多饮水,预防便秘。

3.坚持功能锻炼

制订肢体锻炼计划,早期进行坐位训练,从30°开始,每次10分钟,以每次增加10°为宜,床上训练抬举下肢。肢体被动运动,运动方法从小到大,循序渐进。鼓励并协助患者做肢体主动运动,注意进行肌肉力量和耐力的训练,对肢体仍未完全恢复者,出院后继续做被动运动及按摩。同时配合语言及认知功能训练。

4.药物护理

(1)坚持服药,不可随意间断或减量。

(2)用溶栓、抗凝药物时应密切观察患者皮肤是否有出血点、紫斑、消化道出血等,出现异常及时通知医师。

(3)使用甘露醇脱水时,应注意选择较粗血管,快速输入,静脉应用扩血管药物时,滴数稍慢,30滴/分左右,并注意血压变化。

5.预防并发症

经常更换体位,保持床铺清洁、平整、干燥,促进局部及全身血液循环,预防压疮的发生。做好呼吸道护理,鼓励有效咳嗽,经常翻身拍背,促进痰液排出,预防肺部感染。

6.心理护理

体贴、关心、尊重患者,避免挫伤患者自尊心的行为,多与患者交流,并耐心、缓慢、清楚地解释每个问题,直到患者理解,营造亲情氛围和语言学习环境,提供有关疾病治疗以及预后的信息,强调正面效果,以增加患者自我照顾的信心。

7.健康教育

(1)饮食指导:平日应保持低盐、低脂(少食动物脂肪、奶油、蛋黄、动物内脏等食物,防止肥胖和高胆固醇血症)、低糖饮食,忌辛辣,戒烟酒等。

(2)养成良好的生活习惯,适当运动,合理安排起居,坚持适当的体育锻炼,避免情绪激动及从事重体力劳动。

(3)老年人晨间睡醒后不要急于起床,最好静卧10分钟,然后缓慢起床。

(4)严格遵医嘱用药,定期来院复查,复查血糖、血压、血脂等指标,以观察病情变化,随时调整治疗方案。

(5)如发现眩晕、步态不稳、血压升高、肢体麻木无力、言语模糊或失语等异常情况,立即就诊,防止病情进一步发展。

二、脑栓塞

脑栓塞又称栓塞性脑梗死,是指由各种栓子(血液中异常的固体、液体、气体)沿血液循环进入脑动脉,致血流中断,引起相应供血区的脑组织缺血、坏死和脑功能障碍的一种急性脑血管病。较脑出血和脑血栓少见,占脑卒中的15%~20%。

(一)病因

栓子的性质、种类最常见的有血块、胆固醇及纤维蛋白、炎性栓子、寄生虫或虫卵、脂肪、气泡等。按其来源可分3类。

1.心源性

(1)心房颤动:可由冠心病,风湿性心脏病、甲状腺功能亢进等疾病所致,由于抗生素的广泛应用,风湿热发病率大为减少;在非风湿性心房颤动的老年患者中有60.3%发生脑缺血症状,其中2/3是由心源性栓子造成的脑栓塞。还有报道老年甲状腺功能亢进患者因突然停用碘剂而病情恶化继发心房颤动,导致脑栓塞。

(2)心脏手术:心脏手术不仅可能引起心脏赘生物或斑块脱落形成栓子,还可能使气泡、心脏组织中的脂肪颗粒也进入血液循环,造成脑栓塞。这些栓塞79%发生于术后24小时内,大都呈多发性脑栓塞,部位以大脑后部、小脑为多见。

(3)感染:急性或亚急性细菌性心内膜炎患者心瓣膜上形成的菌性赘生物脱落后进入血液循环可引起脑栓塞,还可并发脑膜炎、脑脓肿等感染性病变,据报道,此类老年患者出现栓塞和转移性感染的发生率为51%。

(4)其他:心肌梗死或心肌病时,心内膜变性易诱发血小板黏附而发生血栓,脱落后形成栓子;心脏黏液瘤、二尖瓣脱垂、先天性心脏病房室间隔缺损将来自静脉的栓子压入左心产生的反常栓塞等。

2.非心源性

(1)动脉粥样硬化:主动脉弓、颈动脉等大血管粥样硬化斑块和附着物脱落,也是导致老年脑栓塞的重要原因。

(2)感染:败血症,肺部感染引起的感染性脓栓。

(3)其他:脂肪栓子多来源于长骨骨折或手术,气体栓塞则常见于胸、颈部外科手术,还有肿瘤栓子、寄生虫及虫卵栓子和异物栓子等。

3.来源不明

少数病例虽经检查仍无法明确栓子的来源。

(二)发病机制

脑栓塞多见于颈内动脉系统,特别是大脑中动脉。椎基底动脉栓塞仅占脑栓塞的10%左右。栓子堵塞脑血管后不但引起供血区急性缺血,还常引起血管痉挛,使缺血范围扩大;当血管痉挛减轻、栓子移向动脉远端及侧支循环建立后,缺血范围缩小、症状减轻。脑栓塞引起的病理改变与脑血栓形成基本相同,但可多发,且出血性梗死更为常见,占30%~50%,这是因为栓塞处血管壁受损坏死,当痉挛减轻、血流恢复后易发生渗漏性出血。炎性栓子还可引起局限性动脉炎或细菌性动脉瘤、脑脓肿。脂肪栓塞时,大脑白质可见弥散性瘀斑和脑水肿。

(三)临床表现

1.病史

老年性患者,常有心脏病、高血压、动脉硬化病史或手术、骨折史。

2.起病情况

常由静态到动态时起病,发病急骤,在数秒或数分钟之内症状即达高峰。

3.症状和体征

患者常有短暂的意识障碍,可伴有症状性癫痫发作,且在动脉源性脑栓塞中更常见,男性多于女性,前者脑电图异常率也较高。常有偏瘫、失语、偏身感觉障碍、偏盲等,症状取决于栓塞血管所支配供血区的神经功能。但有些微小栓塞可无临床症状。此外,还常伴有基础病的症状和体征,如胸闷、咯血、心绞痛、呼吸困难等。

(四)诊断要点

老年患者;多有心脏病、动脉硬化病史;有栓子的来源,有身体其他部位栓塞如视网膜、肾、脾栓塞的证据或病史;发病急骤,病情在数秒或数分钟内达高峰;常有一过性意识障碍,可伴症状性癫痫或其他部位栓塞表现,有偏瘫、失语等神经系统局灶体征;辅助检查可见脑脊液多正常,24～48小时后头部CT可见低密度梗死区,可伴有出血灶,心电图、超声心动图发现心脏异常情况等。

(五)护理评估

1.病史评估

起病的时间、方式,有无明显的前驱症状和伴发症状,有无心脏病、高血压、大动脉粥样硬化或手术、骨折史,是否吸烟、酗酒等。

2.身体状况评估

患者有无失语、偏瘫或单瘫、感觉障碍和昏迷等局灶性神经体征。临床表现为局限性抽搐、偏盲、偏瘫、偏身感觉障碍和失语等,但无明显头痛、呕吐及意识障碍,脑膜刺激征(一),严重者可突发昏迷、全身抽搐、颅内出血,甚至发生脑疝而死亡。

3.实验室及其他检查

(1)头颅CT、MRI:可显示脑栓塞的部位及范围,发病后24～48小时后CT检查可见低密度灶,MRI检查 T_2 信号显示为高信号。

(2)脑脊液检查:压力正常或升高,出血性梗死时红细胞数增高,亚急性细菌性心内膜炎产生含细菌的栓子,故脑脊液中的白细胞计数增高,蛋白常升高,糖含量正常。

(3)其他:常规进行心电图、胸部X射线、超声心动图检查。

4.心理-社会状况

评估患者的心理状态,了解家属对患者的关心程度以及对疾病治疗的支持情况。

(六)常见护理问题

1.生活自理缺陷

生活自理缺陷与偏瘫、神经受损等有关。

2.营养失调

低于机体需要量与咀嚼、吞咽困难有关。

3.有皮肤完整性受损的危险

有皮肤完整性受损的危险与偏瘫卧床有关。

4.潜在的并发症

肺部、泌尿道感染。

(七)护理措施

1.严密观察病情

观察生命体征、意识、瞳孔、肢体活动、肌力、肌张力等情况,如有异常应及时通知医师。

2.基础护理

保持床铺清洁、干燥,做好口腔护理,保持大便通畅,避免用力咳嗽,以防栓子脱落再次造成栓塞。注意休息,保证充足的睡眠,避免过度疲劳。

3.偏瘫护理

防止烫伤,用热水袋保暖温度不可>50 ℃,并注意观察;防止冻伤,随时注意保暖;防止压疮,因循环差、感觉障碍、压迫时间过长,肢体易压红、肿、破溃,需定时翻身。

4.运动、语言及认知功能训练

要循序渐进,康复早期开始做关节的被动运动,以后应尽早协助患者下床活动。

5.饮食护理

选择清淡、易消化食物为主,鼓励患者多食高蛋白、高维生素食物。对吞咽困难、不能进食者,给予营养支持,遵医嘱行胃管鼻饲,并做好留置胃管的护理。

6.心理护理

仔细倾听,主动猜测、询问患者的想法,鼓励患者多与家人交流。指导患者正确面对疾病,增强患者战胜疾病的信心。

7.健康教育

(1)指导进食高蛋白、低盐、低脂、低热量的清淡饮食,多食新鲜蔬菜、水果,戒烟、限酒。

(2)保持情绪稳定,避免过分激动引起病情的加重或恶化。

(3)起床或坐起、变换体位时动作要缓慢,不宜过猛。

(4)坚持适当的运动,如打太极、散步,但外出时应有人陪伴,防止跌倒,注意安全,避免过度劳累、用脑过度,预防感冒。

(5)如发现眩晕、步态不稳、肢体麻木无力、盲语模糊或失语等异常情况,应立即就诊。

三、老年脑出血

脑出血指非外伤性脑实质内的出血,是急性脑血管病中病死率最高的疾病之一。

(一)临床表现

1.好发部位

脑出血最常发生在大脑基底核区,此外,脑桥和小脑有时也可出血。

2.好发年龄

脑出血常发生于50~70岁,冬季发病较多,且患者多有高血压史。

3.临床特点

脑出血患者常在白天情绪激动、过度兴奋、用力等体力或脑力紧张活动时突然发生,往往在数分钟到数小时内病情发展到高峰。可表现为剧烈头痛、呕吐,常呕出咖啡色液体,意识障碍,肢体瘫痪,失语,大小便失禁等,发病时可有明显血压增高及脑膜刺激征,有局灶性神经受损的体征,并常有消化道出血、肺部感染、心脏损害及泌尿系统感染等。

(二)护理评估

评估患者意识状态,检查瞳孔大小、对光反射和生命体征;有无吞咽困难、排尿排便障碍及肢体瘫痪;询问家族史与脑血管病、高血压、糖尿病病史;评估患者的心理反应和家庭支持等情况。

(三)常见护理问题

1.意识障碍

意识障碍与脑出血、脑水肿有关。

2.语言沟通障碍

语言沟通障碍与语言中枢受损有关。

3.躯体移动障碍

躯体移动障碍与肢体瘫痪有关。

4.焦虑

焦虑与担心疾病预后及缺乏必要的支持有关。

5.知识缺乏

缺乏相关疾病康复知识。

6.潜在并发症

脑疝,消化道出血,肺部、泌尿道感染。

(四)护理措施

1.一般护理

(1)保持环境安静:患者抬高床头 15°～30°,绝对卧床休息;有烦躁、谵妄时加保护性床栏,必要时使用约束带适当约束。

(2)保持呼吸道通畅:必要时行气管插管或气管切开术。

(3)排泄护理:排尿困难的患者给予留置尿管并定时开放,会阴擦洗每天 2 次,保持尿道口清洁、干燥。鼓励多饮水,增加粗纤维的食物,养成定时排便的习惯,防止便秘。

(4)饮食护理:严格掌握进食的时间和方法。在发病 24 小时内暂禁食;24 小时后仍昏迷者,给予鼻饲流质,每天鼻饲总量以 2 000～2 500 mL 为宜。神志清醒者鼓励进食,给予高蛋白质、高热量、高维生素,易消化流质或半流质饮食,少量多餐,每次进食量以 300～400 mL 为宜,进食速度不宜过快,时间控制在 20～30 分钟。忌食腌制、烧烤、牛羊肉等辛辣燥热的食物。

(5)心理护理:即使在急性期意识障碍时,也要及时安慰和鼓励患者,减轻患者的应激反应。同时做好家属的心理疏导,通过相关知识和技能的讲解增强其与患者合作战胜疾病的勇气和信心。

(6)防止压疮:通过定期更换体位、保持皮肤清洁等方法,防止压疮发生。

2.病情观察

(1)持续心电监护,密切观察意识、瞳孔、生命体征、尿量等变化,警惕脑疝的发生。

（2）若压眶反射消失或昏迷加深，血压升高，瞳孔散大，脉搏缓慢并出现去大脑强直或呼吸不规则时，提示出血扩展，要及时处理。

（3）及时发现脑疝前驱症状如剧烈头痛、频繁呕吐、障碍加深、血压急剧升高、脉搏变慢或出现一侧瞳孔散大以及反射迟钝等，应紧急处理。

3.用药护理

（1）降颅压药：常用药物为甘露醇，如患者合并心肾功能不全时可用呋塞米。对出血量大、颅内压增高明显、意识障碍较重或有脑疝时还可选用地塞米松，但注意对合并糖尿病、消化道出血或严重感染的患者禁用糖皮质激素。

（2）降压药：根据高血压的原因决定是否使用降压药，如原来血压高、发病后血压更高者才使用降压药。收缩压在 24.0 kPa(180 mmHg)以内或舒张压在 14.0 kPa(105 mmHg)以内可观察而不使用降压药，血压不能降得太低，降压速度也不可过快，以免影响脑灌注压。

（3）止血药：对高血压性脑出血不主张使用止血药，如果是凝血机制障碍引起的脑出血或伴有消化道出血时可使用止血药，使用过程中应防止深静脉血栓的形成。

（4）预防肺部感染：在做好呼吸道管理的同时，对合并意识障碍的老年患者可预防性使用抗生素，感染时则应根据痰培养及药敏试验选用抗生素。

4.健康教育

（1）向患者及其家属介绍可加重病情和引起复发的诱因，指导在生活中尽量避免。

（2）指导患者及其家属预防和治疗引起脑出血的原发疾病，如高血压、高脂血症、糖尿病、肥胖症等。

（3）功能锻炼：出院后继续加强功能锻炼，可适当做一些力所能及的劳动，但不可过于劳累。

（4）控制血压：遵医嘱服用药物，不能自行减药、停药，因血压反复反弹极易导致血管破裂发生脑出血。

（5）保持良好乐观的情绪，避免过于激动。

（6）饮食：要注意低盐、低脂、低糖，少食动物脑、内脏，多吃蔬菜、水果、豆制品，配适量瘦肉、鱼、蛋。

（7）预防便秘：早晨起床前进行腹部自我保健按摩或用适合的药物，有效防治便秘。

（8）定期门诊随访：密切关注有无先兆症状发生，如无诱因的剧烈头痛、头晕、晕厥。有的突感身体麻木乏力或一时性失视、语言交流困难等，应及时就医检查治疗。

第三节　老年帕金森病

帕金森病又称为震颤麻痹，是一种常发生在老年人中的以静止性震颤、肌强直、运动迟缓及姿势反射障碍为特征的锥体外系疾病。其发病率在老年神经系统疾病中仅次于急性脑血管病，并且随年龄的增长而增加，男性患病略多于女性。

一、临床表现

大部分患者在 60 岁以后发病,起病隐袭,缓慢发展,逐渐加剧。主要症状为震颤、肌强直和运动迟缓及姿势反射障碍。

(一)震颤

震颤是帕金森病最常见而最固定的症状,40％～70％的患者起病时即存在。震颤多自一侧上肢远端开始,手指呈"搓丸样"动作,逐渐扩展到同侧下肢及对侧上下肢。静止时震颤明显,做随意运动时可减弱或停止,情绪激动时加重,睡眠时完全停止。

(二)肌强直

肌强直是属于锥体外系性肌张力增高,促动肌与拮抗肌的肌张力均同时增高,呈"齿轮样"或"铅管样"强直。

(三)姿势步态异常

患者可出现头前倾,躯干俯屈,上肢肘关节屈曲,腕关节伸直(严重时腕部与前臂垂直,呈"路标现象"),前臂内收,手指末节伸直,拇指结掌,下肢髋、膝关节略屈曲,后期不能站立。

(四)运动迟缓或少动

运动迟缓或少动是帕金森病的一种特殊运动障碍。表现为起动和停止缓慢,动作幅度变小、无力、运动缓慢;步态急促不稳、间距缩短,称为"慌张步态";书写障碍,字迹不整,弯弯曲曲,字越写越小,甚至难以辨认,称为"写字过小征"。面部表情肌运动减少,形成"面具脸"等。

(五)自主神经功能障碍

自主神经功能障碍在帕金森病中较为常见,表现为流涎、皮肤及汗腺分泌增加、心律失常、下肢水肿、胃肠蠕动障碍及大、小便排泄障碍。

(六)精神及神经症样症状

帕金森病患者常表现为焦虑、睡眠障碍、对健康过分关注。其精神症状可包括情绪抑郁、痴呆、精神病性症状及人格改变等。

二、护理评估

(一)健康史

了解患者有无服用利血平、丁酰苯类抗精神病药、甲氧氯普胺、氟桂利嗪等可导致可逆性帕金森综合征的药物;有无多发性脑梗死、假性延髓性麻痹、颅内肿瘤、脑外伤和脑炎等疾病史;有无一氧化碳、二氧化硫、焊接时烟尘等接触史。

(二)身体状况

评估患者有无静止性震颤、肌强直、运动迟缓、步态姿势障碍、流涎、吞咽困难等症状;评估患者的自理能力。

(三)评估患者心理反应

有无焦虑、抑郁、幻觉、错觉、精神错乱及意识模糊,患者及家属对疾病的治疗护理经过、防治知识及预后的了解程度。

三、护理措施

(一)生活护理

了解患者的需要,指导和鼓励患者自我护理。做好皮肤护理,预防压疮。进食后及时清洁口腔,注意保持个人卫生和着装整洁等。采用有效沟通方式,对言语不清、构音障碍的患者,可指导患者采用手势、纸笔、画板等沟通方式与他人交流。做好安全防护,预防损伤等并发症。

(二)运动护理

运动锻炼可防止和推迟关节强直与肢体挛缩,与患者和家属共同制订切实可行的锻炼计划,进行有效的肌肉、关节运动。

1.早期

鼓励患者参加有益的社交活动,坚持适当运动锻炼,注意保持身体和各关节的活动强度与最大活动范围。

2.中期

对已出现某些功能障碍或感到困难的动作要有计划、有目的地锻炼。指导患者步行尽量跨大步伐,向前走时脚要抬高,双臂摆动,目视前方,转弯时不要碎步移动,否则易失去平衡。护士或家人在协助患者行走时,不要强行拉着患者走。当患者感到行走困难时,可指导患者先向后退一步,再往前走。

3.晚期

患者出现显著的运动障碍而卧床不起,应帮助患者采取舒适体位,被动活动关节,按摩四肢肌肉,注意动作轻柔,勿造成患者疼痛和骨折。

(三)心理护理

应细心观察患者的心理反应,鼓励患者表达并注意倾听他们的心理感受,及时给予正确的信息和引导,使其能够接受和适应目前的状态并能设法改善。鼓励患者尽量维持过去的兴趣与爱好,多与他人交往;指导家属关心、体贴患者,为患者创造良好的亲情氛围,减轻他们的心理压力。

(四)训练指导

指导患者进行面部表情、语言、头颈部、躯干、四肢肌肉的协调训练,恢复语言及肢体功能。

(五)用药指导

告知患者本病需要长期或终身服药治疗,让患者了解常用的药物种类、用法、服药注意事项、疗效及不良反应。出现药物不良反应时及时复诊,根据病情给予减量或停药。

(六)健康指导

1.康复训练

坚持主动运动,保持关节活动的最大范围;加强日常生活动作训练,进食、洗漱、穿脱衣服等尽量自理;卧床患者协助被动活动关节和按摩肢体,预防关节僵硬和肢体挛缩。

2.定期复诊

定期门诊复查,了解血压变化和肝肾功能、血常规等指标。掌握病情的变化情况。

3.安全指导

嘱患者避免登高,单独使用煤气、热水器及锐利器械和易碎的器皿,防止意外受伤等,避免进食带骨刺的食物;外出时需人陪伴,尤其是精神智能障碍者,以防走失。

第四节　老年肺炎

肺炎是指终末气道、肺泡和间质的炎症。老年肺炎可由多种病原体引起,此外,还有许多诱发因素,如进食、进水呛咳,食物误入气管而引发的肺炎;身体虚弱、长期卧床的患者,咳嗽无力,含有细菌的痰液不能顺利清除出来,造成肺炎。老年肺炎发病率明显高于青年人,常对老人健康构成威胁。随着增龄,老年肺炎的患病率、病死率呈直线上升趋势,为老年人三大死因之首。早诊断、早治疗可以降低病死率。

一、病因及发病机制

(一)病因

老年肺炎以细菌性肺炎最多见。院内和院外感染有别。院外感染的肺炎病原菌以肺炎链球菌、混合菌感染为多见;上呼吸道感染导致的肺炎,病原菌以肺炎链球菌、流感嗜血杆菌、葡萄球菌多见;患慢性阻塞性肺疾病或吸烟者,以流感嗜血杆菌、革兰氏阴性杆菌多见;院内获得性肺炎以革兰氏阴性杆菌、金黄色葡萄球菌、厌氧菌多见。

(二)老年易感肺炎的原因

1.解剖结构的变化

老年人呼吸道黏膜萎缩,纤毛运动减弱,支气管净化功能减退,病原菌容易进入下呼吸道并停留引起感染。

2.免疫功能低下

随着增龄,胸腺萎缩,T淋巴细胞功能减退,导致细胞免疫功能下降。另外,B淋巴细胞对抗原刺激反应减弱,产生特异性抗体能力降低,体液免疫功能也减退,使老年肺炎的危险性明显增加。

3.上呼吸道寄生细菌改变

老年人口咽部寄生细菌种类发生了变化,革兰氏阴性杆菌明显增加,细菌间相互抑菌作用降低,老年人因神经反射迟钝和体衰,误吸口咽分泌物,引起下呼吸道感染,老年肺炎的致病菌大多数来自误吸的口咽部细菌。

4.慢性疾病并存

老年肺炎资料显示,全部患者都合并有其他慢性疾病,如慢性阻塞性肺疾病、糖尿病、癌症、心脑血管病等。

二、常见类型及临床表现

(一)吸入性肺炎

临床症状不典型,多为低热或中度不规则发热,缺乏呼吸道症状,更缺乏典型肺炎症状,部分患者以消化道症状为主;部分表现为神经精神症状、低血压、感染性休克、发绀、乏力等。白细胞总数不高,胸片显示斑点状或片状阴影。

(二)革兰氏阴性杆菌肺炎

起病急骤,有寒战、高热、咳嗽、咳痰和胸痛,痰液呈黏稠脓性,带血、量多,常伴呼吸困难、发绀,早期出现休克。X 射线表现常呈小叶性或大叶性实变,好发于右肺上叶。

(三)支原体肺炎

在老年肺炎中占 20%,起病隐匿,主要表现为刺激性干咳、不规则发热、头痛、胸闷、恶心,X 射线胸片为肺下部炎症,呈斑片或点状阴影,多形性,右肺多于左肺,可并有少量胸腔积液。

(四)终末性肺炎

终末性肺炎是指患者临终前发生的肺炎,与一般肺炎不尽相同,其特点如下:①不能用原发病解释的发热或寒战;②出现呼吸困难与发绀,与原发病不相称;③不能用原发病解释的低血压、休克或昏迷加重;④脓血症;⑤多发生皮疹或脓疱疹;⑥肺泡呼吸音减弱或消失,湿啰音不受体位改变而变化。

三、主要护理诊断/问题

(一)清理呼吸道无效

清理呼吸道无效与痰液黏稠、咳痰无力或无效咳嗽等有关。

(二)气体交换受损

气体交换受损与肺部炎症、痰液黏稠等引起呼吸面积减少有关。

(三)潜在并发症

感染性休克、心律失常。

四、护理目标

(1)患者呼吸道通畅,能维持正常的呼吸。

(2)患者呼吸功能改善,无气促、发绀等缺氧征象。

(3)患者不发生并发症或并发症得到及时发现和控制。

五、护理措施

(一)一般护理

(1)调节室温以 18～25 ℃为宜,避免过热和过冷。保持病室空气流通。

(2)患者出现发热、呼吸困难等症状期间,应卧床休息,降低机体消耗。出现感染性休克取仰卧中凹位,给予高流量吸氧,维持 $PaO_2 > 8.0$ kPa(60 mmHg)。

(3)提供清淡易消化、含高热量、足够蛋白质、维生素及水分的饮食,少量多餐,避免辛辣刺激性食物,增强患者的抗病能力。

(二)保持呼吸道通畅

鼓励和指导患者咳嗽,帮助患者翻身、叩背或辅以祛痰药、雾化吸入等方法促进排痰,必要时吸痰。支气管痉挛者,遵医嘱给予解痉剂,缺氧者给予氧气吸入。

(三)病情监测

由于老年人基础代谢率低,加之各脏器功能减退,病后体温变化不明显。不少老年人原先有不同程度的基础病变,发生感染后,易出现嗜睡、烦躁、昏迷等中枢神经系统症状。当发现原发病治疗无效、呼吸节律或频率变化、呼吸道分泌物增多、肺部出现新的啰音、心率或心律变化、神志模糊、烦躁、发绀时,应及时向医师汇报病情。

(四)高热护理

老年人患肺炎时不一定出现高热,如发生高热,可采用乙醇擦浴、冰袋、冰帽等进行物理降温。服用解热药时,剂量宜小,以免大汗、脱水加重病情。发热期间注意保暖,及时添加衣被,鼓励饮水,加强皮肤及口腔护理。

(五)用药护理

遵医嘱按时使用抗生素。联合使用广谱抗生素时,注意观察药物疗效和不良反应。医嘱静脉给药及补充血容量时,输液速度不宜过快。

(六)健康教育

(1)向患者及其家属讲解老年肺炎的病因和诱因,劝诫患者忌烟酒,避免受凉、过度劳累,预防肺炎的发生。

(2)指导患者保持口腔清洁,特别是发热期间。因口咽部细菌吸入可大大增加发生肺炎的概率,故应鼓励患者坚持晨起及睡前刷牙、进餐前后漱口。口唇发生疱疹时,局部涂抗病毒软膏,防止继发感染。

(3)嘱咐患者及其家属出现发热、咳嗽、咳痰、胸痛时,及时就诊。

第五节　老年原发性支气管肺癌

原发性支气管肺癌简称肺癌,起源于支气管黏膜或腺体,是最常见的肺部原发性恶性肿瘤,是一种严重威胁人民健康和生命的疾病,发病率和病死率逐渐上升。本病多在 40 岁以上发病,发病年龄高峰在 60～79 岁之间。男女患病率为 2.3∶1。种族、家族史、职业、致癌因子、电离辐射和吸烟对肺癌的发病均有影响。可按解剖学部位分为中央型肺癌及周围型肺癌。

一、临床表现

(一)由原发肿瘤引起的症状和体征

1.咳嗽

咳嗽为常见的早期症状,肿瘤在气管内可有刺激性干咳或少量黏液痰。肿瘤引起远端支气管狭窄,咳嗽加重,多为持续性,且呈高音调金属音,是一种特征性的阻塞性咳嗽。

2.咯血

由于癌肿组织血管丰富,局部组织坏死后常引起咯血。以中央型肺癌多见,多为痰中带血或间断血痰。如侵蚀大血管,可引起大咯血。

3.体重下降

消瘦为肿瘤的常见症状之一。肿瘤发展到晚期,可表现为消瘦或恶病质。

4.发热

肿瘤可因坏死或继发性肺炎引起发热。

5.其他

肿瘤引起支气管部分阻塞可引起喘鸣。产生大量胸腔积液、心包积液均可影响肺功能发生胸闷、气急。如果原有慢性阻塞性肺疾病,或合并有自发性气胸,胸闷、气急可更严重。

(二)肿瘤局部扩展引起的症状和体征

1.胸痛

约有30％的肿瘤可引起不同程度的胸痛。若肿瘤位于胸膜附近时,则产生不规则的钝痛或隐痛,疼痛于呼吸、咳嗽时加重。肋骨、脊柱受侵犯时,则有压痛点,而与呼吸、咳嗽无关。肿瘤压迫肋间神经,胸痛可累及其分布区。

2.压迫症状

压迫气管可出现吸气性呼吸困难;侵犯或压迫食管可引起吞咽困难;压迫喉返神经可发生声音嘶哑;肿瘤侵犯纵隔,压迫上腔静脉时,上腔静脉回流受阻。产生上腔静脉阻塞综合征,表现为头面部、颈部和上肢水肿以及胸前部淤血和静脉曲张,可引起患者头痛或眩晕。

3.霍纳综合征

位于肺尖部的肺癌称肺上沟瘤,可压迫颈部交感神经,引起病侧眼睑下垂、瞳孔缩小、眼球内陷、同侧额部和胸壁无汗或少汗;也常有肿瘤压迫臂丛神经,造成以腋下为主、向上肢内侧放射的火灼样疼痛,在夜间尤甚。

(三)肿瘤远处转移引起的症状和体征

(1)肺癌转移至中枢神经系统时,可发生头痛、呕吐,眩晕、复视、共济失调、脑神经麻痹、一侧肢体无力甚至半身不遂等神经系统症状。严重时可出现颅内高压的症状。

(2)肺癌转移至骨骼,特别是肋骨、脊椎骨、骨盆时,则有局部疼痛和压痛。

(3)肺癌转移至肝时,可有畏食、肝区疼痛、肝大、黄疸和腹水等。

(4)锁骨上淋巴结常是肺癌转移的部位,典型的多位于前斜角肌区,结节固定而坚硬,多无痛感,逐渐增大、增多,可以融合。皮下转移时,可触及皮下结节。

二、主要护理诊断/问题

(一)预感性悲哀

预感性悲哀与疾病预后不良,患者预感死亡有关。

(二)疼痛

疼痛与肿瘤直接侵犯胸膜、肋骨和胸壁,肿瘤压迫肋间神经有关。

(三)营养失调

低于机体需要量与机体消耗增加、食欲减退有关。

(四)潜在并发症

化疗的不良反应。

三、护理目标

(1)患者能正确面对疾病,积极配合治疗。

(2)患者疼痛减轻或能及时得到控制。

(3)患者营养状况改善。

(4)患者化疗的不良反应得到预防或减轻。

四、护理措施

(一)一般护理

创造良好的住院环境,合理安排患者的生活,调节病房的温、湿度,保持室内空气流通,定期进行空气消毒,预防感冒。鼓励患者多饮水、多食蔬菜水果,补充营养,增强机体免疫力。鼓励患者适当户外活动以转移对疾病的注意力。

(二)围术期护理

1.术前护理

(1)帮助患者做好充分的心理准备:向患者介绍手术的目的、简要经过、手术后的不适及患者的配合要求,缓解术前紧张,争取患者的良好配合。

(2)严格戒烟:吸烟增加气管、支气管的分泌物,对手术及术后康复影响极大,对于高龄并伴有长期吸烟的患者,解释戒烟的重要性,耐心说服患者于术前 2 周戒烟。

(3)指导患者进行促进肺功能的训练:向患者示范术后如何进行有效的呼吸、咳痰、拍背等,并强调咳嗽、排痰的重要意义,消除因咳嗽引起疼痛的顾虑。

2.术后护理

(1)术后在患者意识清醒及生命体征稳定的情况下采取半坐卧位,利于通气并保持胸腔闭式引流通畅和有效的引流。

(2)严密观察患者生命体征、胸痛、呼吸困难等病情的变化,给予氧气吸入:肺癌患者术后病理生理的变化及各种因素的改变降低了患者通气功能,造成通气/血流比例降低,进而引起低氧血症,这些变化在术前原有通气功能减退的患者中更易发生。因此,应观察心率、血压的变化,注意评估胸痛及呼吸困难的程度,监测血氧饱和度或动脉血气分析值的改变。根据患者呼吸的幅度、频率及血氧饱和度的变化及时给予充足的供氧治疗,必要时予气管插管进行有创机械通气治疗,以纠正低氧血症。掌握患者 24 小时出入量的情况,观察有无心功能不全的表现,对于心律失常者应加强抗心力衰竭治疗和护理。

(3)保持呼吸道通畅,维持有效的呼吸:常规进行雾化吸入。卧床期间指导患者行腹式呼吸、缩唇呼吸与有效咳嗽,提高肺活量和呼吸功能。如用膈肌进行深而慢的呼吸,深吸气时屏住呼吸,然后用力从胸部咳出,进行短而有力的咳嗽。协助其定期更换体位。指导患者在餐后 1 小时及餐前 2~3 小时进行有效咳嗽,通过有节律、适度叩击患者背部,使患者有效地咳出痰液,从而锻炼肺功能,促进肺的复张。对于年老体弱及咳嗽无效者,必要时行纤维支气管镜吸痰。

3.鼓励患者进行早期活动

未拔除胸腔引流管前,指导患者在床上适当地活动,可有效预防肺不张及下肢静脉血栓的形成,改善通气功能和循环功能。患者在生命体征稳定的情况下及拔除胸腔引流管后可逐渐下床活动。

(三)疼痛护理

帮助患者取舒适的体位,鼓励家人、朋友多与患者交谈,分散其注意力。遵医嘱给予止痛药,同时注意评估患者疼痛,根据患者疼痛发作的时间合理用药。应用止痛药后注意观察用药的效果,有无用药的不良反应等。如阿片类药物有便秘等不良反应,可嘱患者多进食富含纤维素的蔬菜、水果,缓解和预防便秘。若用药方案已不能有效止痛时,应通知医师及时调整方案。

(四)化疗护理

1.尽可能减轻化疗药物的不良反应

如按要求适当稀释化疗药物,减轻对血管壁的刺激;采取长期治疗使用静脉计划,如左右臂血管交替使用、经外周穿刺中心静脉置管等。

2.加强静脉给化疗药物时的巡视

静脉给化疗药物期间,谨防药液外漏、外渗,静脉炎等。一旦发生化疗药物外漏,应及时采取针对性措施,如局部封闭、湿敷、外部涂药等,避免发生皮肤组织坏死。如正在静脉输液的血管出现静脉炎应立即终止输液,局部用硫酸镁湿敷或理疗等。

3.尽可能采取措施减轻胃肠道不良反应

静脉输入化疗药物过程中患者出现恶心、呕吐时,减慢输入速度,嘱患者深呼吸或食入酸味零食抑制恶心反射;口服化疗药物胃肠道反应严重者,可安排在晚餐后给药。

4.及时监测血常规,预防感染

(1)每周监测血常规 $1\sim2$ 次。如果白细胞数低于 $3.5\times10^9/L$ 时,及时报告医师;降至 $1\times10^9/L$ 时,则有感染的危险,遵医嘱给予提升白细胞、血小板的药物及抗生素。

(2)对重度骨髓抑制者,需实施保护性隔离,嘱患者避免受凉。

(3)血小板数量严重减少者,注意观察出血情况。

(五)预防和控制感染

患者免疫力低下,住院期间要注意避免医源性感染。加强口腔、皮肤、会阴部护理,保持口腔清洁,口腔护理每天 2 次。口腔溃疡疼痛剧烈者可用 2% 利多卡因喷雾止痛。皮肤干燥、全身瘙痒可用炉甘石洗剂止痒,嘱患者剪指甲,以免抓破皮肤。密切观察患者外周血常规,及时发现感染征象和控制感染。

(六)心理护理

鼓励患者说出内心感受,耐心倾听患者述说,解答患者的疑问及提供对疾病有意义的信息。给予适当的心理疏导,引导患者面对现实,正确认识和对待疾病,尽可能克服恐惧、绝望心理,保持平和的心态积极配合检查和治疗。帮助患者建立起良好、有效的社会支持系统,鼓励家庭成员和亲朋好友定期看望患者,增强其对疾病的信心。

(七)健康教育

(1)鼓励患者适当参加体育锻炼,提高机体抵抗力。指导患者宜进食高热量、高蛋白质、丰富维生素、清淡易消化的食物,并少量多餐,保证机体足够营养。

(2)指导患者预防呼吸道感染,劝阻患者戒烟,注意保暖,避免出入人多的公共场所,预防感冒。

(3)指导患者缓解疼痛的措施,如深呼吸、分散注意力等。

(4)交代患者定期复查血常规,及时掌握病情变化。如出现症状加重,及时就诊。

第六节　老年呼吸衰竭

呼吸衰竭是由各种原因导致的严重呼吸功能障碍,引起 PaO_2 降低,伴或不伴有 $PaCO_2$ 增高而出现一系列病理生理紊乱的临床综合征。老年人呼吸衰竭发展迅猛,病死率极高,多有支气管、肺、胸膜、肺血管、心脏、神经肌肉或严重器质性疾病史。呼吸系统解剖生理退化改变是老年人呼吸衰竭发病率高的基础。阻碍外呼吸气体交换的任何病因均可引起呼吸衰竭。

一、呼吸衰竭的类型

(1)按动脉血气分析结果分为Ⅰ型呼吸衰竭和Ⅱ型呼吸衰竭。Ⅰ型呼吸衰竭由于换气功能障碍所致,仅有缺氧,$PaO_2 < 8.0$ kPa(60 mmHg),不伴有二氧化碳潴留;Ⅱ型呼吸衰竭由于通气功能障碍所致,既有缺氧,$PaO_2 < 8.0$ kPa(60 mmHg),又有二氧化碳潴留,$PaCO_2 > 6.7$ kPa(50 mmHg)。

(2)按病变部位分为中枢性呼吸衰竭和周围性呼吸衰竭。

(3)按起因急缓及病程长短分为急性呼吸衰竭和慢性呼吸衰竭。

二、呼吸衰竭治疗的基本原则

迅速纠正严重缺氧和二氧化碳潴留,保持呼吸道通畅,改善通气,积极处理原发病或诱因,维持心、脑、肾等重要脏器的功能,预防和治疗并发症。

三、护理目标

(1)患者能维持正常的呼吸形态。

(2)患者焦虑减轻。

(3)患者营养状况有所改善。

(4)患者无并发症或并发症能得到及时发现和控制。

四、护理措施

(一)休息与体位

根据病情,指导患者安排适当的活动量,活动时尽量节省体力,注意劳逸结合。休息时取舒适体位,可半卧位或坐位。病情严重时可趴在床桌上,借此增加辅助吸气肌的效能。

(二)合理用氧

氧疗是治疗本病的重要手段之一。$PaO_2 < 8.0$ kPa(60 mmHg)时给予吸氧,常用的给氧方法为鼻导管、鼻塞和面罩给氧。对Ⅱ型呼吸衰竭患者应给予氧流量1~2 L/min,吸氧浓度为25%~30%。以免缺氧纠正过快引起呼吸中枢抑制。Ⅰ型呼吸衰竭患者可适当提高吸氧浓度,但一般不超过40%。给氧过程中若呼吸困难缓解、心率减慢、发绀减轻,表示氧疗有效。

(三)保持呼吸道通畅,改善通气

指导并协助患者进行有效咳嗽、咳痰。对于意识不清患者,应定时更换体位,避免舌下垂,清除口腔、咽喉分泌物。对病情重者,可采用经鼻或经口气管插管,或气管切开,建立人工气道,以方便吸痰和做机械通气治疗。

(四)用药护理

遵医嘱使用有效的抗生素控制呼吸道感染;使用呼吸兴奋剂要注意观察用药后反应,防药物过量;对烦躁不安、夜间失眠患者,慎用镇静剂,以防引起呼吸抑制。

(五)密切观察病情,防治并发症

密切注意生命体征、皮肤黏膜及神志改变,及时发现肺性脑病及休克;注意尿量及粪便颜色,及时发现上消化道出血。

(六)做好心理护理

患者常对病情和预后有顾虑。呼吸窘迫常造成患者恐惧、焦虑的心理。护理人员要注意观察这些不良心理反应,教会患者自我放松等各种缓解焦虑的方法。当疾病急性发作时,护理人员应保持镇静,抢救动作迅速但不显慌乱,以减轻患者恐惧感。

(七)健康指导

(1)向患者及其家属讲解疾病的发生、发展及转归。

(2)指导患者及其家属避免加重病情的因素:①避免着凉,注意保暖。季节更替和流感季节少外出,少去公共场所,预防呼吸道感染。②戒烟,减少对呼吸道黏膜的刺激。

(3)增强机体抵抗力,减轻疾病的严重程度:①饮食宜少量多餐。进食高蛋白质、丰富维生素、易消化饮食;②坚持适当的室外活动,进行力所能及的体育锻炼,增强自身体质。可采取人工被动免疫,来增强机体免疫力;③指导患者进行缩唇腹式呼吸训练,改善通气。

(4)指导患者及其家属自我监测病情,一旦发现病情加重,应及时就诊。

第七节 老年心力衰竭

心力衰竭是一组临床综合征,是由不同病因引起的心脏收缩功能和(或)舒张功能障碍。心力衰竭时,循环血量及血管舒缩功能正常,但心排血量降低,难以维持机体组织代谢需要,最终出现肺循环和(或)体循环淤血、组织血液灌注不足表现。老年人心血管疾病的发病率、病死率居首位,各类心血管疾病均可引起心力衰竭。因此,老年人心力衰竭更是老年人的主要死因之一。

一、病因及发病机制

(一)基本病因

导致老年人心力衰竭的基本病因是原发性心肌损害和心脏负荷过重,如冠心病、高血压、高血压心脏病、肺源性心脏病、风湿性心脏病、老年性钙化瓣膜病和心肌病等。

(二)发病机制

老年人心肌细胞数减少,结缔组织增生,冠状动脉血流量减少,所以老年人心肌收缩力下降,心排血量降低;部分老年人由于原来患有心脏疾病,导致心包、心室僵硬度增加,心室顺应性减退,则出现心脏舒张功能障碍,心室充盈受限,心排血量降低;同时由于老年人动脉硬化,外周血管阻力增加,心脏后负荷增加;神经体液调节功能的变化也是导致心腔负荷加重、心力衰竭的重要原因之一。在心脏、血管老化的同时,由于各种基础心脏疾病的存在,稍遇诱因便可出现心排血量降低,肺循环和(或)体循环淤血,随之发生心力衰竭。

二、临床表现

(一)左心衰竭

主要表现为肺循环压力增高、肺淤血,心排血量降低。可分为左心室衰竭和左心房衰竭。高血压心脏病、冠心病、主动脉瓣病变及二尖瓣关闭不全常导致左心室衰竭,而二尖瓣狭窄则引起左心房内压力增高,肺循环压力增高、肺淤血,实为左心房衰竭。

1.症状

(1)呼吸困难:左心衰竭早期常于体力劳动时出现呼吸困难,休息后可缓解,称劳力性呼吸困难。部分患者于夜间睡眠中突然发生呼吸困难,出现胸闷、气促,而被迫坐起后得以缓解,称阵发性夜间呼吸困难,严重时出现咳嗽、咳痰,甚至咳白色泡沫痰或粉红色泡沫痰,伴支气管痉挛时,两肺出现哮鸣音,又称为心源性哮喘;随着病情的进展,患者常采取半坐位或坐位以缓解呼吸困难,称端坐呼吸。部分心力衰竭老人仅感极度疲劳,而无明显呼吸困难症状,临床工作中应加以重视,以防漏诊、误诊。

(2)心排血量降低,组织器官缺血、缺氧,症状多为疲倦、乏力、头昏、发绀、面色苍白、血压降低和尿量减少等。

2.体征

(1)心脏检查:可出现心尖冲动向左下移位,心尖区可闻及舒张期奔马律,肺动脉瓣第二音亢进、交替脉等,并出现原有心脏病体征。

(2)肺部检查:两肺出现湿啰音,一般以肺底部较显著,可伴有哮鸣音。

(二)右心衰竭

临床主要表现为体循环静脉压力增高,导致静脉淤血,各脏器可出现淤血、缺氧和水肿等表现。

1.症状

食欲缺乏、恶心呕吐、右上腹不适、腹胀及尿量减少,水肿一般先出现于身体低垂部位。

2.体征

颈静脉充盈或怒张,肝大伴明显压痛,肝颈静脉反流征阳性,重度肝淤血时可出现黄疸,尚可出现不同程度凹陷性水肿,也可出现胸腔积液、腹水。

(三)全心衰竭

全心衰竭可出现左、右心力衰竭的临床表现,但呼吸困难有所减轻。

三、护理目标

(1)患者轻微活动不感疲劳。

(2)患者焦虑、抑郁减轻。

(3)患者呼吸功能得到恢复或呼吸困难的症状减轻。

(4)患者营养状况改善。

四、护理措施

(一)减少诱发因素

积极防治感染、心律失常,减少钠盐摄入过多、情绪激动等诱发心力衰竭的因素。

(二)休息与活动护理

根据患者的心功能分级决定活动量,心功能Ⅰ级需避免剧烈活动;心功能Ⅱ级应限制日常活动量,延长午休时间,可短距离散步、练气功等;心功能Ⅲ级应绝对卧床休息;心功能Ⅳ级应绝对卧床休息,避免任何体力活动。老年心力衰竭卧床休息时间一般较长,但要避免长时间的过度休息,以免引起血栓栓塞性疾病,应指导患者坚持动静结合的原则,循序渐进地增加活动量。

(三)心理护理

老年人可因心力衰竭导致脑灌注不足而致认知功能障碍,焦虑、抑郁等不良情绪可诱发和加重心力衰竭。因此,护理人员应以同情、耐心的态度安慰、鼓励患者,帮助患者正确地对待疾病,增强生活的信心,积极配合治疗。

(四)用药护理

老年人心力衰竭通常不是单一的病因,再加上老年人生理性老化,肾功能随着年龄增长而减退,药物代谢、排泄缓慢,易出现严重的不良反应甚至中毒,因此,用药的剂量、方法等均有别于成年人。

1.利尿剂

老年心力衰竭患者服用利尿剂要从小剂量开始,逐渐增量,一旦体液潴留症状消失,可以最小剂量长期维持。应以体重和尿量作为监测疗效和调整剂量的依据,避免利尿剂不足和利尿过度。用药过程中每天定时测量体重、出入量、血压,尤其注意观察每天排出的尿量,因为在大量利尿时,老年人易发生尿潴留。同时观察颈静脉充盈、呼吸状态、下肢水肿及神志的改变,定期复查血清电解质。

2.血管紧张素转换酶抑制剂

血管紧张素转换酶抑制剂(ACEI)不仅能缓解心力衰竭的症状。而且能降低其病死率和提高生活质量。ACEI最基本的作用是抑制神经内分泌的激活、逆转左心室的肥厚、防止心室重构,从而阻止或延缓心力衰竭的病理过程。老年心力衰竭使用ACEI最常见的不良反应是低血压,多见于初次用药或成倍增量时;其次还有不能耐受的咳嗽、肾功能恶化和高钾血症等。用药期间,尤其是增加ACEI和利尿剂剂量后,应密切观察血压、肾功能等指标。

3.β-肾上腺素受体阻滞药

在心力衰竭治疗中,β-肾上腺素受体阻滞药的用药原则是低起点、慢增量及无体液过多的情况下使用。用药过程中,密切观察尿量、体重、血压和心率等指标,只要患者清醒静息状态下心率>50次/分,就可继续用药。

4.洋地黄

洋地黄在老年慢性心力衰竭治疗中仍有重要价值。地高辛是美国食品和药品监督管理局批准的唯一可长期口服的正性肌力药,也是唯一接受安慰剂对照试验评价的洋地黄类药物。老年患者肾代谢功能减退,体重下降,联合用药多,血浆代谢半衰期较年轻人可延长1倍,因此,用药剂量宜小。用药过程中,注意不良反应的发生,及时监测血压、心律(率)、电解质(尤其血钾、镁、钙)及心功能、肾功能等。

常见的不良反应:①食欲减退(最早出现)、恶心、呕吐、腹痛及腹泻等;②新出现的心律失常,最常见的是多源性室性期前收缩、房性心动过速伴房室传导阻滞等;③精神神经系统症状:视觉障碍、定向力障碍及意识障碍等。

(五)健康教育

(1)指导患者避免过度劳累、情绪激动、受凉等诱发因素。

(2)指导患者避免摄入过多钠盐食物,保证足量的蛋白质及钾的摄入。控制水分摄入。冠心病、高血压和肥胖者宜低脂、低胆固醇饮食。禁烟、酒和避免刺激性食物。

(3)教会患者自我管理,如每天测脉搏、体重、尿量、饮水量等,提高患者遵医嘱的依从性。如发现异常情况及时就医。

第八节 老年高血压

高血压是老年人最常见病之一,是导致老年人脑卒中、冠心病、心力衰竭、肾衰竭的发病率和病死率升高的主要危险因素之一,严重影响老年人的健康和生活质量。在我国随着人口老龄化的日趋明显,老年人高血压患病率随年龄而逐年升高。

一、病因及发病机制

绝大多数老年人高血压病因不明,发病机制尚未完全阐明。流行病学资料显示,近半个世纪以来,我国人群高血压患病率上升很快。心血管病的其他危险因素(血脂异常、肥胖、糖尿病、吸烟等)也呈明显上升趋势,加快了高血压的致病过程。导致高血压和其他危险因素上升的主要原因是我国经济发展、人民生活改善和生活节奏的加快带来的一系列不健康生活方式,其中最重要的是膳食不平衡,吸烟和过量饮酒,缺乏体力活动和心理压力增加。此外,遗传因素与高血压发病相关,父母均有高血压者,其子女高血压患病率明显增加。老年女性常在绝经期前后由于内分泌失调而出现高血压。老年人高血压发病机制同样与肾素血管紧张素系统兴奋性增高、中枢和交感神经系统功能失调、胰岛素抵抗等因素密切相关。老年人高血压发病机制还包括大动脉硬化及粥样硬化,总外周血管阻力增高,肾脏排钠功能减退,压力感受器敏感性降低与功能失衡等。

二、临床表现

老年高血压的表现与中青年有所不同,具体见于以下几方面。

(一)以单纯收缩期高血压多见

65岁以上高血压患者中,单纯收缩期高血压为混合型的2倍。收缩压随着年龄增长而增高,舒张压降低或者不变,由此导致脉压增大,是老年单纯收缩期高血压的另一个重要特征,也是反映动脉损害程度的重要标志,它比收缩压或舒张压更能预测心血管事件的发生。

(二)血压波动性大

老年人的收缩压、舒张压和脉压的波动均明显增大。尤其是收缩压,1天内波动达5.3 kPa(40 mmHg),且80岁以上高龄老人血压的昼夜节律常消失;1年内收缩压可波动8.1 kPa±4.8 kPa(61 mmHg±36 mmHg),约1/3的患者表现为冬季高、夏季低。血压大的波动性使老年人易发生直立性低血压,且恢复的时间长。

(三)症状少而并发症多

在靶器官明显损害前,半数以上老年高血压患者无症状,因而缺乏足够重视,导致并发症的发生和病情进展。脏器老化、长期高血压加重了对靶器官的损害,所以老年高血压患者的并发症发生率高达40%,其中冠心病、脑卒中为常见且严重的并发症,其发生与血压密切相关;收缩压升高1.3~1.6 kPa(10~12 mmHg)或舒张压升高0.7~0.8 kPa(5~6 mmHg),脑卒中的危险就增加35%~40%,冠心病意外增加20%~25%。

(四)多种疾病并存

老年高血压常与糖尿病、高脂血症、动脉粥样硬化、前列腺增生和肾功能不全等疾病共存并相互影响,使其治疗变得更为复杂,致残、致死率增高。

三、辅助检查

老年高血压患者在心电图、胸部 X 射线、眼底检查等方面表现与一般成人高血压没有区别。不同点如下。①24 小时动态血压检测：老年患者血压波动性较大，有些高龄老人血压昼夜节律消失；②血脂、血糖检测：老年高血压患者常合并高血脂，高血糖；③内分泌检测：老年高血压多为低肾素型，表现为血浆肾素活性、醛固酮水平、β 受体数目及反应性均低。

四、护理评估

(一)健康史

1.内在因素

内在因素包括与血压有关的各种老化因素，如血管粥样与纤维样硬化的程度、激素反应性降低的情况以及压力感受器敏感性的变化等。

2.外在因素

外在因素指各种不良的生活方式，如缺乏体育锻炼、超重、中度以上饮酒、高盐饮食等。

(二)心理-社会状况

评估老人有无对疾病发展、治疗方面的焦虑和猜疑；有无对终生用药的担心和忧虑；靶器官受损的程度是否影响到老人的社交活动；老人的家庭和社区支持度如何。

五、常见护理问题

(一)头痛

头痛与血压增高所致的脑供血不足有关。

(二)活动无耐力

活动无耐力与血压升高所致的心、脑、肾循环障碍有关。

(三)焦虑

焦虑与担心疾病预后有关。

(四)知识缺乏

缺乏高血压疾病的预防、保健、用药等方面的知识。

(五)有受伤的危险

有受伤的危险与头晕、视物模糊、直立性低血压有关。

(六)潜在并发症

心力衰竭、脑血管意外、肾衰竭。

六、护理目标

(1)患者能说出所用降压药的用法、用量及不良反应。

(2)患者能在医护指导下将血压维持在正常水平。

(3)患者能配合饮食、运动治疗及护理。

七、护理措施

(一)观察病情

老年人血压波动较大，所以应多次测量血压，同时注意观察有无靶器官损伤的征象。

(二)改善生活方式，消除可控的危险因素

1.合理膳食

严格限制钠盐摄入，每天摄入钠盐不应超过 6 g；减少热量、胆固醇、脂肪的摄入，补充适量

蛋白质,多食用蔬菜、水果,摄入足量的钾、镁、钙,避免过饱;戒烟酒及刺激性饮料,少食多餐,预防便秘,减轻心脏负荷。

2.适量运动,控制体重

尤其肥胖者可通过限制每天热量及钠盐摄入量、加强运动等减重,防止高血脂和动脉硬化。选择有氧运动,可降压减肥、改善脏器功能、提高活动耐力。如慢跑、健身操、骑自行车、游泳等,避免竞技性、力量型的运动,一般每周 3～5 次,每次 30～40 分钟。

(三)遵医嘱合理应用降压药

老年人用降压药剂量不宜过大,一般为常用量的 1/2 或 1/3,必要时逐渐增加。忌不按时按量服药、乱用药及服用作用过强的降压药物,睡前不宜用降压药。观察用药后血压变化,防止直立性低血压。临床常用的一线抗高血压药物有 6 类,包括利尿剂、血管紧张素转换酶抑制剂、β-受体阻滞剂、钙通道阻滞剂、血管紧张素Ⅱ受体阻滞剂和 α-受体阻滞剂。降压目标规定不论年龄均要降至正常以下。

(四)心理护理

老年高血压患者的情绪波动会进一步加重病情,故应鼓励患者使用正向的调适方法,如通过与家人、朋友间建立良好的关系得到情绪支持,从而获得愉悦的感受。

(五)健康指导

高血压是危害人类健康的常见病,其发生原因与性别、年龄、遗传、饮食、职业、肥胖等因素有关。

(1)向患者和家属宣传高血压的知识,强调本病长期坚持治疗可使血压控制在正常范围,并可预防或减轻靶器官损害。

(2)建议患者调整饮食,坚持适当运动、减肥,戒烟酒,防止便秘。冬季外出时保暖,以防寒冷诱发血压升高。

(3)合理安排工作和休息,避免过度劳累和剧烈运动;避免精神紧张或激动,生活规律,保持充足的睡眠,乐观、豁达,情绪平稳。

(4)坚持正规治疗,静脉输液时滴速<40 滴/分,输液量<1 000 mL/d。

(5)对长期用降压药的患者,告知药物的名称、剂量、用法、疗效与不良反应,强调规律用药的重要性。教会患者和家属正确测量血压的方法。嘱其按时测量血压和记录。长期监测血压的变化,定期门诊复查,血压升高或病情变化及时就医。

八、护理评价

通过护理干预后,患者能说出所用降压药的用法、用量及不良反应,并能在医护指导下将血压维持在正常水平;患者能配合饮食、运动治疗及护理。

第九节　老年慢性胃炎

慢性胃炎是由各种原因所致的胃黏膜慢性炎症性疾病,仅局限于黏膜层,以淋巴细胞和浆细胞对黏膜的浸润为主要改变。

一、病因和发病机制

(一)幽门螺杆菌(Hp)感染

目前认为 Hp 是慢性胃炎最主要的病因。Hp 在慢性胃炎的检出率为 95％以上。Hp 能产生多种致病因子,其中 Hp 产生的尿素酶能水解尿素,放出氨,直接对胃黏膜造成损伤,而 Hp 本身在其产生的"氨云"包绕之中而免受胃酸、胃蛋白酶的侵袭,使其在很低的 pH 环境中得以生存。Hp 毒素与 Hp 的其他致病因子如脂多酶、蛋白酶等共同作用,对胃黏膜产生局部的炎症反应和免疫反应,使胃黏膜遭受炎症和免疫损伤,而损害的胃黏膜则更容易遭受胃酸、胃蛋白酶的侵袭。目前已经认可,Hp 可以引起 3 种不同类型的慢性胃炎,即浅表性胃炎、弥散性胃窦炎和多灶性萎缩性胃炎。Hp 持续感染,可以从浅表性胃炎发展成萎缩性胃炎、肠上皮化生和非典型增生,而后三者都属于癌前病变,世界卫生组织已将 Hp 定为 1 号致癌因子。因此,可以说 Hp 是胃癌的始动因子。

(二)自身免疫

A 型胃炎血清中能检出壁细胞抗体,伴恶性贫血者能检出内因子抗体,可致壁细胞减少、胃酸分泌减少及恶性贫血。

(三)十二指肠液反流

各种原因所致的幽门括约肌松弛功能障碍,而引起十二指肠液反流。胰液、胆汁都具有较强的胃黏膜损害作用,使胃黏膜容易受到胃酸和蛋白酶的侵袭。

(四)其他因素

(1)老年人易发生慢性萎缩性胃炎,可能与胃黏膜退行性病变及血供不良有关。

(2)理化因素:如长期吸烟酗酒,饮浓茶、咖啡,进食过冷过热及过于粗糙的食物;长期服用阿司匹林及非甾体类药物如吲哚美辛等。

(3)全身性疾病如心力衰竭,肝硬化门脉高压而致胃黏膜供血不足,营养不良。

二、护理措施

(一)重视身心休息

慢性胃炎常与生活不规律、过度紧张劳累等诱因有关。嘱患者重视生活规律,注意劳逸结合,不可过度身心疲劳。

(二)饮食护理

养成定时进餐、少量多餐的习惯,不食过冷过热食品,避免食用粗糙、辛辣、生冷等刺激性食物,如硬玉米,尤其老年人牙齿缺损、咀嚼力差,咽下后对胃黏膜刺激大。老年人一定要养成进餐时充分细细咀嚼的习惯,以促进消化,减轻胃黏膜的负担。

(三)药物护理

遵医嘱按时服药,B 型胃炎多用枸橼酸铋钾或奥美拉唑,加用两种抗生素,如阿莫西林、甲硝唑(或替硝唑、庆大霉素等)。药物种类多,具体服用方法向患者交代清楚,并说明可能的药物不良反应。

(四)减少诱因

戒烟酒,不饮浓茶及咖啡,不服或少服解热镇痛药及非甾体抗炎药,以减少胃炎诱发因素。

（五）疼痛护理

局部按摩或用热水袋热敷,让患者进行深呼吸,转移其注意力,并消除紧张心态。若效果不佳,可遵医嘱给药。

（六）健康教育

(1)向老年患者及家属说明本病病因及诱发因素,解释清楚吸烟、酗酒、浓茶、解热镇痛药对胃黏膜的危害,并强调本病症状不明显,不予重视常是延长病程和加重病情的重要原因。上腹饱胀、疼痛加重必须就医,必要时胃镜检查。

(2)老年患者胃黏膜退行性改变,易患慢性胃炎,但是可以避免。最重要的方法是建立良好的饮食习惯,重视饮食卫生,细嚼慢咽,不食粗糙、生冷等刺激性食物,定时定量(七八分饱)进餐。另外,家属应协助、促进老年人养成良好的饮食习惯。

(3)慢性胃炎预后总体较好。浅表胃炎经积极治疗绝大部分能痊愈,少数发展为萎缩性胃炎。肠上皮化生及轻、中度不典型增生的萎缩性胃炎经积极治疗有希望改善或发生逆转;重度不典型增生是癌前病变,可做预防性手术切除。A 型萎缩性胃炎伴恶性贫血者,胃癌发病率较高。

第十节　老年消化性溃疡

老年消化性溃疡是指年龄在 60 岁以上者的胃十二指肠溃疡,其中胃溃疡(GU)的患病率明显高于十二指肠溃疡(DU)。老年人消化性溃疡具有临床表现不典型、病程迁延、复发率高、并发症多而严重、伴随疾病多及病死率高的特点。消化性溃疡的发作有季节性,秋冬和冬春之交远比夏季发病常见。

据我国资料,老年人胃溃疡与十二指肠溃疡患病率之比为 1.7∶1,溃疡病好发于男性,十二指肠溃疡的男女比例为 4.4∶1。近年来,西方国家的统计资料显示,女性消化性溃疡患者有逐年增加的趋势。老年人胃溃疡住院人数呈逐年升高趋势,而十二指肠溃疡住院构成比未见明显变化。胃溃疡的患病率也随年龄增加而增高,发病年龄高峰在 50～60 岁;十二指肠溃疡发病年龄的高峰比胃溃疡早 10 年。文化程度不同,患病率也存在显著差异,文化程度高者患病率增加,既往以脑力劳动为主者患病率明显高于体力劳动者,吸烟者显著高于不吸烟者,大量饮酒(每天 250 g 以上)、有抑郁情绪及经常服用镇静安眠药的老人,患病率明显增高。

一、病因及发病机制

老年人消化性溃疡的病因和发病机制较为复杂,迄今尚不甚清楚,是多种病因综合作用的结果,其中以下因素较为突出。

（一）侵袭（损害）因素

1.胃酸-胃蛋白作用

"无酸即无溃疡"至今在溃疡的发生、发展和药物选择及治疗方面仍起重要指导作用。无酸罕有溃疡发生,抑制胃酸的药物促进溃疡愈合。胃酸是溃疡发生的决定因素。十二指肠溃疡患者的基础胃酸分泌和最大胃酸分泌均大于正常人,而胃溃疡患者的基础胃酸和最大胃酸分泌多属正常或低于正常。

2.精神、神经及内分泌功能失调

老年人特有的心理,容易紧张不安、愤怒、情绪波动等,都可使胃黏膜血管收缩而缺血,胃运动减弱,削弱胃黏膜的保护作用,造成老年消化性溃疡或原有疾病复发、症状加重。

3.食物郁积

时间延长而使食物在胃内郁积,促胃蛋白酶(胃泌素)分泌量增加,刺激胃酸分泌增多;另一方面,因幽门括约肌功能失调,幽门松弛,易致十二指肠胆汁反流,直接损伤胃黏膜屏障,导致溃疡形成。

4.饮食失调

老年人由于牙病或牙脱落,食物在口腔不能被充分咀嚼,影响了随后的消化,粗糙的食物可能对消化道黏膜造成损伤,成为溃疡发病和复发的诱因。

5.药物的不良反应

一些老年人常服用小剂量阿司匹林预防血液高凝状态,或用非甾体抗炎药治疗,损害胃黏膜,抑制前列腺素合成,削弱其对胃十二指肠黏膜的保护作用,导致消化性溃疡形成。

6.其他

其他致病因素与遗传、环境有关,并且吸烟者溃疡病患病率比不吸烟者明显增高。

(二)自身防御-修复(保护)作用

1.黏液-黏膜屏障

正常情况下,胃十二指肠黏膜由上皮分泌的黏液覆盖,黏液与完整的上皮细胞连接形成一层防护带,称为黏液-黏膜屏障。当这个屏障被过多的胃酸、乙醇、阿司匹林或反流的十二指肠液等所破坏时,H^+就可反弥散入黏膜,造成上皮的破坏、黏膜炎症,为溃疡形成创造条件。此为胃溃疡形成的最主要机制。

2.胃黏膜血运

老年人常并发冠心病、高血压、慢性支气管炎、阻塞性肺气肿、糖尿病、风湿性关节炎和退行性骨关节病等老年常见病,尤其是心脑血管疾病,可使胃供血不足,黏膜抵抗力下降易形成溃疡。

3.营养性变化

老年人由于胃及小肠的退行性变,引起消化吸收障碍,容易导致营养不良而使其屏障作用减弱,发生周溃疡。

4.前列腺素

对胃黏膜细胞有直接保护作用,非甾体抗炎药抑制前列腺素合成,从而引起胃黏膜损伤。

(三)幽门螺旋杆菌(Hp)的感染

在老年消化性溃疡中阳性率达 80%～100%,是老年消化性溃疡最常见又重要的危险因素。溃疡经治疗愈合后而 Hp 仍呈阳性者,复发率高达 80%,而 Hp 根除后,复发率仅为 3%～10%。因此,根除 Hp 是防止溃疡复发的重要措施,而且根除 Hp 后消化性溃疡出血等并发症显著降低。Hp 感染改变了黏膜损害因素与保护因素之间的平衡。Hp 一方面在胃黏膜定植,诱发局部炎症和免疫反应的防御机制;另一方面,Hp 感染增加胃酸的分泌,增强了侵袭因素。两方面的协同作用造成了胃十二指肠黏膜损害和溃疡形成。

总之，老年消化溃疡主要是胃溃疡常见。目前一般认为，胃溃疡的发病以保护因素的减弱为主，而十二指肠的发病则以损害因素增强为主。

二、临床表现

消化性溃疡的临床表现主要是上腹痛，疼痛特点为慢性过程、周期性发作、节律性疼痛，但老年消化性溃疡与一般消化性溃疡相比有所不同。

(一)症状不典型

老年消化性溃疡腹痛常不明显。半数以上疼痛的周期性与节律性不明显，仅表现为无规律性、较含糊的上腹不适，伴食欲缺乏、泛酸等非特异性症状，持续时间较短，常能自行缓解。据国内资料统计，21%～35%的老年胃溃疡患者可无疼痛，而恶心、呕吐、体重减轻、贫血、大便潜血阳性等症状，在老年消化性溃疡中出现较多，有1/3的患者常以并发症为首发症状。

(二)体征不明显

老年人消化性溃疡多无明显压痛及肌紧张，即使有穿孔，也有1/3病例不出现明显的腹肌紧张。

(三)急性起病，初发者多老年

消化性溃疡除慢性消化性溃疡反复发作者外，多数系疾病、药物、饮食和精神等因素诱发的急性溃疡，约占溃疡病总例数的一半，而慢性溃疡病可以是急性溃疡的延续，也可以是慢性溃疡的反复发作。有些老年溃疡病是青壮年时期患过溃疡，至老年发期复发，但有半数以上系在60岁以后的初发溃疡。

(四)高位胃溃疡

多见老年消化性溃疡常发生于贲门下方，胃底和胃体小弯垂直部位以上的高位溃疡较多。临床表现为吞咽困难、咽下疼痛、食欲减退、贫血等，多数患者还有左胸痛、胸闷、胸部压迫感等特殊症状，易误诊为冠心病。

(五)巨大溃疡多见

巨大溃疡指直径>2 cm 的溃疡，常发生在60岁以上老年人，主要症状是难以忍受的上腹痛，常放射到背部，酷似胆囊炎或胰腺炎，并常伴有低蛋白血症。该溃疡的特点是并发症、恶变率、病死率及合并真菌生长率均高。

(六)多发性溃疡多见

老年胃溃疡常在胃内不同部位同时可见到数个多发性溃疡，此与老年人胃肠黏膜防御能力降低有关。

(七)并发症多且严重

老年人消化性溃疡并发症多，并发症主要为出血及穿孔。据统计并发大出血占老年消化性溃疡20%～40%，并发穿孔占16%～28%，并发症的病死率达10%。老年人可能同时合并多种疾病，如心肺疾病、慢性肝胆疾病、糖尿病、脑血管疾病、风湿性关节炎和退行性骨关节病等。这些疾病可相互影响，并常服阿司匹林等非甾体抗炎药，因而加重溃疡及其并发症，也使老年消化性溃疡愈合较慢，容易复发。

三、护理目标

(1)患者营养状态得到改善。

(2)患者自诉焦虑减轻。

(3)患者自诉疼痛减轻。

(4)患者不发生并发症或并发症得到及时发现和控制。

(5)患者能复述有关消化性溃疡疾病的防治知识。

四、护理措施

(一)饮食护理

出血者应禁食,以减少胃肠蠕动,减少胃酸分泌,减轻对溃疡面的刺激。病情稳定好转后,逐渐进食,要细嚼慢咽,定时进餐,可进食牛奶、豆浆、面包、馒头、面条等,适当增加蛋白质、糖、脂肪的摄入。同时可进食含适量纤维素的食物,因纤维素中有一定脂溶性保护因子,而且含有较多的营养因子,具有防止溃疡发生和复发的作用。监测患者的营养状况,定期测量体重,监测清蛋白和血红蛋白等营养指标。

(二)口腔护理

禁食期间应做好口腔护理,每天用漱口水漱口,去除口臭及口腔血腥味,预防口腔感染。

(三)用药指导

治疗消化性溃疡的药物主要是抑制胃酸分泌、根除幽门螺杆菌及保护胃黏膜的药物。制酸剂如复方氢氧化铝片、胃得乐等,宜在饭前 30 分钟服用,以中和胃酸,缓解疼痛,促进溃疡愈合;H_2受体拮抗药有较强的制酸作用,使用 3～5 天症状改善,24 周症状消失,目前提倡每天服 1 次;质子泵抑制剂宜于每天早餐吞服,与抗生素的协同作用较好,合用可根除幽门螺杆菌;铋剂宜在餐前和晚上给药,因铋剂为水溶性胶体大分子化合物,在胃酸作用下与溃疡面的蛋白质结合形成一层保护膜,隔绝胃酸对溃疡面的侵蚀,但铋剂不得与抗生素同时使用,至少应间隔 30 分钟。注意观察服药的疗效和不良反应,如含铝化合物可引起便秘;保护溃疡面的药物如枸橼酸铋钾可引起黑便,告知患者停药后不良反应症状会自然消失,使其能消除顾虑、坚持服药,确保疗效。

(四)疼痛护理

首先帮助患者认识和去除引起疼痛的病因,如避免进食刺激性食物、戒烟忌酒,以免加重胃黏膜损伤。疼痛时,嘱患者卧床休息分散患者的注意力,如缓慢深呼吸、听音乐、交谈等。还可在疼痛前或疼痛时进食碱性食物或服用制酸剂,或采用热敷、针灸止痛。同时,评估疼痛的性质、部位、持续时间,如疼痛加剧或由剑突下疼痛转为全腹疼痛,应疑为并发出血或穿孔,及时报告医师并处理。

(五)心理护理

因疼痛及病情迁延、反复,患者易出现精神紧张、焦虑和忧郁,而长期的心理应激又会增加胃黏膜的损害或削弱胃黏膜的保护因子作用。因此,应注意给予患者针对性的心理护理,如鼓励患者下棋、看报、听音乐等消除紧张感,还可采用一些训练方法如精神放松法、气功松弛法、自我催眠法等,减轻焦虑。

（六）健康指导

（1）告知患者本病的易患因素、诱因等，减少诱发因素，如纠正不良饮食习惯，戒烟忌酒，积极治疗幽门螺杆菌感染及某些与致病因子密切相关的疾病（如风湿性关节炎、慢性肺部疾病、肝硬化等）。

（2）指导患者合理饮食，培养良好的饮食习惯是预防消化性溃疡的关键。饮食宜规律，定时进食，少食多餐，以使胃窦扩张轻、胃泌素分泌少、胃酸产生少。避免饱餐、暴饮暴食，尤其是避免过热、过冷、粗糙、油炸、辛辣等食物及浓茶、咖啡等饮料，以保护胃黏膜。给予温热饮食，不可过烫或过冷，宜进食半流质且含蛋白质、糖类、维生素较高的食物，如大米粥、小米粥、藕粉、蒸鸡蛋、果汁等清淡且易于消化的食物。适当限制鸡汤、鱼汤等含氮高的食物，以免强烈刺激胃酸分泌，加重黏膜的损伤。

（3）指导消毒隔离，养成良好的个人卫生习惯：嘱患者饭前便后洗手；使用餐具要认真消毒；洗手间、便器每天要用含氯消毒剂进行消毒；患者的大小便器应专人专用，非一次性的应严格消毒后备用，以免成为传染源继续播散。

（4）用药指导：交代患者遵医嘱服药，不可擅自停药，注意药物的疗效及不良反应。如肝肾功能损害、变态反应等，定期去医院复诊，如疼痛呈节律或加剧，出现心悸、出汗、恍惚等，或出现呕血、黑便时应立即就医。

第十一节　老年糖尿病

老年糖尿病是指年龄≥60岁（WHO界定≥65岁），由于胰岛素分泌不足和（或）作用缺陷（胰岛素抵抗）引起的一组以慢性高血糖、三大物质代谢紊乱共存，多器官、多系统损害和内环境紊乱为特征的代谢性疾病。包括60岁以后发生的糖尿病和60岁前发生的糖尿病延续到60岁以后。具有患病率高、起病隐匿、异质性大、危害大等特点。由于受到人群寿命的延长、人口老龄化及生活模式改变等因素影响，其发病率有逐年增高的趋势，已成为继心脑血管疾病和癌症后另一严重危害健康的重要性非传染性疾病。高发病率严重影响老年人的生活质量和寿命，并发症是致残致死的主要原因。老年人是糖尿病防治的重点人群，老年糖尿病的治疗目标是减少慢性并发症导致的伤残和早亡，改善生存质量，提高预期寿命。

一、护理评估
（一）病史评估
1.病因和诱因

老年糖尿病的发病与遗传、免疫、环境、生理性有关，询问有无糖尿病家族史，有无病毒感染、肥胖、多次妊娠及使用激素类药物等诱发因素。

2.生活方式评估

询问睡眠、饮食、体力活动情况及大小便有无影响。

3.伴随症状评估

有无感染、心绞痛、肢体麻木、视力减退等症状。女性老年人有无外阴瘙痒等。

4.起病情况评估

患病起始时间及检查治疗经过。

(二)身体状况评估

老年糖尿病的临床特点表现为以下几个方面。

1.发病类型

起病隐匿且症状不典型,仅有 1/5～1/4 老年患者有多饮、多尿、多食及体重减轻的症状,多数患者是在体检或治疗其他疾病时发现有糖尿病。

2.并发症评估

(1)急性并发症:其特点为病死率高。其中以感染、乳酸性酸中毒(心肺功能下降,机体无氧代谢增强)和高渗性非酮症糖尿病昏迷多见,老年糖尿病多以感染或高渗性非酮症昏迷为首发症状。

(2)慢性并发症:其特点为并发症多且严重,是老年人致残、致死的主要原因。常见各种并发症如下:①大血管(心脑血管和外周血管)病变;②微血管(肾血管、视网膜血管)病变;③神经(外周神经和自主神经)病变;④糖尿病足等。

(3)低血糖:老年糖尿病低血糖可见于疾病早期(血糖高峰和胰岛素分泌高峰不一致),口服降糖药或注射胰岛素过量,用药后未能及时进餐或摄入不足。老年糖尿病患者低血糖症状不明显,有时会直接出现昏迷,长期低血糖可出现痴呆等症状。

(4)老年人特有的并发症:①老年糖尿病患者的认知能力较同龄的非糖尿病患者要差,注意力、对新知识的回忆能力和概念性想象均有所下降,而如果能有效控制患者血糖,上述各方面会有所改善;②糖尿病神经性恶病质常见于 60 岁以上男性,表现为抑郁、厌食、明显消瘦、周围神经病变(典型的表现为双侧对称性肢端感觉异常,可出现麻木、刺痛、灼热、痛觉过敏)伴剧痛,可持续 1～2 年后缓解,是老年糖尿病较为特殊的并发症;③大疱性糖尿病皮肤病多发生于足部,出现类似于Ⅱ度烧伤的大疱,一般数周缓解。糖尿病性大疱分为 3 种类型,最常见的一种为自发性张力性水疱,单发或多发,直径数毫米至数厘米,周围无红晕,无疼痛和瘙痒,2～5 周自愈,易反复发生,愈后通常不留瘢痕。好发于四肢远端,尤其是足和小腿。第 2 种水疱愈合后有瘢痕和轻度萎缩,偶有血疱。第 3 种类型为非瘢痕性疼痛性水疱。组织病理示表皮下水疱,因表皮增生,水疱可位于表皮内,表皮无棘层松解;④肩关节周围病,表现为弥漫性肩痛伴活动受限;⑤恶性外耳炎,假单孢菌感染的坏死性感染,老年糖尿病患者几乎均有发生;⑥肾乳头坏死,可有血尿,但少有发热和腰痛;⑦神经精神症状,表现为精神萎靡、焦虑、悲观、记忆力下降等。

(三)实验室及其他检查

1.血液检查

(1)血糖:血糖升高是诊断糖尿病的主要依据,静脉血浆测定血糖比外周静脉血测血糖要准确。餐后血糖或随机血糖是早期发现老年糖尿病的有效途径。

(2)糖化血红蛋白测定:糖化血红蛋白是反映长期血糖控制水平的金指标,也是指导临床调整治疗方案的重要依据。糖化血红蛋白可反映近 2～3 个月血糖的平均水平,为糖尿病控制情况的监测指标之一。

（3）血浆胰岛素和C肽测定：其有助于了解胰岛β细胞功能（包括储备功能）。C肽和胰岛素等分子是从胰岛细胞生成和释放，由于C肽清除率慢，且不受外源性胰岛素影响，所以能更准确反映胰岛β细胞功能。

2.尿液检查

尿糖阳性是诊断糖尿病的重要指标，但是该项目检查的灵敏度和特异度并不高，受肾糖阈的影响较大。

3.口服葡萄糖耐量试验

口服葡萄糖耐量试验适用于血糖值高于正常范围而又未达到诊断糖尿病标准或疑有糖尿病倾向者。服糖后2小时血糖＜7.8 mmol/L为正常。根据WHO推荐的方法，成人清晨口服75 g的葡萄糖，溶于250～300 mL水，5分钟内饮用完毕，分别测定空腹、30分钟、60分钟、120分钟的静脉血浆葡萄糖。

4.其他辅助检查

如果怀疑糖尿病患者合并了其他并发症，如高血压、糖尿病肾病、酮症或水电解质酸碱失衡时，应做相应的实验室检查。

(四)心理-社会状况

糖尿病是一种终身性疾病，确诊后会有沮丧、恐惧等心理反应，应评估患者及家庭成员对糖尿病的了解和认识态度、家庭经济情况及支持程度、社区的医疗资源及保健条件等。

二、护理目标

（1）老年患者能自觉进行合理饮食和运动治疗控制血糖。

（2）老年患者能遵医嘱坚持规律、正确使用降糖药。

（3）老年患者血糖控制稳定，无并发症发生或发生率低。

（4）老年患者能保持乐观和积极的心态应对疾病。

三、护理措施

(一)一般护理

1.饮食护理

饮食治疗是糖尿病治疗的基本措施，应长期坚持。根据患者的情况，控制总摄入量，合理调配饮食，达到控制血糖，改善症状，减少并发症的目的。

（1）目标：①尽可能将血糖控制在正常范围，空腹血糖4.4～7.0 mmol/L，餐后2小时＜10 mmol/L，糖化血红蛋白＜7％。老年糖尿病患者合并有心脑血管疾病时，或经常出现低血糖的患者，应根据个体情况而定，通常空腹7～9 mmol/L，餐后2小时8.0～11.1 mmol/L，糖化血红蛋白7.0％～7.5％为宜，以防止出现各种急慢性并发症；②超重/肥胖患者减重的目标是3～6个月减轻体重5％～10％。消瘦者应通过合理的营养计划达到并长期维持理想体重；③维持胆固醇和甘油三酯达到目标值；④供给营养均衡的膳食，满足患者对微量营养素的需求，养成良好的饮食习惯；⑤减少心血管疾病的危险因素，包括控制血脂异常和高血压。

（2）确定每天所需总热量：根据患者性别、年龄和身高，利用简易公式计算理想体重，建议计算公式如下：标准体重（kg）＝身高（cm）－105，然后根据理想体重和劳动强度确定每天所需总热量，每天所需要的总热量＝理想体重×每公斤体重需要的热量。老年人基础代谢率低，且日常活动减少,休息状态下每天每千克理想体重给予热量 104.6～125.6 kJ(25～30 kcal),轻体力劳动给予 125.6～146.5 kJ(30～35 kcal),中体力劳动给予 146.5～167.4 kJ(35～40 kcal),重体力劳动给予 167.4 kJ(40 kcal)以上。消瘦或伴有消耗性疾病者应酌情增加,肥胖者酌减,使体重逐渐恢复到理想体重的 5%左右。

(3)确定各营养要素的比例:碳水化合物占总热量的 50%～65%,提倡用粗制米面和一定量杂粮,忌食用葡萄糖、蔗糖、蜜糖等;蛋白质占总热量的 15%～20%,其中至少 1/3 来自动物蛋白质,推荐蛋白摄入量约 0.8 g/(kg·d);脂肪类占总热量的 20%～30%,多食用含不饱和脂肪酸的植物油,少食用含饱和脂肪酸的动物油,每天胆固醇的摄入量宜在 300 mg 以下。

(4)每餐热量分配根据患者的生活习惯安排餐次、分配热量,每天三餐者按 1/5、2/5、2/5 或 1/3、1/3、1/3 分配,三餐(四餐)饮食搭配均匀,每餐均有糖类、蛋白质、脂肪。

(5)老年糖尿病患者饮食护理须特别注意:①因老年糖尿病患者患有多种慢性病,应结合全身情况调整食物成分,以免加重病情,如冠心病者应减少脂肪的摄入;②根据老年人咀嚼和味觉变化,注意食物的烹饪方式和营养素的摄入;③家属及照顾者迁就往往是患者未能执行饮食治疗方案的主要原因,必须加强照顾者健康教育与指导,取得其配合,以提高患者的依从性;④严格限制各种甜食,如葡萄糖、蔗糖、蜜糖及其制品(如各种糖果、甜糕点饼干、冰激凌、含糖饮料等);⑤每天饮食中膳食纤维素含量不宜少于 40 g,提倡食用绿叶蔬菜、豆类、粗谷物、含糖分低的水果等;⑥少量胆固醇高的食物(动物内脏、蛋黄、鱼子等),每天摄入量 30 g 以下,尽量使用植物油,限制动物脂肪摄入,忌油炸、油煎食物;⑦每周测量体重 1 次,如果体重变化超过 2 kg 应报告医师;⑧若患者生活不规律,应随身携带一些方便食品,如饼干、糖果、奶粉等,以预防低血糖发生。

2.运动护理

根据患者的年龄、性别、体力、病情等不同情况,遵循循序渐进和长期坚持的原则,指导患者进行运动锻炼。

(1)运动方式:糖尿病患者以有氧运动为主,如散步,慢跑快走、做广播操、打太极拳、游泳、骑自行车、跳舞等。

(2)运动时间:一般以饭后 1 小时进行为宜,避免空腹运动引起低血糖;每周至少 150 分钟(如每周运动 5 天,每次 30 分钟)中等强度(50%～70%最大心率,运动时有点用力,心跳和呼吸加快但不急促)的有氧运动。每次运动持续 20～30 分钟。

(3)运动强度:以活动时心率达到个体最大氧耗量的 60%为宜,最大氧耗量达 60%时,安全心率为 170-年龄。

(4)注意事项:①运动前应对患者进行全面评估,根据患者的具体情况选择运动方式,持续时间及运动强度;②避免注射胰岛素 2 小时前后运动,空腹时不宜运动,清晨未注射胰岛素前避免运动;③运动时随身携带糖果,注意补充水分,当出现饥饿感、心慌冷汗、头晕及四肢无力或颤抖等低血糖症状时及时食用;④并发急性感染、活动性肺结核,严重并发症尤其是心血管并发症时不宜运动;当血糖>14 mmol/L 时应减少运动;⑤运动中出现胸闷、胸痛,视物模糊等应立即停止运动,并及时就医处理。

(二)病情观察

1.病情监测

观察"三多一少"症状变化,定期监测血糖,尿糖、血压、血脂、糖化血红蛋白等,定期进行眼底检查,以判断患者病情变化和治疗效果。老年糖尿病患者空腹血糖<9 mmol/L,餐后2小时<12.2 mmol/L即可。

2.皮肤观察

老年糖尿病患者应注意观察患者皮肤有无感染现象,双足部皮肤有无红肿、水疱、坏死等,检查双足有无鸡眼、甲癣等。

(三)用药护理

1.一般用药护理

医师根据病情合理选用药物,护士应了解各类药的作用、剂量、用法、不良反应和注意事项,指导患者遵医嘱定时,定量用药,不可随意更改药物种类和剂量或停药,观察并及时纠正不良反应。

2.口服降糖药护理

口服降糖药主要分为磺胺类、格列奈类、双胍类、噻唑烷二酮类、α-糖苷酶抑制剂和二肽基肽酶Ⅳ(DPP-4)。

(1)磺胺类:属于胰岛素促泌剂,主要药理作用是通过刺激胰岛β细胞分泌胰岛素,增加体内的胰岛素水平而降低血糖,磺胺类药物如果使用不当可导致低血糖,特别是在老年患者和肝、肾功能不全者。第二代药物格列苯脲、格列齐特等为目前主要用药,宜在餐前30分钟服用。

(2)格列奈类:为非磺胺类胰岛素促泌剂,我国上市的有瑞格列奈、那格列奈等。此类药物主要通过刺激胰岛素的早时相分泌而降低餐后血糖,需在餐前即刻服用,格列奈类药物的常见不良反应是低血糖和体重增加,但低血糖的风险和程度较磺胺类药物轻。格列奈类药物可以在肾功能不全的患者中使用。

(3)双胍类:此类药物可增加外周组织对葡萄糖的摄取和利用,伴有体重减轻、血脂改善等作用,是肥胖或超重的2型糖尿病患者一线用药,主要不良反应为胃肠道反应(口中金属味、恶心、厌食、腹泻等),宜餐中或餐后服药。

(4)胰岛素增敏剂:主要增强靶组织对胰岛素的敏感性,刺激外周组织的葡萄糖代谢,减轻胰岛素抵抗,主要不良反应为水肿、体重增加;联合用药可发生低血糖。

(5)α葡萄糖苷酶抑制:主要抑制小肠黏膜α葡萄糖苷酶延缓碳水化合物的吸收,降低餐后高血糖,常见不良反应为胃肠道反应,如腹胀、排气增多或腹泻等;和磺胺类联合用药可发生低血糖,宜直接给葡萄糖口服或静脉注射,进食双糖或淀粉类食物无效;此药应与第一口食物嚼服。

(6)DPP-4抑制剂:DPP-4抑制剂通过抑制DPP-4而减少GLP-1在体内的失活,使内源性GLP-1的水平升高。GLP-1以葡萄糖浓度依赖的方式增强胰岛素分泌,抑制胰高糖素分泌。目前在国内上市的DPP-4抑制剂为西格列汀、沙格列汀、维格列汀、利格列汀和阿格列汀。服药时间饭前饭后均可。

3.胰岛素使用护理

2 型糖尿病患者在生活方式和口服降糖药联合治疗的基础上降糖效果不佳或存在口服药使用禁忌时,需使用胰岛素治疗,以控制高血糖,并减少糖尿病并发症的发生。使用胰岛素过程中,应熟悉各种胰岛素的名称、剂型、起效时间与持续时间等作用特点,准确执行医嘱,剂量准确,按时注射。使用注意事项如下。

(1)未开封胰岛素应放在 2~8 ℃冰箱内冷藏,切勿冷冻。已开封胰岛素放于不超过 30 ℃的室温下,放在阴暗较凉处,避免受热、光照和冷冻。如室温过高,必须存放于冰箱,注射前 30 分钟自冰箱取出升温后再用,过冷的药物注射后不宜吸收。

(2)胰岛素应使用专用胰岛素笔或胰岛素泵注射,保证剂量准确。

(3)预混胰岛素或中长效胰岛素使用前必须摇匀。

(4)常规胰岛素应在餐前 15~30 分钟皮下注射;速效胰岛素类似物应在饭前即时注射。

(5)注射胰岛素应严格无菌操作,主要注射部位如下:腹部(耻骨联合以上约 1 cm。最低肋缘以下约 1 cm,脐间 2.5 cm 以外的双侧腹部),双上臂(上臂外侧的中 1/3),大腿外侧(双侧大腿前外侧的上 1/3)和臀部(双侧臀部外上侧)。

(6)注射部位应每周轮换,每次间隔>1 cm,避开红肿、硬结、瘢痕、炎症组织,以免影响胰岛素的吸收。

(7)使用胰岛素笔注射,推注完毕后停顿至少 10 秒钟拔出,不要按揉注射部位。

(8)注意血糖监测,如发生低血糖反应,应及时报告医师,做相应处理

(四)基础与生活护理

注意个人卫生,保持全身和局部皮肤清洁,尤其是口腔、皮肤、会阴部的清洁。勤换被服;护理操作时应严格执行无菌技术;注意糖尿病足的护理,观察足部皮肤的颜色、温度的变化,每天清洗和按摩足部皮肤,勤修剪指甲,鞋袜宽松舒适,预防皮肤损伤和感染,有皮肤破溃和感染时及时处理。

(五)专科护理

1.血糖监测护理

血糖监测是糖尿病管理中的重要组成部分,其结果有助于评估糖尿病患者糖代谢紊乱的程度,制订合理的降糖方案,反映降糖治疗的效果并指导治疗方案的调整。目前临床上血糖监测方法包括利用血糖仪进行的毛细血管血糖监测、持续葡萄糖监测等。其中毛细血管血糖监测包括患者自我血糖监测及在医院内进行的床边快速血糖检测。

(1)毛细血管血糖监测:自我血糖监测是糖尿病综合管理和教育的组成部分,所有糖尿病患者均需进行自我血糖监测,自我血糖监测的频率应根据患者病情的实际需要来决定,兼顾有效性和便利性。例如每天轮换进行餐前和餐后 2 小时的配对血糖监测,能够改善患者的糖化血红蛋白水平,且不影响生活质量。

自我血糖监测的具体原则如下:①因血糖控制非常差或病情危重而住院治疗的患者,应每天监测 4~7 次血糖或根据治疗需要监测血糖;②采用生活方式干预控制糖尿病的患者,可根据需要有目的地通过血糖监测了解饮食控制和运动对血糖的影响来调整饮食和运动;③使用口服降糖药的患者,可每周监测 2~4 次空腹或餐后 2 小时血糖;④使用胰岛素治疗的患者,可

根据胰岛素治疗方案进行相应的血糖监测;使用基础胰岛素(包括中效人胰岛素和长效胰岛素类似物)的患者应监测空腹血糖,根据空腹血糖调整睡前胰岛素的剂量;使用预混胰岛素(包括预混人胰岛素和预混胰岛素类似物)的患者,应监测空腹和晚餐前血糖,根据空腹血糖调整晚餐前胰岛素剂量,根据晚餐前血糖调整早餐前胰岛素剂量,空腹血糖达标后,注意监测餐后血糖以优化治疗方案;⑤特殊人群(围术期患者、低血糖高危人群、重症患者、老年患者等)的血糖监测,应遵循以上血糖监测的基本原则,实行个体化的监测方案。

(2)持续葡萄糖监测:持续葡萄糖监测是指通过葡萄糖传感器监测皮下组织间液的葡萄糖浓度变化的技术,可以提供更全面的血糖信息,了解血糖波动的特点,为糖尿病个体化治疗提供依据。尤其是以下患者:①需要胰岛素强化治疗的 2 型糖尿病患者;②无法解释的严重低血糖或反复低血糖、无症状性低血糖、夜间低血糖;无法解释的高血糖,特别是空腹高血糖;③血糖波动大,超过 10 mmol/L;④出于对低血糖的恐惧,刻意保持高血糖状态的患者。

2.常见并发症的预防和护理

老年糖尿病的并发症尤其是慢性并发症发生率高,常常是导致患者死亡的重要原因。除了与中青年糖尿病相一致的各种并发症外,老年患者还有一些比较特殊的临床表现。部分老年糖尿病患者以并发症为首发症状,如因糖尿病视网膜病变导致视力下降而到眼科就诊,糖尿病高渗性昏迷到神经科就诊,或因心肌梗死、脑血管意外而就诊等。常见的并发症分为急性和慢性。

(1)急性并发症:包括非酮症高渗性昏迷、酮症酸中毒及乳酸酸中毒。部分老年糖尿病患者以高血糖高渗状态为首发症状,好发年龄为 50~70 岁,特点是极度高血糖、失水严重、血液浓缩及神经精神症状突出。酮症酸中毒多因停用胰岛素或出现感染、外伤等应激情况时诱发。乳酸酸中毒常见于严重缺氧及肾功能不全的患者服用某些药物(尤其是苯乙双胍)或因慢性血管疾病导致组织缺氧,乳酸生成增加。老年糖尿病急性并发症死亡率较高,需要及时启用胰岛素治疗。

(2)慢性并发症:①糖尿病大血管病变。糖尿病患者动脉粥样硬化的患病率较高,可引起冠心病、脑血管疾病、间歇性跛行和坏疽等。具有病变范围广泛且严重、治疗困难、预后差等特点,是老年糖尿病患者伤残和死亡的主要原因;②微血管病变。微血管的典型病变为微循环障碍、微血管瘤形成和微血管基底膜增厚等,病变可累及视网膜、肾、神经和心肌组织,其中比较重要的是糖尿病肾病和视网膜病变;③糖尿病肾病、泌尿系统感染。老年糖尿病肾损害是多种危险因素共同作用的结果,老年糖尿病患者由于肾小球滤过率下降等原因,肾糖阈提高,故应以血糖及糖化血红蛋白等作为代谢控制良好与否的依据。由于尿路不畅、尿潴留等原因易有泌尿系统感染,应重视防治以免影响肾功能;④糖尿病周围神经病变。老年糖尿病患者神经系统损害常见,包括中枢神经系统病变、周围神经病变、自主神经病变等;⑤糖尿病足部溃疡。主要表现为足部皮肤深度溃疡甚至坏疽,由于下肢周围神经病变、供血不足以及感染等因素的综合作用;⑥糖尿病皮肤病变。

(3)低血糖:年龄是发生严重低血糖的独立危险因素。老年糖尿病患者发生低血糖的风险增加,且感知低血糖的能力和低血糖后的自我调节和应对能力减弱,更容易发生无意识低血糖夜间低血糖和严重低血糖,出现临床不良后果如诱发心脑血管事件、加重认知障碍甚至死亡。

老年糖尿病早期比较容易发生餐后低血糖,主要是胰岛素分泌延迟或过量所致。老年糖尿病患者由于肝肾功能减退,更容易发生低血糖,发生后恢复也慢,有时需数天,甚至 1 周。常发生在下列情况:①单用磺胺类药物,特别是格列本脲。个别老年糖尿病患者,仅服数片上述药物即发生低血糖;②合用两三种作用机制不同的口服降糖药,且剂量过大;③注射胰岛素后不进餐,或立即外出活动;④晚睡前注射胰岛素剂量过大;⑤注射胰岛素同时加服降糖药;⑥伴有认知功能障碍、自主神经病变、服用 β 受体阻滞剂,或有反复低血糖发作史的患者尤其需要警惕严重低血糖的发生,应适当放宽血糖的控制目标,尽量选用低血糖风险低的降糖药物,并严密监测血糖变化。

(4)老年综合征:老年糖尿病患者易于出现包括跌倒、痴呆、尿失禁、谵妄、晕厥、抑郁症、疼痛、睡眠障碍、药物滥用、帕金森综合征、压力性损伤、便秘、营养不良、听力障碍和衰弱综合征等在内的老年综合征,严重影响患者的生活质量和预期寿命,增加了糖尿病管理的难度。对此类患者更需要全面评估后慎重考虑治疗获益与风险的平衡,确定以改善生活质量为主的安全治疗策略。

(5)糖尿病足的护理:①定期检查足部皮肤有无鸡眼、水疱、裂伤、红肿和擦伤,发现后及时处理;②无论在室内还是室外均应避免赤脚,避免异物损伤;③冬天注意足部保暖;④选择合适的鞋袜,如选择轻巧柔软的鞋子,鞋子以弹性好、透气及散热性能好的棕色质地为佳,避免足部受压,老年患者外出不可穿拖鞋,以免跌倒受伤;⑤促进血液循环,每天进行适度的运动,经常按摩足部,按摩方向由齿端向上;⑥保持足部清洁,避免感染。每天用温水泡足,水温以 38～40 ℃为宜,脚趾缝之间要洗干净。浸泡时间不宜过长,一般 10～15 分钟,洗后用清洁、柔软的毛巾轻轻擦干,注意保持趾间干燥,老年患者足部皮肤干燥,可用尿素霜涂擦。勤剪趾甲,不宜太短,应与脚趾平齐;⑦避免足部受热或化学品的伤害,如不要使用热水袋、电热饼取暖,治疗局部创口时不要使用刺激性强的消毒剂和药水;⑧糖尿病大疱性皮肤病,在无菌操作下抽液,预防继发感染。要注意保护痂皮,使其自然脱落,切勿剥脱。

(6)糖尿病视网膜病变:①视网膜病变稳定的患者每年也应最少做 2 次眼科的全面检查;②睡眠时头部稍抬高 $15°～20°$,以减少眼球后血管的压力;③增殖性视网膜病变或严重非增殖性视网膜病变时,禁忌做大强度有氧运动或抗阻训练;④日光强烈或冬季雪地里应佩戴防护镜;⑤激光治疗前,安慰患者消除恐惧心理,配合治疗。激光治疗后要防止眼底再出血,保持安静;避免弯腰提重物活动;保持大便通畅,防止便秘;防止过多打喷嚏、咳嗽、呕吐等。

(7)感染:①注意个人卫生和环境卫生,勤洗澡,勤洗、勤换内衣,以穿着柔软、舒适、棉质本色的内衣裤为宜。女性要注意外阴部位的清洁,养成良好的卫生习惯;②皮肤的局部感染要及时处理治疗,当发生毛囊炎及小疖肿时不要挤压;③注意及时修剪手指甲、脚指甲;④对有周围神经炎感觉迟钝者要防止外伤及烫伤;⑤尽量避免到人多的拥挤的公共场所,以减少呼吸道传染的机会;⑥如发生感染应选择敏感的抗生素早期治疗,并积极控制糖尿病。

(六)心理护理

评估患者心理状态,了解患者能否积极配合治疗与护理;关心体贴患者,耐心向患者介绍糖尿病的基本知识;及时对家属进行健康教育,以取得家属支持,使患者能坚持治疗。

四、出院指导

(1)饮食指导:指导患者掌握饮食治疗的具体要求和措施,长期坚持进行饮食治疗。控制总热量,保持理想体重,三餐规律,减少高脂肪高胆固醇食物,多吃粗粮,粗细搭配,清淡少盐。

(2)运动训练指导:指导患者进行规律运动。根据患者年龄、性别、体力、病情、有无并发症等条件再选择合适的运动,循序渐进、长期坚持,每周3～4次,每次30～60分钟,每周不少于150分钟。

(3)用药指导:告知患者药物的名称、剂量、作用机制、不良反应等,指导患者观察和处理药物不良反应,让患者和家属了解糖尿病的基础知识和治疗控制要求,教会患者各种药物的服用方法。胰岛素治疗患者,教会正确的胰岛素注射技术。

(4)教会患者低血糖的应急处理,如出现心慌、出汗、饥饿感等症状,应立即测血糖,确认为低血糖可进食方糖15 g,果汁或含糖饮料150 mL,15分钟后复测血糖,直至缓解。

(5)定时监测血糖并记录,胰岛素治疗患者血糖未达标或治疗开始应每天监测血糖5～7次(7点血糖是指三餐前＋三餐后＋睡前血糖),已达标可每天2～4次。非胰岛素治疗患者血糖未达标或治疗开始时每周3次或每天5～7次,已达标患者每周3次。

(6)预防感染,注意个人卫生,应保持全身皮肤清洁,勤洗澡,勤换内衣裤,如发生皮肤感染应及时治疗,保持口腔清洁,避免口腔疾病。

(7)外出时随身携带糖果及患者登记卡,注明姓名、诊断、用药情况、联系方式等,一旦发生意外,便于及时联系、救治。

(8)定期门诊随访,监测血压,体重及腰臀围应至少每周测定1次,尿常规每月1次,肝功能、肾功能、血脂及眼底检查每0.5～1年检查1次。糖化血红蛋白每3～6个月门诊复查1次,每年进行1～2次全面检查,早防治各种并发症。

第十二节　老年骨质疏松症

骨质疏松症是一种系统性骨病,其特征是骨量下降和骨的微细结构破坏,表现为骨的脆性增加,因而骨折的危险性大大增加,即使是轻微的创伤或无外伤的情况下也容易发生骨折。老年骨质疏松症又称为Ⅱ型骨质疏松症。女性一般在绝经后20年以上,男性年龄在70岁以上,其发病率女性为男性的2倍。常见于绝经后妇女和老年人。随着年龄的增长,老年性骨代谢中骨重建处于负平衡。发病机制一方面是由于破骨细胞的吸收增加;另一方面是由于成骨细胞功能的衰减导致骨量减少。

一、临床表现

(一)身高缩短和驼背

正常人每人24节椎体,每个椎体高度约2 cm,老年性骨质疏松症每个椎体缩短2 mm,身长平均缩短3～6 cm。

(二)腰背疼痛

在老年骨质疏松症中占70%～80%,疼痛由脊柱向两侧扩散,久坐久立疼痛加重,仰卧或坐位疼痛减轻,新鲜胸腰压缩性骨折亦可产生急性疼痛,在相应部位脊柱棘突有强烈压缩痛,一般 2～3 周后可逐渐减轻,产生慢性腰痛。

(三)呼吸功能下降

脊柱压缩性骨折,脊柱后弯、胸廓畸形,可使肺活量和组织换气量显著减少。患者往往可出现胸闷、气短、呼吸困难等症状。

(四)骨折

骨折是骨质疏松最常见和最严重的并发症。髋、腕及椎体骨折这 3 种骨折在 65 岁以上妇女占 6%。有调查显示,北京 50 岁以上女性腰椎骨折患病率为 15.0%,80 岁以上为 36.6%。髋部骨折随年龄增加发病率明显增高。

(五)辅助检查

(1)X 射线检查:X 射线为一种较易普及的检查骨质疏松症的方法。

(2)骨密度测定。

(3)骨转化的生化测定:包括与骨吸收有关的生化指标和与骨形成有关的生化指标。

二、治疗

(一)治疗原则

老年骨质疏松主要提倡预防和对症治疗。积极治疗一些能引起骨质疏松的内科疾病;50 岁以上的人慎用糖皮质激素、肝素等,以免导致骨质疏松;少吸烟、少饮酒;酒精中毒将导致肾上腺皮质功能亢进而引起骨质疏松;老年人骨折者,石膏固定弊多利少,长期卧床及活动减少将加重骨质疏松。

(二)药物治疗

(1)钙制剂:分无机钙和有机钙两类。

(2)钙调节剂:钙调节剂主要包括维生素 D、雌激素、降钙素。

(3)氟化物:主要能刺激成骨细胞的成骨活性和骨形成能力。

(4)二磷酸盐:如阿仑膦酸钠、依替膦酸钠能抑制骨转化,对骨密度有明确的增加作用。

(三)营养疗法

多食用含钙食品,主要是奶制品及豆制品,3 杯牛奶能提供 900 mg 元素钙。

三、护理评估

了解疾病的发病时间、发病特点以及有无对生活质量的影响;了解患者有无身高缩短、腰背疼痛、呼吸功能下降等。

四、护理措施

(一)注意保暖,避免寒冷刺激

冷寒交替时,注意保暖,睡卧时盖好衣被,避免着凉和使用冷水;多走平地,勿持重物。睡硬床板,鼓励患者多进行户外活动,多晒太阳,应注意减少和避免患者受伤的可能性。

(二)摄入足够的钙

老年人一般应每天摄入钙不少于 850 mg,若已发生了骨质疏松症,则每天补钙应达 1 000～2 000 mg。而且食物中的钙磷比值要高于 2∶1 才有利于骨质疏松症的预防和治疗。膳食要富含蛋白质和维生素 C,高蛋白膳食可明显增加钙的吸收。每天供给优质蛋白质 60～

70 g,维生素 C 300 mg 以上,主要从鱼、虾、奶、黄豆制品及富含维生素 C 的蔬菜、水果中获得。

(三)每天坚持体操锻炼

如扩胸运动、深呼吸运动、伸背运动、下肢后提运动、收腹运动和下肢外展运动等,早晚各1 次,每次约 20 分钟;每天也可参加气功、太极拳、舞剑等活动。

(四)保持良好生活方式

调节心情和自身压力,避免熬夜。可防止酸性物质沉积,保证骨代谢的日常进行。吸烟影响甘峰的形成,过量饮酒不利于骨骼的新陈代谢,喝浓咖啡会增加尿钙排泄,影响身体对钙的吸收,应避免上述不良生活习惯。

(五)指导患者

使用骨科辅助器具如背架、紧身衣等,以限制脊椎的活动度,给予有效的支撑力度。

(六)准确评估

患者疼痛的部位、性质、程度以及持续的时间等,疼痛明显或有骨折的患者应卧硬板床休息,或给予消炎止痛药并结合中药热敷、理疗。平时增加钙片、维生素 D、雌激素的补充。

(七)加强心理干预

骨质疏松症的老年患者由于疼痛及害怕骨折,常常不敢运动而影响日常生活,当发生骨折时,需要限制活动,不仅患者本身需要角色适应,其家属亦要正视病情。因此,护士应协助患者及家属尽快适应角色与责任,尽量减少对患者康复治疗的不利因素。同时针对不同患者的具体病情,给予必要的康复指导,耐心解释,使患者了解疾病的原因,以解除他们因病痛所带来的精神压力,减轻思想负担,帮助正确认识和对待疾病,并争取家属和陪护人员的配合。

(八)严格掌握用药方法及注意事项

患者服用钙剂时最好空腹服药,并增加饮水量以增加尿量,减少泌尿结石形成的危险,同时应注意观察有无食欲减退、恶心、颜面潮红等不良反应。同服维生素 D 时,不可和绿叶蔬菜一起服用,以免形成整合物而减少钙的吸收。服用雌激素应定期进行妇科检查和乳腺检查,反复阴道出血应减少用量或停药,使用雄激素的女患者应定期监测肝功能。服用二磷酸盐时,应空腹服药,同时饮清水 200～300 mL,至少在半小时内不能进食或喝饮料,也不能平卧,需采取立位或坐位,以减少对食管的刺激。

(九)健康教育

(1)做好防病知识教育,让患者了解到随着年龄的增长均有不同程度的骨量丢失,在达到峰值骨量就应开始预防骨质疏松症,以争取获得较理想的峰值骨量。

(2)告知患者合理的生活方式和饮食习惯可以在一定程度上降低骨量减少的速率和程度,延缓和减轻骨质疏松症的发生及发展。其中运动,保证充足的钙剂摄入是行之有效的方法之一。

(3)鼓励患者多晒太阳。紫外线能刺激维生素 D 合成,促进钙质在骨骼中沉积,达到预防骨质疏松症的作用。每天 1～2 次,每次 10 分钟,不可在阳光最强的时候暴晒,以上午 10 时以前和下午 3 时以后为佳。

(4)嘱患者按时服用各种药物,学会自我监测药物不良反应。应用激素治疗的患者应定期检查,以便及时发现可能出现的不良反应。

（5）指导老年患者进行户外活动，鼓励进行肌肉和关节的协调性和平衡性锻炼，指导患者进行步行、游泳、慢跑、骑自行车等运动，但应避免剧烈的、有危险的运动。同时运动要循序渐进、持之以恒。

（6）加强预防跌倒的宣传和教育，积极采取家庭和公共场所防滑、防绊、防碰等防护措施，避免不安全事件的发生。

（7）指导患者出院后坚持服药，定期复诊。

第七章　老人常见问题护理

第一节　睡眠障碍

睡眠障碍是指入睡和(或)睡眠维持障碍,导致睡眠时间或睡眠质量不能满足个体的生理需要,并且影响日间功能的综合征。

国外研究显示,60~90岁老年人中,80%~90%被睡眠障碍困扰。我国社区老年人中,约有50%存在各种形式的睡眠障碍,且女性发病率高于男性。

老年人睡眠的特点是:①入睡时间延长,总睡眠时间及有效睡眠时间减少,睡眠质量下降;②浅睡眠增加,深睡眠减少;③夜间觉醒次数及时间增加,白天易困倦;④早睡、早醒。

一、病因

1.生理性原因

老年人新陈代谢减慢,体力活动减少,影响正常睡眠过程。随着年龄增长,入睡时间延长,有效睡眠时间减少,睡眠结构及节律改变等引起睡眠障碍。

2.心理性原因

老年人独居、日常生活能力降低、对社会环境的适应能力下降,更易产生剧烈的情绪波动,如过度兴奋、悲伤、激动、紧张或疲劳等,从而引起睡眠障碍。

3.不良的睡眠习惯

部分老年人离退休后日间活动减少,白天睡眠时间过长,扰乱了正常的睡眠节律,导致夜间睡眠质量下降。此外,过度饮酒、吸烟、饮用含咖啡因的饮料等会影响中枢神经系统兴奋性,从而影响睡眠。

4.不良的睡眠环境

老年人对于不良睡眠环境较年轻人更为敏感,光线过强、噪声干扰、室温过高或过低,睡眠环境变化等都会影响睡眠。

5.躯体疾病

老年人常见的前列腺增生、夜尿增多、心脑血管疾病等可干扰睡眠的正常生理节律。帕金森病和阿尔茨海默病也会伴随睡眠障碍。

6.精神疾病性原因

抑郁、焦虑是引起老年人睡眠障碍最常见的原因,常伴有入睡困难和早醒。

7.医源性原因

老年人常服用各种药物,如抗高血压药物、抗帕金森病药物、皮质类固醇药物、甲状腺素、支气管扩张剂等都可影响睡眠。另外,长期滥用各种安眠药会产生依赖,一旦停药会出现反跳性失眠。

二、临床表现

1.老年人失眠的表现

常见早醒、入睡困难、入睡时间延长、夜间易醒、醒后再入睡困难、夜间睡眠断断续续、白天容易打盹等,其中白天打盹是老年人最常见的睡眠问题。老年男性比女性更易出现白天过度睡眠。

2.老年人睡眠障碍的主要特点

常合并其他老年疾病和问题,如老年人睡眠障碍多与精神疾病合并,其中抑郁是最常见的疾病,同时抑郁情绪也可以预示睡眠问题的发生。

三、治疗要点

1.病因治疗

积极寻找原发疾病及其他引起睡眠障碍的原因

2.保持睡眠卫生

可以改善睡眠,对程度较轻的失眠可起到治疗效果。

3.药物治疗

如解除发病原因,改善睡眠习惯,睡眠仍得不到改善,可给予小剂量安眠药改善睡眠质量。注意个体化用药,尽量选择不良反应轻、药物依赖小的药物。目前使用的催眠药主要有:

(1)苯二氮䓬类(BZDs):如三唑仑、咪达唑仑、艾司唑仑、劳拉西泮以及半衰期长的氯硝西泮等。

(2)巴比妥类催眠药:常用的有苯巴比妥、异戊巴比妥、司可巴比妥等。这类药物可致中枢抑制,且易产生药物依赖,现已少用。

(3)其他催眠药:抗抑郁药小剂量米氮平和曲唑酮有较强的镇静、催眠和抗焦虑作用。新型抗精神病药喹硫平镇静、催眠作用良好,且长期服用无依赖性。

(4)新型催眠药:如佐匹克隆、唑吡坦等,无体内积蓄,无明显的药物依赖作用。

(5)中药:酸枣仁汤对原发性失眠和焦虑性失眠有一定疗效。

4.心理治疗

以行为治疗较为常用,具体方法包括松弛疗法、自身控制疗法、沉思训练、生物反馈疗法等。松弛疗法的实施方法如安静平卧,先调匀呼吸,力求自然地使呼吸变深变慢等。同时依次放松全身各部肌肉,脑海里想象某种轻松宁静的情景,以求身心同步松弛,这样使生理觉醒水平下降,缩短入睡潜伏期,改善睡眠。

四、护理评估

(一)临床症状评估

1.是否存在失眠的具体临床表现

包括睡眠的相关参数,如睡眠潜伏期、觉醒次数、有无早醒、多梦,睡眠时间、睡眠质量及对日间功能的影响程度等。

2.失眠的特点

失眠发生的频率、持续时间和促发因素。

(二)睡眠习惯和睡眠卫生情况评估

(1)包括每日就寝和起床时间、总睡眠时间、是否午睡及其时间、睡眠形式和习惯。

(2)上床后是否立即关灯睡眠,有无上床后先看电视、阅读、听广播或音乐等不良的睡眠卫生习惯。

(3)是否与配偶同睡一间卧室或需要分床单独睡、配偶是否打鼾、是否起夜。

(三)药物使用情况

仔细询问老人目前的服药情况。对于已经使用催眠药物的老人应该认真记录药物名称、剂量、使用方法、治疗效果和不良反应,还应该注意是否存在药物或物质滥用情况(咖啡、可乐、酒精和烟草等)。评估老人是否有高血压、帕金森病、痴呆等相关疾病,排除药物性原因引起的失眠。

(四)体格检查

仔细的体格检查以排除可能的躯体疾病相关性失眠,如阻塞性睡眠呼吸暂停老人常常存在肥胖、咽腔狭小和鼻腔病变(鼻中隔偏曲、鼻甲肥大或鼻息肉)、皮肤病老人存在的皮肤原发或继发性损害等。

(五)客观资料

1.多导睡眠图

是在老人睡眠过程中监测脑电图、心电图、肌电图、眼动图、口鼻通气量、血氧饱和度等生理信号,监测睡眠生理和睡眠行为的变化。

2.量表评价法

常用的是匹兹堡睡眠指数,通过询问老人近1个月的睡眠情况,评价其睡眠质量。

五、护理措施

1.运动和休息

鼓励老人白天适当运动,保持良好的精神状态,帮助老人制定作息时间表,保证规律作息,白天减少小憩时间,以保证夜间足够的睡眠。

2.饮食

合理搭配膳食,营养均衡,晚餐不宜过饱。睡觉之前不要吃对大脑有刺激性的食物,应该保持空腹或者吃一点有助睡眠的食物,如牛奶、小米粥、核桃、大枣、蜂蜜和醋等。

3.用药护理

应用各种非药物改善睡眠的措施效果不明显时,可根据老人失眠的程度及特点,在医生指导下使用合适的安眠药物治疗。注意观察药物的不良反应,观察老人睡眠的改善情况。如出现烦躁不安,及时告知医生。

4.心理护理

(1)首先要让失眠老人知道失眠只是由于各种原因引起的普通健康问题,不要对其产生恐惧,对老人进行耐心解释、指导,使其加深对睡眠的了解,减少对睡眠的不合理认知与恐惧焦虑心理,从根本上打破因为失眠而焦虑,越焦虑越失眠的恶性循环。

(2)对于心理因素导致的失眠,应和老人有效沟通,了解老人的心理状态,明确是何种心理问题导致失眠,必要时寻求心理科医务人员的帮助。协调家庭关系,协助老人获得必要的社会支持,以消除老人的顾虑和担忧。

5.健康教育

(1)指导老人建立规律的生活和作息习惯,坚持锻炼,保持身体健康,定期体检。

(2)对于夜尿增多的老人,应加强对老人及其照护者的指导,防止出现跌倒和坠床,保证老人安全。

6.改善睡眠环境

创造适宜睡眠的环境,具体包括以下方面。①环境颜色:选择浅淡,平静的色调,蓝色和绿色是海和树的颜色,对安定情绪有利;②光线:睡眠时寝室光线宜暗不宜亮;③声音:睡眠时,尽量保持周围环境的安静,消除噪声来源;④温度:夏天 22～23℃较合适。⑤湿度:40%～60%为宜。

第二节 衰 弱

衰弱综合征是指由于个体脆弱性增加,保持自我内在平衡能力下降所产生的临床综合征,表现为机体储备能力和抵御能力下降,对不良健康结局的易感性增加。目前,尚未有一个公认的"金标准"来确诊老年衰弱综合征,而是将老年人生理、心理和环境等各方面因素都考虑其中。一般认为衰弱的核心病理基础为肌少症。老年肌少症是指与年龄相关的持续骨骼肌量流失,导致骨骼肌强度、功能下降而引起的综合征。

衰弱的发生、发展与年龄密切相关,在年龄≥85 岁的老年人中大约 1/4 存在衰弱。衰弱加剧了老年人不良健康结局风险,增加了家庭以及社会的养老和医疗负担。

一、常见原因

衰弱综合征是老年综合征的一个核心,随着年龄的增长,老年人生理功能逐渐减退,多系统损伤,机体储备减少后,呈现出易患病的状态。严格来说,老年衰弱综合征并不是一种疾病,而是个体在不可逆转的衰老过程中,呈现出的一种状态。衰弱是一种多因素的状态,往往是一系列慢性疾病、一次急性事件或严重疾病的后果。高龄、跌倒、疼痛、营养不良、肌少症、多病共存、多重用药、活动功能下降、睡眠障碍、焦虑、抑郁等均与衰弱相关。

二、临床表现

1.衰弱的症状

虚弱、疲惫、活动耐力下降、进食减少、体重减轻等。

2.衰弱的体征

肌肉减少、步态减慢、骨量减少、平衡能力降低、失用性肌萎缩、营养不良等。

3.各系统功能减退导致不良事件风险增高

如跌倒、尿潴留、便秘。

4.衰弱的不良结局

骨折、急性病住院、失能,入住长期照护机构、生活依赖和死亡;抑郁、痴呆既是衰弱的结局,也是其发生、发展的重要因素,老年人的家庭社会支持系统也应纳入不良结局的预测中。

三、治疗要点

营养不良与肌少症是衰弱的关键因素,针对这两项关键因素干预和治疗有利于延缓老年衰弱的发展进程。

1.干预危险因素干预

加强民众健康教育,指导健康科学生活方式,如健康饮食、科学运动、戒烟限酒、控制体重等。

2.运行干预

阻力训练是最常见的运行干预。老年人坚持规律运动可改善肌力、活动耐力、平衡和躯体功能,延缓失能的发生,预防痴呆和抑郁;同时,对内分泌和免疫系统均有益处。建议老年人每天进行 30 min 有氧运动,每周 2 次抗阻力运动。

3.营养干预

补充蛋白质是肌少症的主要治疗方案之一。大多数老年人存在热量和蛋白质摄入不足。《肌肉衰减综合征营养与运动干预中国专家共识》推荐,老年人每天蛋白摄入量应维持在 $1.0\sim1.5$ g/kg。乳清蛋白能刺激肌肉蛋白合成,建议每天补充 $10\sim20$ g 乳清蛋白。另外,每天适量补充维生素 D、维生素 B_{12} 和叶酸也很重要。当老年人出现病情变化,经营养评估,给予高蛋白、高能量的肠内营养支持方案更有助于提高老年人的骨骼肌含量和体力。

4.药物干预

目前涉及衰弱、肌少症的药物治疗也在研究中。如血管紧张素转化酶抑制剂(ACEI)已经研究证实可以改善骨骼肌结构和功能,停止和减缓老年人的肌肉力量减退。

四、护理评估

老年衰弱综合征的护理评估需要全面考虑老年人的临床症状、体征、生活自理能力、心理情绪状态等多方面因素。以下为三种常用的衰弱护理评估工具。

1.Fried 衰弱身体表型

根据衰弱循环的理论,以活动力、营养状态、平衡性、力量、持久力、机动性作为评估标准,建立衰弱身体表型。此评估工具广泛应用于社区和养老机构,进行老年衰弱风险评估和调查。评估中包含以下五项指标:无意识体重下降、步速缓慢、握力不足、倦怠感、活动力低下。每项计 1 分,总分为 5 分。得分越高,衰弱情况越严重。3 分或以上判定为衰弱。

2.Rockwood 临床衰弱量表

该量表来源于加拿大一项研究课题对 1 万多名 65 岁以上老年人为期 5 年的前瞻性定群分析的结果为依据而制订。通过分级法计算衰弱指数,能够有效预测衰弱综合征的预后。它的特点是使用者可以自行进行判断,适用于有慢性疾病的老年人。

3.Tilburg 衰弱评估量表

此量表为自我评估式量表,从身体、心理、社会 3 个维度评估老年人的身心状态,共 15 个条目,其中躯体衰弱包括身体健康、自然的体重(身体指数)下降、行走困难、平衡、视力问题、听力问题、握力、疲劳感 8 个条目;心理衰弱包括记忆力、抑郁、焦虑、应对能力 4 个条目;社会衰弱包括独居、社会关系、社会支持 3 个条目。量表条目采取二分类计分法,每个条目存在计 1 分,不存在计 0 分。总分为 15 分,5 分或以上判断为衰弱,得分越高,表示衰弱程度越严重。

五、护理措施

1.营养和运动

与老年人及照护人员（家人/保姆/其他照护者）一起探讨老年人的饮食习惯，征求老年人建议，获得老年人的认可，为老年人制订个性化的饮食方案，包括调整膳食结构、增加营养补充剂、改变不健康的饮食习惯等。营养治疗需要配合运动锻炼才能更好地发挥作用。老年人进行运动治疗的过程中，特别注意安全防护，预防跌倒、意外碰撞伤等情况的发生。详细指导老年人及照护者运动的注意事项：如评估环境安全、评估老年人身心状态、意外情况的紧急处理、根据慢性病病情随身携带哮喘发作、心绞痛发作、低血糖发作的急救药品/食品。

（1）营养支持可以有效改善衰弱老年人的体重下降和营养不良，补充蛋白可以减少并发症、提高握力、增加肌容积，并且与运动锻炼有协同作用。另外，鼓励老年人多摄入含钙和维生素D丰富的食物，如牛奶、大豆、禽、蛋、肝、鱼肝油等，能提高神经、肌肉的功能，并能预防跌倒、骨折和改善平衡功能。研究显示，维生素D在衰弱治疗中可能具有重要地位，维生素D缺乏在老年人中很常见，这可导致肌肉无力，每天补充800IU维生素D，可以改善下肢的力量和功能。

（2）减轻体质量和锻炼可改善老年肥胖人群的衰弱综合征，如适量太极拳运动，对预防跌倒也有积极的效果。

（3）有针对性地对柔韧性、平衡、力量和移动速度进行锻炼：如抗阻力运动、耐力运动与有氧运动。

2.生活照护

评估老年人的生活自理能力、认知情况、个性需求、居住方式、家庭社会支持系统，根据老年人的综合评估情况，制订住院治疗期间的照护计划，如协助按时配送营养餐、按需喂食、皮肤清洁卫生、协助着装修饰、如厕照料等。老年人出院后，根据老年人选择的居住方式，给予生活指导、照护者指导。如选择长期照护机构生活的失能老年人，可将"老年人生活照护计划"以出院护嘱的方式交给家属带到照护机构。

3.用药护理

①加强药物管理、提高用药依从性：住院期间，老年人药品由护士按医嘱统一管理和发放，耐心向老年人介绍各类药物的作用。出院前，帮助老年人整理药品，详细向老年人及照护人员讲解药物的正确保管和使用方法，避免使用过期变质药品，强调按医嘱用药，定期随访药物使用情况的重要性。②减少多重用药：多种疾病共存是衰弱的潜在因素，衰弱的预防和治疗应积极管理老年人所患疾病，尤其重视处理可逆转的疾病。评估衰弱老年人的用药，合理并及时纠正不恰当的药物使用，多重用药仍然被认为是衰弱发病的主要危险因素之一，因此减少多重用药不仅可以减少医疗费用，而且可以降低多重用药带来的药物不良反应。③严格遵循老年人用药原则：避免不良用药带来的伤害，同时密切观察和预防药物不良反应。

4.健康教育

健康教育的对象包括老年人、家属及照护者。健康教育方式根据情况采用一对一当面沟通、老年人健康知识小讲座、老年人照护者活动沙龙、长期照护机构照护人员集中培训等方式。随着现代信息化交流平台的发展，也可以利用QQ群、微信群、公众号、健康教育互动App等方式进行各种形式的健康教育。

5.访视护理

老年人居家访视护理是社区护理和医院延伸护理的重要内容,也是目前我国老年人居家护理的薄弱环节。各类居家护理、照护相关的政策、法规和服务体系还处于不断完善中。一些市场化运行的健康服务与管理机构已经开始以护理产业化的方式涉足和推进老年人居家访视、评估、护理、照护、转诊等服务方式。衰弱老年人访视护理的内容主要有生活自理能力动态评估、肢体肌力评估、生命体征及皮肤情况评估、饮食营养评估、情绪状态评估、睡眠评估、用药依从性评估以及慢性疾病监测指标随访情况等,根据评估的结果,给予个性化的居家护理指导、就诊建议。

6.心理护理

衰弱老年人的心理护理应建立在充分了解老年人个性化的身心状态、性格情绪特点,居住生活方式、支持系统情况的基础上进行。特别是高龄、失能、独居老年人,伴有视力、听力下降及认知障碍的衰弱老年人。心理护理需要做到的第一步是亲近老人,获得老年人的信任和认可,以便了解到老年人真实的心理状态和问题点,做到有针对性的心理护理。

7.团队照护

老年长期护理团队照护模式是指依托专业的老年长期照护团队,不仅为老年人及家属、居家照护者提供医疗、康复、护理、照护服务,还为其争取社会支持系统、法律咨询等关怀系统的团队照护模式。

第三节　营养不良

营养不良是指营养物质摄入不足、过量或比例异常,与机体的营养需求不协调,从而对机体细胞、形态、组成与功能造成不良影响的一种综合征。老年人由于吞咽、消化、吸收功能等下降,其营养摄入受到限制,同时,慢性疾病、社会、心理等因素的影响,发生营养不良的风险增加。营养不良是常见的老年综合征,与恶病质、肌少症、虚弱症以及许多不良临床结局紧密相关。

一、发生原因

除了增龄的生理因素影响老年人的营养状况外,疾病、药物等多种因素都会影响老年人的营养状况。

(一)社会学因素

大多数老年人退休后,离开原来工作岗位和社会交际圈,固定收入降低,在饮食保健方面容易受到广告宣传和保健食品推销活动的影响,导致在老年人日常食物的选择上存在主观片面认识,营养不良风险凸显。

(二)老年人生理退行性改变

随着年龄的增长,老年人活动能力降低,行动迟缓,视力、听力下降,牙齿松动,咀嚼功能减弱,吞咽困难等情况的发生,使老年人的食物选择和摄入受到影响;同时,老年人胃肠蠕动功能减弱,胃酸分泌减少,胃肠道菌群失调等因素都会影响营养物质的吸收和利用。

(三)老年人对营养需求改变

老年人能量消耗减少,食欲减退,基础代谢率降低,对碳水化合物利用率较低,蛋白质摄入减少,脂肪占比增加,长此以往易导致营养素摄入比例不合理和蛋白质-能量营养不良。同时老年人渴觉减退,主动饮水意识差,容易产生机体脱水。

(四)疾病与药物因素

在老年人急性病、慢性病的病程中,使用各种药物,常常影响老年人的食欲、味觉、嗅觉及营养吸收、机体代谢,从而导致营养不良。

(五)老年人的心理因素

老年人的一些性格特征,如孤僻、固执,影响老年人形成科学合理的营养知识。有认知功能减退的老年人,无法正确表达和控制摄食需求,也会成为营养不良的高风险因素。

(六)老年人及照护者对营养知识的掌握及态度

无论是独居自理老年人,还是依赖照护者的失能、半失能老年人,以及老年人照护者对营养知识的正确认知和依从性是影响其合理科学膳食、均衡营养的重要因素。

二、临床表现

老年营养不良最主要的临床表现是营养不足、营养过剩或营养失衡。

(一)营养不足

蛋白质-能量营养不良(PEM)是最常见的营养不良形式,有三种典型症状。

1.消瘦型

表现为消瘦,皮下脂肪消失,皮肤无弹性,头发干枯,体弱乏力,精神萎靡等。

2.水肿型

由于长期蛋白质供给不足,表现为水肿,皮肤干燥萎缩,角化脱屑,头发脆弱脱落,食欲缺乏,肝大,常伴腹泻和水样便。

3.混合型

由长期蛋白质及能量供给不足引起,表现为以上两种类型营养不良相兼的共同特征,同时,伴有其他营养素缺乏的表现。

(二)营养过剩

由于过量摄入脂肪或合并有内分泌代谢性疾病引起,表现为超重和肥胖。

(三)营养失衡

由于各种营养素摄入比例不均衡所致。水液代谢失衡也是老年人营养缺乏比较重要的临床表现。脱水被认为是营养不良的一种形式,若老年人出现脱水,则有潜在的营养失衡高风险。

三、营养评估方法

营养筛查与评估是临床营养诊疗、营养干预的首要前提。

(一)常用营养评估方法

1.临床检查

常用病史采集和体格检查收集信息,综合评估。体格检查的重点内容是老年人体内脂肪情况、肌肉萎缩程度、皮肤弹性情况、有无水肿等。

2.人体测量

身高、体重、体重指数、各种围度测量法。

(1)身高的间接测量法:当老年人存在驼背、肌肉萎缩或其他疾病因素影响身高测量时,可采用膝高测量法。即老年人屈膝90°,测量髌骨中点到地面的垂直距离。再用公式计算身高,国内推荐公式如下:

$$男性身高(cm)=62.59+[0.01×年龄(岁)]+[2.09×膝高(cm)]$$
$$女性身高(cm)=69.28+[0.02×年龄(岁)]+[1.50×膝高(cm)]$$

(2)体重指数(body mass index,BMI)被公认为是反映蛋白质-能量营养不良以及肥胖症的可靠指标。计算公式为:

$$BMI=[体重(kg)]/身高(m)^2$$

BMI指数分级(表7-1)。

表 7-1　BMI 指数分级

	WHO 标准	中国标准
偏瘦	<18.5	
正常	18.5～24.9	18.5～23.9
超重	≥25	≥24
偏胖	25.0～29.9	24～27.9
肥胖	30.0～34.9	≥28
重度肥胖	35.0～39.9	——
极重度肥胖	≥40.0	

(3)各种围度测量法:包括三头肌皮褶厚度测量,上臂围测量,腰围、臀围和小腿围测量等。卧床老年人测量上臂围和小腿围被认为能有效评估老年人营养状态。

3.生化及实验室检查

通过测定血浆蛋白、氮平衡、肌酐身高指数及免疫功能评定等来评估老年人是否存在营养不良风险。其中人血白蛋白、前白蛋白、淋巴细胞总数、转铁蛋白和维生素结合蛋白被公认为营养评定的实验室指标。

4.膳食调查

通过称重法、24 h饮食回顾法、食物频率问卷法和记账法等评估老年人饮食情况。

(二)常用营养评估量表

常用营养量表分为营养筛查量表和营养评估量表。筛查量表用于对老年人营养状况的初筛,根据初筛情况确定是否进行营养评估或干预。评估量表用于对老年人营养状态的全面评估,根据评估结果为临床医生和营养师提供是否营养支持的依据。

1.微型营养评价量表(MNA)

由瑞士的 YvesGuigoz 提出的,包括营养筛查和评估两部分。由人体测量、整体评定、膳食问卷和主观评定等18项问题构成,共30分。总分<17分为营养不良;17～23.5分为存在营

养不良风险。该量表可用于预测老年人健康结局、社会功能、病死率、就诊次数等。

2.主动营养筛查量表(NSI)

是 20 世纪 90 年代美国膳食协会编制的,主要关注的是有明确营养风险的老年人并改善他们的营养状况,用于提高老年人对自身营养状态的认知。可采用老年人自评的方式进行。评估结果 0~2 分为营养状况良好,3~5 分为中度营养风险,6 分及以上表示存在高度营养风险。此量表内容简短,容易记分,可用于识别社区老年人的营养不良风险,但它不是一个临床诊断工具,不能代替营养状况的综合评估。

3.营养风险筛查量表(NRS)

是欧洲肠外肠内营养学会提出并推荐使用的营养筛查工具,包括四个方面的评估内容,即人体测量、近期体重变化、膳食摄入情况和疾病严重程度。分数由三个部分组成:营养状况评分、疾病严重程度评分、年龄调整评分(70 岁以上加 1 分)。总评分为 0~7 分,当评分≥3 分,可确定老年人存在营养不良风险。此量表的优势在于能前瞻性动态判断老年人营养状态变化,为调整营养支持方案提供证据。

四、治疗要点

1.病因治疗

治疗影响老年人营养摄入、吸收障碍和消耗过多、代谢紊乱的慢性疾病。如糖尿病、高血压、脑卒中、肿瘤、骨质疏松、抑郁症等。

2.营养不良(特指营养不足)规范治疗的五阶梯原则

首先选择营养教育,然后依次向上晋级选择口服营养补充、全肠内营养、部分肠外营养、全肠外营养。参照欧洲临床营养和代谢学会(ESPEN)指南建议,当下一阶梯不能满足 60% 目标能量需求 3~5 d 时,应该选择上一阶梯。

五、护理评估

老年营养不良的护理评估除关注常用的评估方法和量表测评的结果外,还需考虑以下方面。

(一)慢性疾病情况

许多老年人同时患有多种慢性疾病,使饮食受限,造成身体功能和代谢改变,影响营养素的摄入、吸收和利用。治疗慢性疾病使用的一些药物常会引起胃肠道不适、食欲降低。对于有认知功能障碍的老年人,可能导致直接失去自己进食的能力。充分评估老年人慢性疾病情况是保障营养治疗方案实施的重要前提。

(二)饮食习惯及进食方式

老年人是营养治疗方案最核心的主体,了解老年人饮食习惯及进食方式,做到充分沟通,建立亲近感和信任感是营养教育、营养餐摄入、肠外营养顺利实施的重要保障。

(三)长期的养老生活方式

老年人营养治疗是一个长期的过程,需要持续的动态评估和干预。老年人在医院住院治疗的时间是有限的。出院后,保障老年人的营养治疗方案继续实施至关重要。所以,了解老年人的养老方式是独居、与子女同住、社区养老、还是机构养老非常重要,需根据不同的养老方式给予老年人和照护者营养教育指导和健康养老生活建议。

(四)健康养生饮食观念及依从性

老年人的心理性格特征、文化程度等因素导致许多老年人对健康指导的依从性差,存在盲目追崇保健食品、听信偏方等情况。所以,护理人员通过评估老年人个性化的健康养生饮食观念及依从性,及时发现风险,给予针对性的干预,有利于营养治疗方案的实施。

六、护理措施

1.建立营养不良老人的健康管理档案

动态收集老年人营养评估资料。通过老年人住院期间的营养相关评估资料为老年人建立"营养不良健康管理档案",通过出院后电话随访,门诊随访,社区医疗机构、养老机构信息对接,信息化网络平台等多种方式,动态评估老年人营养状况,督导营养治疗方案的实施。

2.指导合理膳食

针对生理因素,指导老年人选择科学合理又喜于接受的烹饪方式,充分沟通交流,征求老年人意见,指导老年人多选择蒸、煮等烹饪方式,减少油炸食物的摄入。根据老年人口腔咀嚼、吞咽功能的评估情况,指导老年人及照护人员为老年人准备细软食物。

3.加强心理社会支持

为老年人争取更多的家庭、社会支持,给予老年人心理支持。关心了解老年人养老生活现状,了解老年人身心需求,与家属、子女沟通,为老年人建议更有利于保障营养均衡、提高生活质量的养老方式。

4.开展健康教育

健康教育应家庭、社区、医院联动,鼓励志愿者参与。老年人营养不良既是个体健康问题,也是老年群体的大众健康问题。护理人员通过积极推动院内、院外老年营养健康教育的开展,增强全民营养健康知识。

5.重视用药随访

药物是影响老年人营养不良的重要因素。老年人长期使用慢性疾病药物的情况非常普遍。除老年人住院期间的药物管理外,老年人出院后,护理人员定期随访用药情况,及时给予合理用药指导,解答老年人疑惑,有利于预防老年人药物性营养不良产生。

第四节 脱 水

脱水是指体液丢失所造成的体液容量不足。老年人因生理功能的衰退及各种急慢性疾病的影响,或因治疗疾病使用利尿药、泻药等,容易发生脱水。研究显示我国老年人脱水的发生率为 $20\%\sim38\%$,到医院就诊的老年人中,约 50% 有脱水。

与年轻人相比,老年人机体的液体含量减少,体液储备及调节能力下降,对脱水的耐受性降低,水分丢失的同时,也会出现离子紊乱。因此,脱水会造成老年人机体代谢的紊乱,进一步恶化可导致器官功能衰竭。对老年人脱水的正确判断并作积极地处理,将直接关系到老年人的安危。

一、病因及分类

根据水和电解质(主要是钠离子)丢失的比例和性质,临床上常将脱水分为高渗性脱水、等渗性脱水和低渗性脱水三种。

1.高渗性脱水

主要原因分为水摄入不足和水丢失过多。水摄入不足主要见于水供应障碍和口渴中枢或渗透压感受器受损的疾病,如昏迷、吞咽困难、脑外伤和脑卒中等。水丢失过多可见于中枢性尿崩症、大量应用利尿剂利尿、糖尿病酮症酸中毒、高渗性昏迷和溶质性利尿、中暑、大面积烧伤、哮喘持续状态、气管切开及惊厥等。

2.等渗性脱水

主要原因包括水分从消化道丢失和经皮肤丢失两方面,如呕吐、腹泻、胃肠引流和大面积烧伤、剥脱性皮炎等。

3.低渗性脱水

主要原因包括钠离子经肾脏途径丢失而补充水分过多。其中经肾脏途径丢失的常见原因包括大量应用排钠利尿药、溶质性利尿、急性肾衰竭多尿期、肾小管性酸中毒、糖尿病酮症酸中毒、肾上腺皮质功能减退等。

二、临床表现

不同种类的脱水在临床表现、体格检查、化验检查等方面是不同的。

1.高渗性脱水

临床表现分为轻、中、重三度。由于水丢失多余钠丢失,细胞外液容量减少,细胞外液渗透压升高。失水量相当于体重 $2\%\sim4\%$ 时(轻度脱水),刺激口渴中枢产生口渴,抗利尿激素释放增加,水重吸收增加,尿量减少和尿比重增高。若伴有饮水增加,细胞外液容量和渗透压不会有明显异常;若渴感减退可加重脱水。失水量相当于体重 $4\%\sim6\%$ 时(中度脱水),醛固酮释放增加,细胞外渗透压进一步升高,口渴加重,有效循环血容量不足,心率加快,皮肤干燥,弹性下降;由于细胞内液向细胞外转移导致细胞内失水,造成乏力、头晕、烦躁。失水量超过体重 6% 时(重度脱水),脑细胞严重脱水,可表现为躁狂、谵妄、定向力障碍、幻觉、晕厥和脱水热等神经系统异常症状,严重者可出现高渗性昏迷、低血容量性休克和急性肾衰竭。

2.等渗性脱水

由于有效循环血容量和肾血流量减少,可表现为少尿、口渴不明显,可有恶心、畏食、乏力;舌干燥、眼窝凹陷、皮肤干燥、松弛等;短期内脱水量达到体重的 5% 时,则可表现为脉搏细速、肢端湿冷、血压下降等休克表现。当脱水达体重的 $6\%\sim7\%$ 时,则有更严重的休克表现。

3.低渗性脱水

早期可发生有效循环血容量不足和尿量减少,无口渴,严重者导致细胞内水中毒和细胞内低渗。根据缺钠程度,低渗性脱水可分为三度:轻度缺钠,血清钠浓度在 135 mmol/L 以下,表现为疲乏、头晕、手足麻木、尿中钠减少;中度缺钠,血清钠浓度在 130 mmol/L 以下,除上述症状外,尚有恶心、呕吐,脉搏细速、血压下降、脉压变小,浅静脉萎陷,视物模糊、站立性晕倒,尿量减少、尿中几乎不含钠和氯;重度缺钠,血清钠浓度在 120 mmol/L 以下,表现为神志不清、肌痉挛性抽搐、腱反射减弱或消失,出现木僵、昏迷,常发生休克。

三、诊断

依据病史、临床表现和化验检查结果常可做出诊断。

1.高渗性脱水

实验室检查发现尿液和血液浓缩:尿比重高,红细胞计数、血红蛋白量、血细胞比容轻度升高,血清钠浓度在 150 mmol/L 以上。

2.等渗性脱水

实验室检查可发现血液浓缩,如红细胞计数、血红蛋白量和血细胞比容均明显升高;血清钠和氯等一般无明显降低,尿比重增高。

3.低渗性脱水

实验室检查可发现尿比重常在 1.010 以下,尿钠和尿氯常明显减少;血钠浓度常低于 135 mmol/L,血钠浓度越低,病情越重;红细胞计数、血红蛋白量和血细胞比容均可增高。

四、治疗要点

1.积极处理致病原因

严密监测老年人每日的出入水量及血电解质等指标的变化。应根据脱水的类型、程度和机体情况,决定补液的种类、途径和速度。补液总量包括已丢失液体量及继续丢失的液体量。临床实践中应根据老年人的实际情况适当增减。

2.补液

高渗性脱水的治疗,对伴有细胞外液容量不足的老年人,首先应补充血容量。对中重度脱水者应分次补充,不能用过快补充低渗液纠正高渗性脱水,以预防脑水肿和渗透压性脱髓鞘综合征,血钠浓度下降速度不应过快,以每小时 0.5 mmol/L,即每天下降 10～12 mmol/L 左右为宜。等渗性脱水时,以补充等渗溶液为主,首选生理盐水,但注意大量应用有引起高氯性酸中毒的危险。低渗性脱水者以补充高渗液体为主,严重低钠低渗血症者应将血钠浓度提高至 120～125 mmol/L。但补充高渗液不能过快,一般以血钠浓度每小时升高 0.5 mmol/L 为宜。慎用乳酸林格液,以防乳酸酸中毒。

3.补液注意事项

补液速度应先快后慢,开始 4～8 h 内补液总量的 1/3～1/2,其余在 24～48 h 内补完。具体的补液速度应根据老年人的年龄、心、肺、肾功能和病情严重程度而定。在补液过程中应记录 24 h 出入量并监测体重、血压、脉搏、血清电解质和酸碱度;如果需要大量快速补液时应监测中心静脉压等血流动力学指标。

五、护理评估

1.评估老人发生脱水的风险

医护人员可以根据老人的表现和化验指标等筛查老人是否发生了脱水,居家的老年人推荐使用脱水风险评估查检表(DRAC),评估老年人发生脱水的风险,所具备的条目越多,发生脱水的风险越高。

2.评估老人脱水的种类、脱水的严重程度

根据临床表现、体检结果和化验的结果,评估老人脱水的类型及严重程度。

3.评估生命体征的变化

动态测量生命体征的变化。

六、护理措施

1.运动和休息

发生脱水后,老人会有不同程度的虚弱、乏力,此时下床活动有发生跌倒的风险,建议卧床休息或床上活动,待脱水逐渐改善后,逐渐开始下床活动,或恢复到以前的活动量。

2.饮食

需要根据老年人脱水的原因采取不同的补液策略。轻度和中度脱水的老年人优先选择经口补充液体,根据脱水的种类选择不同种类的溶液。补充水分的同时,需要根据血清中离子情况适量的补充离子,特别需要注意钠离子、钾离子和钙离子的补充,选择营养丰富的易消化的软食。重度脱水或不能经口进食的老人选择静脉补充液体,此时,需要禁食水,注意补液的速度,避免渗透压升高过快。发生低渗性脱水时,老人会因为血液的低渗状态而口渴,此时,如果喝入不含盐溶液的水时,会加重低渗,因此需要限制老人饮水量,可以鼓励老人喝含有盐的溶液,进食含盐高的食物,以改善脱水,如果老人不能经口进食或发生重度低渗性脱水时,需要静脉补充液体,必要时输注高渗盐水。如果发生休克、肾功能不全等情况时,建议留置中心静脉导管,作为补液治疗通路的同时,可以监测血流动力学变化,指导液体治疗。

3.用药护理

单纯的脱水无须特殊的药物,如需要静脉补充液体时,可以选择葡萄糖溶液、生理盐水、林格液等,治疗时要考虑老人的心脏功能,注意补液的量和速度。如果出现了其他并发症,给予对症治疗。

4.心理护理

鼓励老人表达自己的心情,缓解恐惧和焦虑情绪。

5.健康指导

让老人知道脱水的危害,学会监测自己是否有脱水,指导老人预防脱水,特别是有肾脏、心脏基础疾病的老人,需监测出入液量、体重、尿量,预防脱水。

第五节 疼 痛

随着器官的衰老及伴随各种疾病,如风湿、关节炎、糖尿病、卒中、癌症等,老人常伴有不同程度的疼痛,若不能得到及时治疗,还会导致肌肉萎缩、压力性损伤,甚至活动障碍,尤其对于长期护理中的老人来说疼痛更是一个主要问题。而老人的感知、认知功能下降,对疼痛的感觉与主诉能力降低,容易被忽视。

一、概念

国际疼痛研究协会(IASP)对疼痛的定义是"疼痛是一种不愉快的感觉和情绪上的感受,伴随着现存的或潜在的组织损伤。"疼痛感受是主观的,每个人在生命的早期就通过损伤的经历学会了表达疼痛的词汇。

美国国立综合癌症网络(NCCN)对疼痛的定义是:"疼痛是组织损伤或潜在的组织损伤所引起的一种不愉快的感觉和情感体验,或对这种损伤相关的描述。"

无论是 IASP 的定义，还是 NCCN 的定义，都可以看出疼痛是一种生理、心理的感受。WHO 将疼痛列为第五大生命体征，即体温、呼吸、脉搏、血压和疼痛。为唤起全球人类对疼痛的关注，ASP 确定每年 10 月 11 日为"世界镇痛日"，10 月中旬的一周定为"镇痛周"。每年确定一个主题，即"世界疼痛年"关注的焦点。

二、分类

1.病程分类

①急性疼痛：有明确病因引起的急性发作，持续时间多在 1 个月以内，常伴有心率增快、出汗、血压升高等自主神经症状。②慢性疼痛：起病较慢，在 3 个月以上，多与慢性疾病有关，如糖尿病、骨质疏松症等，一般无自主神经症状，但常伴有心理问题。

2.程度分类

轻度（0～3 分，不影响睡眠）、中度（4～6 分，轻度影响睡眠）、重度（＞6 分，不能入睡）。

3.性质分类

刺痛、灼痛、酸痛、胀痛等。

4.系统和器官分类

躯体痛、内脏痛和中枢痛。

5.原因分类

创伤性疼痛、炎性疼痛、神经病理性疼痛、癌痛、精神（心理）性疼痛。

三、评估

1.视觉模拟量表（VAS）

10cm 长的直线，左端无痛（0），右端剧痛（10 或 100），被测老人在直线上相应部位做好标记，测量从无痛至标记点之间的距离即疼痛强度评分（图 7-1）。

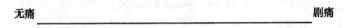

无痛　　　　　　　　　　　　　　　　　　　　　　　　　**剧痛**

图 7-1　视觉模拟量表

目前常用改良的 VAS 尺，尺子的背面有刻度，可以看到标记的具体数字（图 7-2）。

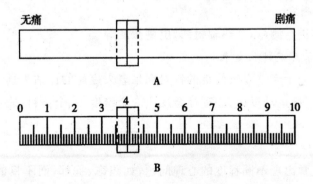

图 7-2　改良视觉模拟量表

2.数字评价量表（NRS）

用 0～10 数字来表示疼痛程度。0 表示无痛，10 表示剧痛（图 7-3）。

$$0 \quad 1 \quad 2 \quad 3 \quad 4 \quad 5 \quad 6 \quad 7 \quad 8 \quad 9 \quad 10$$

无痛　　　　　　　　　　　　　　　　剧痛

图 7-3　数字评价量表

3.语言评价量表(VRS)

用语言文字描绘疼痛程度,用"无痛""轻度痛""中度痛""重度痛""剧痛"等词汇来表达。有 4 级评分、5 级评分、6 级评分、12 级评分和 15 级评分。4、5 级评分较常用(表 7-2)。

表 7-2　语言评价量表(VRS)

4 级	5 级
1.无痛	1.无痛
2.轻度痛	2.轻度痛
3.中度痛	3.中度痛
4.重度痛	4.重度痛
	5.剧痛

4.疼痛问卷

简明 McGill 疼痛问卷(SF-MPQ)、疼痛简明评估量表(BPI)、ID Pain 自评量表等。

5.面部表情疼痛量表(FPS,Wong-Baker 脸)

适用于语言表达能力受损的老人(图 7-4)。

无痛　　　　有点痛　　　轻微疼痛　　　疼痛明显　　　疼痛严重　　　剧烈痛

图 7-4　Wong-Baker 脸

6.疼痛日记评分法(PDS)

由老人、家属或护士记录每天各时间段与疼痛相关的内容,便于医务人员掌握疼痛与老人生活方式、药物剂量之间的关系等。

7.痛觉定量分析测定

应用特定的仪器进行测量,如热辐射法、电刺激法等。

8.Doloplus-2 痴呆疼痛评估量表

由法国和瑞士的老年病学专家修订的针对痴呆老人疼痛的评估工具,已有中文版的调适,包括老人躯体反应、精神运动反应、心理社会反应 3 个维度 10 个条目,能较客观地评估痴呆老人疼痛的程度。

9.疼痛的心理评估

伴有疼痛的老人常出现不同程度的心理问题,如焦虑、抑郁,而不良的心理问题会加重老人的疼痛,因此对老人疼痛的评估不能忽视心理、感觉、行为和认知等方面。

有研究表明由于老人的认知功能受到一定程度的影响,VAS、VRS 在认知受损老人中错误率较高,FPS 更适合认知功能障碍的老人,而文化程度较高的老人更适合 NRS。目前临床上应用的痛尺将 NRS、VRS、FPS 合并在一起,使用起来更便捷、有效(图 7-5)。

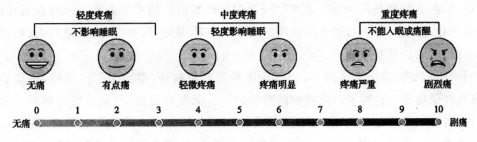

图 7-5　痛尺

四、老年人疼痛的特点

1.多伴有多种疾病

起病缓,症状不典型,病程长,当积累到一定程度病情会变化迅速,并发症多,且由药物引起的不良反应也随之增多。

2.对疼痛反应不敏感

老年人由于功能衰老,对疼痛的反应不敏感,而且对疼痛的症状不重视,会导致病情的延误,如不典型心绞痛。

3.对治疗效果和毒性反应特别敏感

易被医务人员忽略。

4.老年人疼痛程度变化较大

易受内外因素的影响。

五、疼痛对老年人的不良影响

1.心理问题

疼痛的老人易产生心理问题,严重者会导致抑郁。

2.活动能力下降

疼痛能降低老人活动及自理能力,也会影响社会交往,更易产生心理问题。长期疼痛导致老人丧失生活自理能力,导致残疾。

3.睡眠问题

疼痛可引发老人睡眠问题,从而导致老人机体功能进一步下降。

4.费用问题

慢性疼痛增加了医疗保健费用,增加了社会及家庭的经济负担。

六、治疗要点

轻度疼痛可采取非甾体消炎药(NSAIDs)、理疗、局部阻滞、心理疗法等;中度疼痛可采用弱阿片类药物、联合疗法、辅助用药;重度疼痛可采用强阿片类药物、联合疗法。

1.药物治疗

药物治疗是疼痛治疗最基本、最常用的方法。给药途径包括:口服、经皮给药、经直肠给药、皮下注射、肌内注射、静脉给药、经硬膜外腔给药等方式,也可应用患者自控镇痛(PCA)给药。

(1)非甾体消炎药(NSAIDs):是一类具有解热、镇痛、抗炎及抗风湿作用的药物,对炎症引起的轻、中度疼痛有较强的镇痛作用,起效较快,可以减轻炎症与肿胀,在临床应用较广泛,是 WHO 推荐的"癌痛三阶梯治疗方案"中轻、中度疼痛治疗的主要药物。但存在潜在的心血管意外和消化道出血风险,对老人应慎用。代表药有吲哚美辛、布洛芬、美洛昔康、帕瑞昔布、氟比洛芬酯、对乙酰氨基酚等。

(2)阿片类药物:是一类最经典、止痛作用最强的镇痛药,多用于剧烈疼痛、癌痛的治疗。属于"麻醉性镇痛药",是国家严格管控的药物之一。无器官毒性,可对长期疼痛进行治疗,无封顶作用,可针对个体化用药,但必须遵从专科医生医嘱用药。代表药有吗啡、芬太尼、羟考酮、布托啡诺等。此外,还有类阿片类镇痛药如曲马朵,人工合成的芬太尼类阿片类镇痛药阿芬太尼。

(3)抗癫痫药:用于治疗神经源性疼痛,如三叉神经痛、带状疱疹后神经痛及糖尿病性神经病变,代表药有卡马西平、加巴喷丁等。

(4)抗抑郁药:疼痛对心理的影响主要是抑郁,并且两者可形成恶性循环,因此抗抑郁药物的应用可起到改善老人情绪、提高活力的作用。代表药有阿米替林、多塞平、氟西汀等。

(5)外用药物:芬太尼透皮贴剂等外用止痛药。

(6)中医治疗:中医根据疼痛辨证施治,常用的单味中药和中成药对治疗疼痛也有效果。

2.神经阻滞治疗

在脑、脊神经或内脏神经的节、根、干、丛或末梢等处的神经内或神经附近注入局麻药或以物理方法阻滞神经传导功能,达到镇痛、治疗疼痛的目的,可在超声、CT 等仪器引导下进行精准注射治疗。适应证广泛,可进行痛点注射治疗、外周神经阻滞、神经节阻滞、神经丛阻滞、硬膜外腔神经阻滞、蛛网膜下隙神经阻滞、关节腔阻滞。

3.微创介入治疗

微创介入治疗是以神经阻滞技术和影像诊断学为基础,以治疗疼痛性疾病为目的的临床治疗技术。常用方法有射频治疗、等离子治疗、臭氧治疗、激光治疗、经皮旋切间盘减压治疗、神经调控治疗(中枢神经电刺激),椎间盘突出脊柱内镜治疗技术及胶原酶化学溶解术、腰椎硬膜外腔镜技术、鞘内药物输注系统植入技术。

4.术后疼痛的治疗

手术疼痛主张预防性镇痛和多模式镇痛,将止痛治疗贯穿于围术期全程,联合应用作用不同的镇痛药物、辅助药和镇痛技术,达到最佳的止痛效果。

5.其他方法

物理疗法包括电疗法、光疗法、超声波疗法、体外冲击波疗法、冷冻疗法、医疗体育疗法、中医、针灸治疗及心理治疗。

七、护理评估

1.病史

用药史、疾病史,老人睡眠情况,疼痛对日常生活的影响等。

2.疼痛的特点

详细询问老人疼痛的部位、性质、疼痛起病的急缓(急性疼痛、慢性疼痛)、疼痛来源(躯体疼痛、内脏疼痛、神经性疼痛)、疼痛开始时间与持续时间、疼痛强度、疼痛加强与缓解的因素等。疼痛的评估应当尊重老人的主诉,此外也可通过老人面部表情、体位、躯体紧张度及自主神经症状来综合判断。

3.心理-社会状况

慢性疼痛常伴有不同程度的心理问题,因此应注重老人心理的评估,家属与他人对老人的支持情况,及时发现老人的不良情绪,防止意外发生。

八、护理措施

1.指导老人正确使用疼痛的评估工具

掌握自评方法。

2.用药护理

(1)癌痛治疗应符合 WHO 三阶梯镇痛原则,选择药物从第一阶梯到第三阶梯,逐渐升级(图 7-6)。尽量选择口服给药的方式,按时不按需给药,保持有效的血药浓度,并个体化给药,密切观察与宣教。老年癌痛患者的药物选择应尽量选择无创和低不良反应的药物,老年人使用阿片类药物应从小剂量开始,缓慢加量,起始剂量为年轻人的 $50\%\sim75\%$,随着疼痛强度的改变应经常进行评估调整。

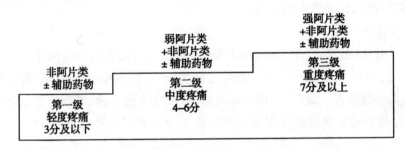

图 7-6　癌症三阶梯镇痛治疗示意图

(2)《癌痛老人护理指引专家共识》提出"以老人主诉为依据,遵循'常规、量化、全面、动态'的原则,即常规评估疼痛情况、使用疼痛程度评估量表来评估老人疼痛程度、对老人疼痛病情及相关病情进行全面评估、持续、动态评估老人的疼痛症状变化情况。"

(3)严格遵医嘱用药,不可自行调整;口服缓释药物整片吞服,不能掰开、碾碎服用;非甾体消炎药物应在饭后服用,防止胃肠道不适症状。

(4)药物不良反应与护理:①阿片类药物用药后可产生便秘、恶心、呕吐、皮肤瘙痒等并发症,注意指导老人每天保证足够的饮水量,以 $1500\sim2000$ mL 为宜,多吃蔬菜和水果,适当运动,保持定时排便的习惯,必要时可预防性使用缓泻剂。有恶心症状的老人可采用针灸疗法、放松疗法、音乐疗法等,严重者或伴呕吐的老人需应用止吐药物。叮嘱皮肤瘙痒的老人不可抓挠以防皮肤损伤,局部可使用润肤剂或止痒剂。阿片类药物对神经系统的影响会造成嗜睡、镇静和呼吸抑制,对老年人影响更为突出,因此应加强对老人呼吸与镇静的评估,防止意外发生。②NSAIDs 长期使用有封顶效应,不可盲目增加剂量,特别要注意潜在的心血管意外和消化道出血风险,对有溃疡病、高血压、心功能不全等老人均需慎重使用。用药期间需戒烟、忌酒、不饮用含咖啡因或酸性饮料,同时配合使用胃黏膜保护药,监测血常规与便潜血,及时发现出血问题。

(5)长期、大剂量应用阿片类镇痛药应逐渐减量,最终停药。警惕突然停药所致"戒断综合征"。初始前2d内减量25%~50%,此后每2d减量25%,当日用量减至30~60 mg时即可停药。出现戒断症状或有腹泻等激惹症时,应将减量的速度减缓。

3.使用自控镇痛泵(PCA)的护理

PCA是指老人参与及控制的镇痛治疗,增加老人可控制感,从心理学角度来说还可减少焦虑,从而达到更好的止痛效果。将不同机制的止痛药物、辅助药物放入PCA泵里,通过导管连接到老人的静脉、皮下、硬膜外腔等部位发挥作用,当老人有止痛需求时还可追加药物剂量。医生事先设定好各项参数,可根据老人的需要达到用药个体化。PCA更安全、不良反应更小。分为静脉PCA(PCIA)、硬膜外PCA(PCEA)、皮下PCA(PCSA)、神经丛PCA(PCNA)。护士需指导老人和家属正确使用PCA设备,定时评估止痛效果,同时注意观察用药的效果与不良反应,设备是否正常运行。

4.神经阻滞或微创介入治疗的护理

保持局部敷料的清洁与干燥,防止感染;电刺激治疗或植入导管的老人应避免电极移位,防止导线断裂;使用止痛泵或输注系统的老人需做好仪器使用的指导,同时需注意观察止痛药物的效果及不良反应,保证老人的安全。

5.其他护理措施

针灸,冷、热疗法,按摩,音乐,运动疗法等非药物止痛方法也有一定的止痛效果,还可减少止痛药物的用量。为老人创造一个舒适温馨的环境,适宜的温湿度、良好的光线与通风设备,可以减轻老人的疼痛强度。此外,运用心理疏导、倾听老人的主诉,适当给予安慰,使用转移注意力、放松练习等心理护理措施不仅可以减轻由于疼痛引起的心理问题,也可以缓解疼痛的强度。

第六节 头晕与晕厥

头晕与晕厥是老年人的常见症状,随着年龄的增长其发生率增高。晕厥发作时肌肉失张力可导致老年人跌倒,甚至会威胁老年人的生命健康。

一、头晕

(一)定义

头晕指的是自身不稳感和头脑不清晰感,是一种机体的空间感觉和定位觉的变形和扭曲,其症状可能包括头重脚轻、站立不稳、眩晕、晕厥前感觉等。根据头晕发作的持续时间,可将头晕分为急性头晕(时间≤1~2个月)和慢性头晕(时间>1~2个月),老年人的头晕往往持续时间较长。

(二)分类

1.前庭系统疾病性头晕

分中枢性及周围性两大类。

(1)中枢性前庭系统疾病性头晕:包括后循环缺血(指椎-基动脉系统短暂性缺血发作和

脑梗死)、脑出血、脑肿瘤、脑炎或脱髓鞘病、前庭性偏头痛、眩晕性癫痫等。

（2）周围性前庭系统疾病性头晕：主要有良性发作性位置性眩晕（BPPV）、梅尼埃病、前庭神经（元）炎、迷路炎、淋巴管漏等。

2.非前庭系统疾病性头晕

主要指由内科系统疾病（如血压高或低、心律失常等心血管病、血液病、内分泌疾病）、活动过度、环境条件改变（严寒、酷暑、高原、低氧）、头部轻微外伤后综合征、视觉疲劳及眼部疾病、上呼吸道感染、药物不良反应或药物中毒等引起。此外，心因性头晕，如抑郁、焦虑、强迫症等也可以引起头晕。

(三)流行病学

头晕是老年人最常见的症状之一，国外一项流行病学调查显示，65 岁以上人群中 19.6% 有头晕症状。美国和英国基于社区人群的调查，头晕发生率分别为 21% 和 29%。另一社区研究显示，头晕每天发作的占 35%，每月发作的占 51%。我国研究发现，60 岁以上人群的眩晕总体患病率为 4.10%。一般在 65 岁以上的人群中，年龄每增长 5 岁，头晕发生的可能性增长 10%；在 85 岁以上的老年人群中，这一比例可达 50%。

(四)病因及临床特点

1.BPPV

起病突然，眩晕与头位有关，当头处于某一位置时即出现眩晕，可持续数十秒，转向或反向头位时眩晕可减轻或消失，但可见显著眼震。

2.梅尼埃病

常伴有耳鸣、耳聋、眩晕、耳内闷胀感，眩晕呈间歇性反复发作，开始时眩晕即达到最严重的程度，头部活动及睁眼时加剧，伴恶心、呕吐、面色苍白、心率缓慢、血压下降和眼球震颤。

3.后循环缺血

有眼球震颤伴随神经系统其他症状和体征，常有高血压、糖尿病和心脏病病史。按临床表现可分为：

（1）短暂缺血发作型：发作可一日内数次或数日一次发作，一般数分钟至半小时缓解。轻者仅有眩晕、不稳，重者频繁发作进展为完全性迷路卒中。

（2）进展性卒中型：发病后眩晕、耳鸣持续进展加重，数日后达高峰，明显眼震，伴神经系统局灶性体征。

4.前庭性偏头痛

反复发作伴有或不伴有头痛的眩晕发作，发作持续短则数十秒，长则数天。多伴有恶心、呕吐，可伴有畏声、畏光，可有视物模糊，症状发作期间若头位变化时可使头晕加重，一般安静休息或睡眠后症状即可好转。

5.心因性头晕

也称精神性头晕。与精神障碍或心理因素有关，如抑郁、焦虑、惊恐或躯体障碍。常伴随躯体症状，如心慌、胸闷、消化不良、睡眠不佳；症状持续时间长，往往持续数月甚至数年。

6.系统性疾病

老年人常患有高血压、冠心病、充血性心力衰竭、糖尿病、甲状腺功能减退、贫血和眼部疾病等,使老年人易发生头晕。其特点是头晕眼花,无眩晕感和眼震,通常不伴有恶心和呕吐。

7.直立性低血压

老年性眩晕有2%～15%是直立性低血压导致的,其标准是:由平卧位变为直立时收缩压下降20 mmHg,舒张压下降10 mmHg,或从仰卧位或坐位站立后,任何血压下降时出现的相关典型症状。

8.药物所致头晕

多种药物可引起头晕,其中包括抗高血压药、抗心律失常药、抗抑郁药、抗焦虑药、抗组胺药、非甾体抗炎药、抗生素、感冒药和安眠药的过度应用等。这些药物通过不同的机制造成头晕。

(五)治疗

1.病因治疗

(1)前庭功能尚属可逆损害性眩晕,如BPPV,浆液性迷路炎等。治疗应针对病因,一旦病因解除,头晕症状即消失。

(2)前庭功能一次性损害不可逆转的眩晕征,如化脓性迷路炎、突聋、前庭神经元炎等,病因虽除,迷路或前庭功能完全破坏,前庭功能不能恢复,需要依靠前庭中枢代偿消除眩晕。

(3)病因难治的前庭功能波动性损害或不可逆损害,保守治疗无效者可行外科治疗。

2.对症治疗

选择舒适体位,避免声光刺激。必要时服用药物治疗,如镇静药、止吐药、血管扩张药、利尿及脱水药、激素类等药物。

3.手术治疗

持续性的重度周围性眩晕,可做内耳手术治疗。

4.前庭康复训练

经过前庭康复训练,达到重建视觉、本体感和前庭传入信息的整合功能,建立平衡感。

(六)护理评估

1.病史评估

(1)根据眩晕持续时间评估:持续数秒者考虑为BPPV;持续数分至数小时者考虑为梅尼埃病、TIA或偏头痛相关眩晕;持续数小时至数天者考虑为前庭神经元炎或中枢性病变;持续数周到数月者考虑为心因性头晕。

(2)根据眩晕发作频度评估:单次严重眩晕应考虑前庭神经元炎或血管病;反复发作性眩晕应考虑为梅尼埃病或偏头痛;伴有其他神经系统表现的反复发作性眩晕考虑为后循环缺血;反复发作性位置性眩晕考虑为BPPV。

(3)根据伴随症状评估:不同疾病会伴随不同症状,包括耳闷、耳痛、头痛、耳鸣、耳聋、面瘫、失衡、畏光、畏声或其他局灶性神经系统体征。

(4)根据诱发因素评估:有些眩晕为自发性或位置性,有些则是在感染后、应激或外伤后发病。

2.实验室检查评估

(1)耳科检查:包括外耳道检查、前庭功能检查、听力检查等。

(2)神经系统检查:位置试验、视力和眼底检查、眼震电图等。

(3)影像学及电生理相关检查:头颅 CT、CTA、MRI、DSA、TCD 等。

(4)血液生化学检查。

(5)内科疾病引起的眩晕检查。

(七)护理要点

1.详细了解老人的病史及体格检查

初步判定老人的头晕类型。

2.遵医嘱给予病因治疗、对症治疗及康复治疗

在治疗和护理头晕的全过程中,最关键的是保证老人的安全,特别是预防跌倒的发生。这需要与老人和照护者进行良好的沟通,评估跌倒的风险、家庭环境的安全和老人药物的应用情况,并做好健康指导,最大限度地防止跌倒的发生。

二、晕厥

(一)定义

晕厥是全大脑半球及脑干血液供应减少,导致发作性短暂意识丧失伴姿势性张力丧失综合征。可因血管迷走反射,直立性低血压,心排血量减少引起全脑低灌注,或由于椎基底动脉缺血引起脑干选择性低灌注所致。老年人常因姿势性张力丧失不能站立而倒地,历时数秒至数分钟,随后自动完全恢复。有些晕厥有先兆症状,更多的是无先兆症状。晕厥的发生率随年龄的增加而增高,据不完全统计,老年性晕厥的发生率占 76.16%。

(二)分类

1.反射性晕厥

因血压调节,心率反射弧功能障碍及自主神经功能不全导致血压急剧下降,心排血量突然减少所致。包括血管迷走性晕厥(单纯性晕厥)、直立性低血压晕厥、特发性直立性低血压晕厥(shy-drarger 综合征)、颈动脉窦性晕厥、排尿性晕厥、吞咽性晕厥、咳嗽性晕厥、舌咽神经痛性晕厥等。血管迷走性晕厥是整体人群中最常见的一种晕厥类型;直立性低血压晕厥是老年人晕厥的重要原因之一,大于 65 岁的老年人有 32%有直立性低血压。颈动脉窦性晕厥也称为颈动脉窦综合征,由于颈动脉窦反射过敏所致。健康老年人群中有 30%患有颈动脉窦反射过敏症,而伴有冠心病或高血压的老年人发病率更高。

2.心源性晕厥

心源性晕厥因心排血量突然减少,血压急剧下降导致脑血流减少并引起晕厥。发生迅速,无任何预感,与直立体位无关,运动诱发晕厥提示心脏性原因,患各种心脏病是独有的特点,常见的原因为严重的心律失常。老年人需特别关注其晕厥原因是否为心源性晕厥。

3.脑源性晕厥

严重脑血管闭塞疾病、主动脉弓综合征、高血压脑病、基底动脉型偏头痛,以及脑干病变如肿瘤、炎症和延髓血管运动中枢病变所致。

4.其他晕厥

如哭泣性晕厥(情感反应)、过度换气综合征、低血糖性晕厥和严重贫血性晕厥等。

(三)流行病学

反射性晕厥是目前最常见的晕厥类型。超过 65 岁以上人群中又呈现一个高峰。在养老院中晕厥发生率比居家老年人高 6%，复发率可高达 30%。老年人晕厥的预后取决于晕厥的病因、所受外伤情况及老龄因素，年龄本身即为预后不良的标志。

(四)临床特点

晕厥发作起病突然，持续时间短。典型可分为三期。

1.晕厥前期

晕厥前期症状通常持续 10 s 至 1 min，表现倦怠、全身无力、头晕目眩、昏沉眼花、面色苍白、恶心、出汗、流涎、视物模糊、恍惚和心动过速等。有预感时立刻躺下可减少损伤。

2.晕厥期

老人感觉眼前发黑、站立不稳、意识丧失而跌倒，伴面色苍白、大汗、血压下降、脉缓细弱和瞳孔散大，心动过速变为心动过缓，肌张力减低等。一般无括约肌障碍，偶有尿失禁。偶见强直或角弓反张、强直-阵挛样发作，可误诊为癫痫。数秒至数十秒恢复，神经系统检查无阳性体征。

3.晕厥后期

老人平卧后意识迅速（数秒至数分钟）恢复，脉搏逐渐变得有力，面色开始恢复正常，但仍可见面色苍白、头痛、恶心、出汗、周身无力和便意感等。休息数分钟或数十分钟缓解，不留任何后遗症，偶有极短暂的(<30s)发作后模糊状态伴定向力障碍和易激惹。

(五)治疗要点

晕厥的治疗方法主要取决于晕厥的病因，不同的病因有不同的治疗方法，但在晕厥发作时处理方法基本相似。

1.晕厥前期和晕厥期处理

在晕厥前期老人感觉无力或已经视物模糊时，应立即将老人置于使脑血流最大的位置，最好为仰卧位并抬高双腿，解开衣领，头转向一侧，以防舌后坠，避免误吸。老人意识恢复前不要经口服用任何水、食物和药物，体力未恢复前不要站立。

2.晕厥恢复后处理

应详细查询病因，特别要注意是否有需要急诊治疗的疾病，如内脏大出血、无痛性心肌梗死或心律失常等。对直立性低血压的老年人给予忠告，久坐或久蹲后应避免突然站立。应避免服用可能引起直立性低血压的药物，如 β 受体阻滞剂、利尿剂、抗抑郁药等。颈动脉窦性晕厥的治疗主要是让老人尽量减少跌倒的风险，学会侧视时转身而不转头。

3.易发生晕厥的老年人的保护措施

对于经常发生晕厥的老年人要预防跌倒，以防止骨折和其他损伤的发生。老年人不要长时间站立不动，以避免诱发晕厥发作。

(六)护理评估

1.详细询问病史

通过详细的病史、体格检查、测量卧立位血压、颈动脉窦按摩可以明确 50% 以上的晕厥诊断。直立性低血压在老年人常不易被诱发，特别是那些药物相关或年龄相关的直立性低血压应反复进行检查。如果怀疑晕厥的原因是药物性低血压或直立性低血压,24 h 动态血压监测将有助于诊断。

2.检查和测量

年龄本身不是检查和干预的禁忌证,不同体位血压的测量、颈动脉窦按摩和直立倾斜试验为耐受较好的检查,也适用于认知功能障碍的老年人。但对于虚弱的老年人,应在评估各项检查可能对老人带来益处之后再作出决定。

(七)护理要点

1.原发病的防治

老年人机体功能逐渐减退,且通常并发多种疾病,还往往伴随就医不及时、平时对原发病控制不到位等因素,晕厥后所造成的意外伤害就更加严重,如晕厥跌倒所造成的骨折、软组织甚至脏器的损伤,成为导致老年人死亡的重要因素之一。因此需要重视对引起老年人晕厥的原发病的防治,从而减少晕厥的发生。

2.健康指导

避免不良刺激,如恐惧、悲伤、紧张、过度劳累等。老年人一切行动宜缓慢,避免突然站立、仰脖与转头等动作。注意饮食调节,避免因饥饿引起低血糖而诱发晕厥。

(八)意识障碍评估

意识在医学中指大脑的觉醒程度,是中枢神经系统(CNS)对内、外环境刺激做出应答反应的能力,或机体对自身及周围环境的感知和理解能力。意识内容包括定向力、注意力、感知力、思维、记忆力、情感和行为等,是人类的高级神经活动,可通过语言、躯体运动和行为等表达出来。

1.根据意识障碍程度分类

(1)嗜睡:是意识障碍早期表现。唤醒后定向力基本完整,能配合检查,常见于颅内压增高的老人。

(2)昏睡:处于较深睡眠,较重的疼痛或言语刺激方可唤醒,模糊地作答,旋即熟睡。

(3)昏迷:意识水平严重下降,是一种睡眠样状态,老人对刺激无意识反应,不能被唤醒。

2.特殊类型的意识障碍

(1)无动性缄默症:表现为对外界刺激无意识反应,四肢不动,出现不典型去脑强直姿势,肌肉松弛,无锥体束征。无目的睁眼或眼球运动,觉醒—睡眠周期保留或呈过度睡眠,伴自主神经功能紊乱,如体温高、心律或呼吸节律不规则、多汗、尿便潴留或失禁等,为脑干上部或丘脑网状激活系统及前额叶—边缘系统损害所致。

(2)去皮质综合征:表现为无意识地睁眼闭眼,瞳孔对光反射、角膜反射存在,对外界刺激无意识反应。无自发言语及有目的动作,呈上肢屈曲、下肢伸直的去皮质强直姿势,常有病理征,保持觉醒—睡眠周期,可无意识地咀嚼和吞咽。见于缺氧性脑病,脑血管疾病及外伤等导致的大脑皮质广泛损害的老年人。

(3)谵妄状态:表现为觉醒水平、注意力、定向力、知觉、智能和情感等发生极大紊乱,常伴激惹、焦虑、恐怖、视幻觉和片段妄想等,可呈间歇性嗜睡,有时彻夜不眠;可伴发热,酒精或药物依赖者戒断性谵妄易伴癫痫发作。常见于急性弥漫性脑损害、脑炎和脑膜炎、中毒性脑病的老年人。

(4)模糊状态:起病较缓慢,定向力障碍多不严重,表现淡漠、嗜睡、注意力缺陷。见于缺血性卒中、肝肾功能障碍引起的代谢性脑病、感染及发热、高龄术后的老年人。

第七节　视觉障碍

视觉障碍是依赖、死亡、跌倒、进入社会收容机构和利用卫生服务的重要预测指标。在中国,有 7550 万人存在视力受损(占全球视力受损人口的 26.5%),其中大部分为 60 岁以上的老年人。造成老年人视力受损的主要原因是未矫正的屈光不正和白内障、青光眼。本节主要介绍年龄相关性白内障和原发性闭角型青光眼。

一、年龄相关性白内障

白内障是各种原因引起的房水成分和晶体囊渗透性改变及代谢紊乱时,晶体蛋白变性、肿胀,晶体由透明变为混浊称为白内障。白内障可以按病因,发生年龄、发展速度,晶体混浊程度和部位进行分类,本节介绍老年性白内障,也称年龄相关性白内障。

年龄相关性白内障,是最常见的后天性原发性白内障,多发生在 50 岁以上的老年人,故又称老年性白内障,是最主要的致盲原因之一。发病率随年龄增长,多为双眼发病,但发病有先后,主要表现为无痛性、进行性视力减退。

(一)病因和发病机制

可能与代谢、全身性疾病、辐射、外伤和遗传等多种因素有关。发病机制较为复杂,一般认为由氧化损伤引起。

(1)氧化作用使晶状体细胞膜的 Na-K-ATP 酶泵的功能受损,对钠离子的通透性增加,钠离子进入后晶状体渗透压升高,水分也随着进入晶状体,逐渐形成皮质性白内障。

(2)晶状体蛋白的氧化水解、糖化和脱酰胺作用,使蛋白质聚合,形成核性白内障。

(二)临床表现

常常双眼患病,但发病有先后,严重程度也不一致。

(1)双眼呈渐进性无痛性视力下降,严重者仅剩光感。早期常出现眼前固定不动的黑点,可有单眼复视或多视、屈光改变等表现。

(2)根据晶状体混浊开始出现的部位,老年性白内障分为 3 种类型,包括皮质性、核性以及囊膜下性,以皮质性白内障为最常见,根据病程可分为四期:

①初发期:仅有晶状体周边部皮质混浊,呈楔状,尖端指向中央,晶状体大部分仍透明。早期无视力障碍,混浊发展缓慢,可达数年才进入下一期。

②膨胀期或未成熟期:混浊逐渐向中央发展,并伸入瞳孔区,晶状体有不均匀的灰白色混浊,视力明显减退,晶状体皮质吸收水分而肿胀,将虹膜推向前,使前房变浅,可诱发闭角型青光眼。因晶状体皮质层尚未完全混浊,虹膜瞳孔缘部与混浊的晶状体皮质之间尚有透明皮质,用斜照法检查时,光线投照侧的虹膜阴影投照在深层的混浊皮质上,在该侧瞳孔区内出现新月形投影,称虹膜投影,为此期的特点。

③成熟期:晶状体完全混浊,呈乳白色;视力仅剩光感或手动;虹膜投影消失;前房深度恢复正常。

④过熟期：晶状体皮质溶解液化变成乳汁状物，核失去支撑，随体位变化而移位。直立时核下沉，避开瞳孔区，视力有所提高；低头时核上浮遮挡瞳孔区，视力突然减退。由于核下沉，上方前房变深，虹膜失去支撑而出现虹膜震颤。液化的皮质渗漏到囊外，可引起晶状体过敏性葡萄膜炎；皮质沉积于前房角，可引起晶状体溶解性青光眼。晶状体悬韧带退行性变化，可发生晶状体脱位。

（3）并发症：①急性闭角型青光眼，多见于膨胀期；②晶状体过敏性葡萄膜炎、晶状体溶解性青光眼等，见于过熟期。

（三）治疗要点

目前药物治疗效果不肯定，主要以手术治疗为主。

1.手术时机

过去认为白内障成熟期为最佳手术时机。近年由于显微手术技术的快速发展，如果视力下降影响工作和生活质量，即主张手术。

2.手术方法的选择

①白内障囊外摘出联合人工晶体植入，已成为目前最广泛使用的手术方法之一；②白内障超声乳化吸出术：用超声乳化仪将硬的晶状体核粉碎使其呈乳糜状，通过小切口将之吸出，保留后囊膜。优点是手术时间短，切口小，不需要缝合，炎症反应轻，术后散光小，视力恢复快，可同时进行人工晶体植入，是目前被公认的最安全有效的白内障手术方法之一。

（四）护理措施

1.运动和休息

老人视力不好期间要注意适当休息，防止发生意外。

2.饮食

进食易消化软食，保持大便通畅，尤其是手术后的老人。

3.用药护理

白内障早期，根据医嘱指导用药：谷胱甘肽滴眼液、口服维生素 C 等药物，以延缓白内障进展。慎用散瞳剂如阿托品，尤其在膨胀期，容易诱发急性青光眼。

4.心理护理

老年人视力减退时可伴有焦虑、烦躁、甚至抑郁等心理，应及时评估并给予相应的护理措施。

5.健康教育

（1）向老人及家属讲解有关的护理常识，保持个人卫生，勤洗手，脸盆、毛巾等生活用具专人专用，禁止用手或不干净的物品揉眼。洗头洗澡时，不要让脏水进入眼睛等。

（2）术后配镜指导：白内障摘除术后，无晶状体眼呈高度远视状态，一般为＋10D～＋12D。矫正方法可有眼镜、接触镜或人工晶体植入，后房型人工晶体植入是最好最有效的方法。

（3）定期门诊随访，特别注意急性青光眼早期症状，嘱患者如出现头痛、眼痛、视力下降、恶心、呕吐等，应立即到医院检查，可能为急性青光眼先兆。如有眼压升高，应立即采取降低眼压等措施。

（4）白内障成熟期，动员老人早日手术，以免引起并发症。

6.手术的护理

按照眼部手术患者的护理常规,协助老人进行各项术前检查,并说明检查目的、意义。需要进行的眼部检查项目主要有:视功能、角膜、晶状体、眼压、角膜曲率半径和眼轴长度等。

7.预防意外损伤

(1)评估老人自理能力。

(2)老人入院时热情接待,向其介绍主管医务人员及周围环境。按方便老人使用的原则,将常用物品固定摆放,活动空间不留障碍物,避免跌倒。

(3)协助做好术前各项检查。

(4)教会老人使用传呼系统,鼓励其寻求帮助。

(5)厕所必须安置方便设施,如坐便器、扶手等,并教会老人使用。

二、原发性闭角型青光眼

青光眼是一组以眼压异常升高,视功能减退和眼组织的损害,引起视神经凹陷性萎缩、视野缺损为特征的眼病。青光眼是主要的致盲眼病之一,若能及早诊治,大多数人可避免失明。

原发性闭角型青光眼是由于周边虹膜堵塞了前房角,或与小梁网发生永久性粘连,房水流出受阻,导致眼压升高的一类青光眼。亚洲地区发病率高,尤其在我国,是最常见的青光眼类型;我国闭角型青光眼的患病率为1.79%。女性多见,男女发病比约为1∶3,发病年龄多在40岁以上。可双眼同时或先后发病,与遗传因素有关。原发性闭角型青光眼根据眼压升高是骤然发生还是逐渐发展,可分为急性闭角型青光眼和慢性闭角型青光眼。本节主要介绍急性闭角型青光眼老人的护理。

(一)病因及分类

目前公认的观点是与眼球异常的解剖结构和促发因素的存在有关。

1.解剖因素

特征性的眼部解剖结构包括:眼轴短、前房浅、房角窄及晶状体较厚,位置相对靠前等。发病机制主要是周边部虹膜机械性堵塞了房角,阻断了房水的出路而致眼压急剧升高。

2.促发因素

情绪激动、暗室停留时间过长、长时间阅读或近距离用眼、过度疲劳和疼痛、局部或全身应用抗胆碱类药物,均可使瞳孔散大,增加瞳孔阻滞,同时周边虹膜松弛,导致狭窄的房角关闭,从而诱发急性闭角型青光眼。

(二)临床表现

典型的急性闭角型青光眼有以下几个不同的临床阶段。

1.临床前期

当一眼急性发作被确诊为本病,另一眼只要具有前房浅、虹膜膨隆、房角狭窄等表现,即使老人没有任何临床症状也可以诊断为临床前期;部分老人在急性发作前没有自觉症状,但具有上述的眼球解剖特征或青光眼家族史,尤其是在促发因素如暗室试验后房角关闭,眼压明显升高,也可诊断为本病的临床前期。

2.先兆期

表现为一过性或反复多次的小发作,多出现在傍晚时分。表现为轻度的眼痛伴同侧偏头痛、视力减退、鼻根部酸胀和恶心、轻度睫状充血、角膜轻度雾状混浊、眼压略高,经睡眠或充分休息后可自行缓解。

3.急性发作期

(1)症状:表现为剧烈的头痛、眼痛,虹视、雾视,视力急剧下降,常降到指数或手动,可伴有恶心、呕吐等全身症状。

(2)体征:①球结膜水肿,混合充血或睫状充血;②角膜水肿,呈雾状或毛玻璃状;③瞳孔中等散大,常呈竖椭圆形,对光反射迟钝或消失,有时可见局限性后粘连;④前房变浅,周边部前房几乎完全消失,房角镜检查可见房角完全关闭;⑤眼压升高,可突然高达 50 mmHg 以上,少数病例可达 100 mmHg 以上,指测眼压时眼球坚硬如石;⑥高眼压缓解后,眼前段常留下永久性组织损伤。如角膜后色素沉着、虹膜节段性萎缩及色素脱落、晶状体前囊下点状或片状灰白色混浊(青光眼斑),临床上称为青光眼三联征。

4.间歇期

指小发作缓解后,房角重新开放,症状和体征减轻或消失,不用药或仅用少量缩瞳剂就能将眼压维持在正常范围内。但瞳孔阻滞的病理基础尚未解除,随时有再次发作的可能。

5.慢性期

急性大发作或多次小发作后,房角发生广泛粘连,小梁功能严重损害,表现为眼压中度增高,视力进行性下降,眼底可见青光眼性视盘凹陷,并有相应的视野缺损。

6.绝对期

眼压持续升高,眼组织特别是视神经遭到严重破坏。视功能完全丧失,无光感,症状不显或出现顽固性眼痛、头痛,瞳孔极度散大强直,角膜上皮水肿、知觉减退。

(三)治疗要点

急性闭角型青光眼的治疗原则是迅速降低眼压,减少组织损害,积极挽救视力。首先用药物降低眼压,待眼压恢复正常后,可考虑手术治疗。

1.药物治疗

(1)拟副交感神经药(缩瞳剂):通过兴奋虹膜括约肌,缩小瞳孔和增加虹膜张力来解除周边虹膜对小梁网的堵塞,使房角重新开放,从而降低眼压。常用 1%～4% 的毛果芸香碱滴眼液。

(2)β肾上腺素能受体阻滞剂:通过抑制房水生成而降低眼压,不影响瞳孔大小和调节功能,但因降压幅度有限,长期应用降压效果减弱。常用 0.25%～0.5% 噻吗洛尔滴眼液。

(3)碳酸酐酶抑制剂:通过减少房水生成来降低眼压,常用乙酰唑胺口服。

(4)高渗剂:可在短期内提高血浆渗透压,使眼组织特别是玻璃体中水分进入血液,从而减少眼内容积。常用 20% 甘露醇注射液静脉快速点滴。

2.辅助治疗

局部滴用糖皮质激素有利于减轻充血及虹膜炎症反应。全身症状重者,可给予止吐、镇静和安眠药物。

3.视神经保护性治疗

青光眼的治疗除降眼压外,应重视神经保护性治疗。钙离子通道阻滞剂、谷氨酸拮抗剂、神经营养因子、抗氧化剂(维生素 C、维生素 E)及某些中药可起到一定的保护视神经的作用。

4.手术

原发性闭角型青光眼以手术治疗为主。手术的目的是:①沟通前后房,平衡前后房压力,解除瞳孔阻滞;②建立房水向外引流的新通道。常用的手术方法有:①激光手术,如激光周边虹膜切除术;②显微手术,如周边虹膜切除术、小梁切除术、房角切开术等;对于难治性青光眼尚可采用房水引流装置植入术。

(四)护理评估

评估老人青光眼发作的诱发因素,发病时的症状及伴随症状;评估药物的作用及不良反应;评估视力状况及生活自理能力;评估老人的心理状况。

(五)护理措施

1.运动和休息

保证充足的睡眠,避免情绪激动(如过度兴奋、忧郁等),睡眠时适当垫高枕头。避免黑暗环境中停留时间过久。进行适当的有氧运动,避免举重、倒立等增加张力的运动。

2.饮食

避免短时间内饮水量过多(一次饮水量<300 mL 为宜),以免加重病情或引起发作。选择清淡易消化的饮食,保持大便通畅。不宜烟酒、浓茶、咖啡和辛辣等刺激性食物。

3.用药护理

(1)缩瞳剂:1%~4%的毛果芸香碱滴眼液的不良反应是可引起眉弓疼痛,视物发暗,近视加深等,若使用高浓度制剂频繁滴眼,还可能出现胃肠道反应、头痛、出汗等全身中毒症状。因此,每次点药后应压迫泪囊区数分钟,如出现上述症状应及时停药。

(2)β肾上腺素能受体阻滞剂:要注意观察心率变化,对心脏房室传导阻滞、窦性心动过缓和支气管哮喘者禁用。

(3)碳酸酐酶抑制剂:有人服用后出现口周及手脚麻木,停药后即可消失。长期服用可引起尿路结石、肾绞痛、血尿及小便困难等不良反应,若发生上述症状,应嘱老人停药,并多次少量饮水。

(4)高渗剂:对体弱或有心血管疾病的老人,应注意呼吸及脉搏变化,防止发生意外。药物作用使颅内压降低,部分老人出现头痛、恶心等症状,用药后宜平卧休息。甘油参与体内糖代谢,糖尿病老人慎用。

4.心理护理

根据青光眼老人性情急躁、易激动的特点,做好耐心细致的心理疏导工作。教会老人控制情绪的方法,消除紧张、焦虑心理,保持良好的心态。

5.健康教育

向老人或家庭说明坚持用药和定期复查的重要性,不穿紧身的或领子过紧的上衣。

6.预防外伤

①教会老人使用床旁传呼系统,并鼓励老人寻求帮助;②厕所、浴池等必须安置方便的设施,如坐便器、扶手等,并教会老人使用方法;③按照方便老人使用的原则,将常用的物品固定位置摆放,活动的空间不设置障碍物,避免老人绊倒;④协助老人各项生活护理,满足老人生活所需。

7.手术护理

按眼科手术老人的常规护理。术后第 1d 开始换药,注意询问老人有无眼痛、观察术眼切口、滤过泡形成,前房形成等情况,对于前房形成迟缓合并低眼压者应加压包扎;为预防炎症发生和促进前房形成,遵医嘱使用散瞳剂。

第八节　老年性耳聋

老年性耳聋是指随着年龄的增加,双耳听力进行性下降,高频音的听觉困难和语言分辨能力差的感应性耳聋。老年性耳聋是老年人常见的听力障碍。听力障碍给老年人造成重大的功能损失,听力受损可造成老年人的认知能力下降和社会行为退化。

一、病因

外界因素和遗传因素,外界因素包括:

1.噪声环境

工作和生活环境中长期受到噪声刺激,对耳蜗产生机械性和代谢性的损伤。

2.化学物质

如三氯乙烯、苯乙烯、二甲苯。

3.药物因素

如氨基糖苷类药物、顺铂及伴利尿剂。

4.不良嗜好

如吸烟和饮酒。

5.不良饮食

如过多摄入高脂肪、高胆固醇。

6.全身性疾病

如糖尿病、心血管疾病、骨质疏松等均可对人体的血供造成影响,从而影响耳的供血。

二、临床表现

1.听力下降

一般双耳同时受累,也可两耳先后发病,程度不一。起病隐匿,进行性加重,但进展速度一般缓慢。

2.言语识别力降低

老人能听到声音,但分辨不清言语。

3.声音定向能力减弱

老人分辨不出声音来自何方,在嘈杂的环境中辨音困难,如多人在一起谈话时,老人常感听话困难。

4.耳鸣

多数老人存在一定程度的耳鸣,开始为间歇性的,以后慢慢加重。耳鸣可严重困扰老人的生活。

5.眩晕

耳聋的老人会有眩晕的症状,大多数是随着头和身体的位置改变而出现。

6.精神心理症状

由于听力下降,老年人会出现社交能力减弱,精神状态受到不同程度的影响,甚至出现孤独、压抑、反应迟钝等表现。

三、治疗要点

1.治疗原则

处理可能与老年性耳聋相关的内科疾病,如血压异常、糖尿病、高血脂、肥胖、甲状腺功能减退等;适当使用能量合剂、血管扩张剂、维生素 E、维生素 D 和微量元素等,目的是延缓老年性耳聋的进程。

2.使用助听设备

可根据听力障碍的程度选择不同的助听器。

四、护理评估

(1)评估老人听力障碍的程度、伴随症状、用药、饮食情况及有无不良嗜好等,评估老人心理状况。

(2)老年人听力障碍调查表(HHIE)可用于评估老人是否有听力障碍以及听力障碍的程度。

五、护理措施

1.运动和休息

适当运动,促进血液循环,如:散步、打太极拳、慢跑等。

2.饮食

清淡饮食、多食蔬菜水果,戒烟。

3.用药护理

避免服用具有耳毒性的药物,如庆大霉素、阿司匹林、呋塞米等。

4.心理护理

给予心理调适,社会支持,避免紧张情绪。

5.健康教育

定期接受听力检查、指导佩戴合适的助听器、积极治疗相关慢性病、避免噪声刺激,听力障碍加重时及时检查和治疗。

6.创造有助于交流的环境

多与老年人交谈,与老人说话要清楚且慢。

第九节　口腔干燥

口腔干燥症是指因唾液分泌减少引起的口腔干燥状态或感觉,是一种多诱发因素的口腔症状,并非独立的疾病,而是各种病理生理过程中的一种共同症状。该症在老年人中十分常见,引起老年人口干最常见的原因是其所服药物抗唾液分泌的不良反应,其次是系统性疾病如糖尿病、神经精神疾病、干燥综合征等,免疫治疗、化学治疗和放射治疗也可引起较严重的口干症。

口干症的患病率为 5.5%～46%,患病率随年龄增长而增加,在 65 岁以上的老年人群中,口干症的发生率为 30%～40%,而对于原发性干燥综合征和头面颈部肿瘤放疗患者,口干症发生率则几乎为 100%。口干症的发生增加了老人口腔感染和龋齿发生的风险,严重影响老年人的口腔健康和生活质量,已渐渐成为一个亟待解决的问题。

一、病因及分类

(一)根据唾液量有无改变分为假性口干和真性口干两大类

1.假性口干

是由于唾液成分改变引起的,唾液量无改变。

2.真性口干

是因唾液腺分泌功能减退及分泌受阻引起的,常常会导致猖獗龋、口腔内真菌感染、口臭及灼口综合征。

(二)根据病因分为生理性口干、病理性口干和药源性口干

1.生理性口干

指因生理功能改变而出现的口干。随着年龄的增加,唾液腺的结构发生变化,唾液腺腺细胞部分开始发生萎缩,腺导管变性,脂肪组织和结缔组织代替了唾液腺组织,腺体功能逐渐衰退,导致唾液分泌量减少以及唾液的成分发生变化,因此,老年人常有口腔干燥,并且出现夜间加重现象。

2.病理性口干

由于某些疾病原因,导致腺体本身发生损害。如慢性炎症、肿瘤等对涎腺的影响可造成口干,其他疾病如干燥综合征、糖尿病、贫血、呼吸系统疾病等常引起不同程度的口干,故老年性口腔干燥症病理性居多。

3.药源性口干

老年人由于身患多种慢性疾病,常因服用药物引起口干。通过系统检索药物说明书,抗抑郁药、抗精神疾病药、麻醉性镇痛药、胃药、降压药、血管紧张素转化酶抑制剂、呼吸系统药物、抗溃疡类药物、利尿剂及抗癫痫药等有引起口干的不良反应。

二、临床表现

口干燥症老人常表现为口腔干燥、味觉减退、口中苦涩、口渴感、舌部运动不灵活、吞咽困难、畏食干硬食物、说话以及戴义齿均有困难,也可出现黏膜灼痛、对外界刺激敏感等症状。严重时出现嘴唇干裂、咽喉灼痛等。

部分老年人可伴有白色念珠菌感染,而发生口角炎。口腔干燥症可导致老年人口腔感染和龋齿的发生。

三、治疗要点

口腔干燥的治疗要点是缓解症状和预防并发症发生。

1.对因治疗

如果老年人的口腔干燥是由于药物不良反应引起的,医生可以考虑使用替代药物,或在保

证疗效的前提下,减小药物的剂量,可能使唾液的流量增加。如果由系统性疾病如糖尿病、神经精神疾病、干燥综合征等引起,应治疗原发病。胆碱能药物如毛果芸香碱能够刺激大腺体中的乙酰胆碱感受器,促进腺体的分泌。

2.局部治疗

可用液体湿润口腔,缓解症状,如溴己新口服及 3% 的碳酸氢钠液含漱。伴有念珠菌感染,可局部用制霉菌素。

一般治疗主要是采取措施改善症状,控制和延缓因免疫反应而引起的组织器官损害的进展及继发性感染。全身治疗包括:①糖皮质激素。病情稳定者,应避免皮质激素治疗;合并各种结缔组织病者为糖皮质激素应用的指征。②免疫抑制药。

四、护理评估

(1)评估老人口腔及口腔黏膜。

(2)评估口腔干燥的程度,可根据口干燥症分级标准对老人的口腔干燥程度进行分级。

(3)既往饮食、饮水习惯。

(4)心理社会状况。

五、护理措施

1.口腔护理

(1)保持口腔湿润:避免用口呼吸,平时多饮水,每天 2500～3000 mL。宜少量多次饮用。

(2)保持口腔清洁:老年性口腔干燥症使唾液分泌少,自洁作用减弱,会导致多种口腔疾病。为防止龋齿、口腔溃疡、霉菌性口腔炎、口角炎等疾病的发生,应做到:早晚正确刷牙、餐后漱口,养成餐后使用牙线的习惯,尤其是晚上临睡前刷牙更为重要。

(3)牙刷的选择和保管:选用磨头软毛牙具,每 1～3 个月更新牙刷。刷牙毕即清洗牙刷,刷头向上,置于通风处晾干,以减少细菌的滋生。维持正常唾液的 pH,可以抑制口腔中的细菌生长,预防龋齿。

(4)重视牙齿保健:养成每日叩齿、按摩牙龈的习惯,以促进牙体和牙周血液循环,增强牙周组织的功能和抵抗力,保持牙齿的稳固,每年做 1～2 次牙科检查,及时治疗口腔疾病,修复缺损牙齿,促进牙龈健康,少食甜食,睡前不吃糖果、糕点。

2.注意饮食调理

(1)食物选择:宜吃清淡、多汁、多维生素的新鲜瓜果蔬菜或富含粗纤维的食物。多食用滋阴清热生津食物,如:豆豉、丝瓜、芹菜、红梗菜、黄花菜、枸杞头、淡菜、甲鱼。水果可选择甘寒生津的西瓜、甜橙、梨、鲜藕等。应避免饮酒、吸烟,避免进食过咸、过酸、辛辣、刺激性食物。

(2)缓解口渴症状:经常用液体湿润口腔是缓解口腔干燥和口渴的简便方法,无糖型口香糖、枸橼酸及柠檬汁有刺激涎腺分泌作用,也是缓解口腔干燥的好方法。

3.用药护理

有些药物可致唾液减少,药物是引发口腔干燥的最常见且易忽视的原因。因此,应尽量避免应用可引起口腔干燥的药物,或调整用药种类、剂量或剂型。若无法找到替代药品,应做好健康教育,告知老年人口腔干燥只是暂时的,多数口腔干燥在治疗结束后可得到缓解,唾液腺功能将恢复至药物治疗前状况。可能引起口腔干燥的药物有抗抑郁药、麻醉性镇痛药、血管紧张素转化酶抑制剂、呼吸系统药物、抗溃疡类药物、利尿剂及抗癫痫药等。出现口腔溃疡的老年人,应在医生指导下用药。

4.心理护理

对存在焦虑、抑郁和紧张情绪的老年人,应多与其沟通交流,鼓励老年人采取积极的应对方式,指导家属多关心陪伴老年人,帮助并督促老年人注意口腔卫生,发挥社会支持系统作用,使老年人增强对治疗成功和回归社会的信心。

5.健康教育

指导老年人生活规律,常漱口、多饮水,按时入睡不熬夜。室内相对湿度控制在50%～60%,温度保持在18～21℃,可使用加湿器来调节环境湿度。戒烟、戒酒,尤其夜间入睡前勿饮酒和过量吸烟,以免引起呼吸道充血。治疗鼻腔、肺部疾病,改变张口呼吸习惯。积极参加体育锻炼、慢跑、打太极拳等增强肺活量和体质。

第十节　吞咽障碍

吞咽障碍是临床上多学科常见的症状。是指由于下颌、双唇、舌、软腭、咽喉、食管等器官结构和(或)功能受损,不能安全有效地把食物输送到胃内的过程。广义的吞咽障碍概念应包含认知精神心理等方面问题引起的行为和行为异常导致的吞咽和进食问题,即摄食吞咽障碍。

目前,全球已进入人口快速老龄化阶段,吞咽功能对于老年人的生存尤为重要。美国的研究表明,吞咽障碍在一般人群中的患病率超过15%,在老年人群中的发生率则高达30%～40%。据国外学者报道,脑卒中后吞咽障碍发生率高达51%～73%。吞咽障碍不仅导致机体营养摄入不足、低蛋白血症、营养不良,而且进食时容易发生误吸,引起呼吸困难、吸入性肺炎等,严重者有窒息及致死性肺炎发生的风险。

一、病因及分类

(一)病因

随着年龄的增长、生理功能的减退、疾病的增多,易导致老年人发生吞咽障碍。

1.生理因素

人的衰老是导致吞咽障碍的重要危险因素。随着年龄增加,牙齿的脱落和损伤,喉腔黏膜萎缩变薄,神经末梢感受器的反射功能逐渐迟钝,咽及食管的蠕动能力减弱,对食团的感知能力下降,这些退行性变化容易导致老年人吞咽功能障碍。同时,参与吞咽的肌群和神经协调性变差,运动及感觉功能下降都可导致吞咽障碍。

2.疾病因素

脑血管疾病、阿尔茨海默病及其他痴呆综合征、帕金森综合征、颅内肿瘤、重症颅脑损伤、舞蹈病、重症肌无力、运动神经元病、糖尿病、慢性阻塞性肺气肿、慢性心功能不全、慢性胃炎及口腔、咽喉、食管肿物等可导致吞咽功能障碍。

3.药物因素

长期服用氨茶碱,精神类、抑酸类、镇静催眠类药物等。

4.进食因素

进食体位、进食方式、一口量、食物形态的选择、食物入口的位置、饮食器具的选择等。

5.其他因素

相关知识缺乏,对自理能力下降者强行喂水、喂饭,精神心理问题等。

(二)分类

1.按功能分类

(1)功能性吞咽障碍:由中枢神经系统或周围神经系统损伤引起的与吞咽功能有关的肌肉无力、不协调、瘫痪或运动不精确造成的吞咽困难,无器官解剖结构改变的吞咽障碍。

(2)器质性吞咽障碍:是指口、咽、喉、食管等解剖结构出现病理改变引起的吞咽障碍。

2.按吞咽过程分类

正常的吞咽过程分为认知期、口腔准备期、口腔期、咽期和食管期 5 个时期。也有将准备期和口腔期合并为一个期(图 7-7)。

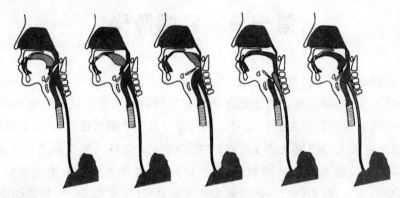

图 7-7　吞咽生理过程

二、临床表现

临床上多种疾病都可以引起吞咽障碍,吞咽的不同期,会出现不同的症状。

1.认知期

意识水平低下的老年人,即使见到食物亦无任何反应;精神不能集中、对食物反应冷漠的老年人,会导致吞咽的各期延长,临床表现为进食中断、反复提示才可进行咀嚼或吞咽动作,在进食时极易发生误咽,如部分认知障碍严重的老人会出现任何物品均放入口中进行咀嚼的现象。

2.准备期、口腔期

表现为食物从口角流出、流涎,食物不能咀嚼或固定位置咀嚼,食团形成障碍;软腭张力低,进食或饮水容易发生误吸。

3.咽期

临床表现为呛咳、误吸、食物长时间在口内存留不下咽、导致食物梗阻感、用力吞咽、咽部食物滞留、小口多次吞咽,音质变化、鼻腔反流。此期也是吞咽过程中最容易出现障碍的时相。

4.食管期

咽部梗阻感,食物无法下咽,食管反流,滞留,胸骨后灼烧感。

三、治疗要点

1.基础训练

(1)感官刺激:感官刺激包括触觉训练、味觉刺激、咽部冷刺激和空吞咽等。

(2)面部肌肉训练:即颜面部、口、舌功能训练,让老人做鼓腮、微笑、龇牙、噘嘴、卷舌等口、面部的各种动作。

2.摄食训练

可对老人逐步进行摄食训练,一般选半卧位或坐位。如多次吞咽、交互吞咽、点头式吞咽等。

3.针灸治疗

主要通过改变脑皮层神经细胞的兴奋性,促进神经功能恢复。如体针、电针、项针、咽针、穴位注射及针药合用。

4.其他治疗

电刺激治疗,球囊扩张术,心理治疗等。

四、护理评估

(一)摄食前的一般评估

1.基础疾病

要了解老人所患的疾病,如老年人患有脑卒中、阿尔茨海默病、帕金森病、脑外伤、脑肿瘤、重症肌无力等疾病,要进行功能的评估。

2.全身状态

老年人在出现发热、脱水、营养低下、疾病不稳定、呼吸困难等身体状况不佳时容易出现吞咽障碍,因此,需要确认老人是否属于适合摄食的状态。

3.其他状态

判断老年人意识水平、语言功能,认知、行为、注意力、记忆力、情感或智力水平有无问题。

4.既往饮食情况

饮食习惯、进食姿势、对食物的认知、吞咽动作、进食吞咽时间、一口量、喉活动度、咳嗽力量、口腔残留量、食物反流、进食时老人是否有咳嗽和清嗓表现,进食的时间,进食总量,呼吸能力。

5.心理社会状态

(二)摄食-吞咽功能评价

1.口腔功能观察

观察老人口腔开合、口唇闭锁、舌部运动、有无流涎、牙齿状态、口腔内卫生状况。

2.吞咽功能观察

(1)反复唾液吞咽测试:被检查者采取坐位,卧床时采取放松体位。检查者将手指放在被检查者的喉结及舌骨处,让其尽量快速反复吞咽,观察30s内喉结及舌骨随着吞咽运动越过手指,向前上方移动再复位的次数,高龄老人做3次即可,30s少于3次确认为吞咽困难。

(2)洼田饮水试验(WST):由洼田俊夫提出,测试方式是饮水。饮水量从3～5 mL开始,如果老人喝下两三口一茶匙水没有问题,让老人再喝下30 mL温水,然后观察和记录饮水时间、有无呛咳及饮水状况等。在 5s 内将水一次喝完,无呛咳属正常;饮水时间超过 5s 或分 2 次喝完,均无呛咳者属可疑;分 1～2 次喝完,或难以全部喝完,出现呛咳者属异常。饮水试验不但可以观察老人饮水的情况,而且可以作为能否进行吞咽造影检查的筛选标准(表 7-3)。

洼田饮水试验测试结果 2 级以上者可经口进食;3 级及以下,说明老人存在吞咽功能障碍;4 级则存在严重的吞咽功能障碍,应禁止经口进食。对于 3 级以下老人,均需接受专门的康复训练或治疗。

(3)吞咽障碍程度分级:又称才藤吞咽障碍 7 级评价法,是日本学者才藤结合康复锻炼方法制订的,将症状与康复治疗的手段结合,对临床指导价值较大(表 7-4)。

表 7-3 洼田饮水试验

级别	评定指标
1 级(优)	能顺利地 1 次将水咽下
2 级(良)	分 2 次以上,能不呛咳地咽下
3 级(中)	能 1 次咽下,但有呛咳
4 级(可)	分 2 次以上咽下,但有呛咳
5 级(差)	频繁呛咳,不能全部咽下

评定:正常:1 级,5 秒之内;可疑:1 级,5 秒以上或 2 级;异常:3～5 级。

表 7-4 才藤吞咽障碍 7 级评价法

分级		要点及说明
7 级	正常范围	摄食咽下没有困难,没有康复训练的必要
6 级	轻度问题	摄食时有必要改变食物形态,口腔残留少,不误咽
5 级	口腔问题	吞咽时口腔有中度或重度障碍,改变咀嚼形态,吃饭时间延长,口腔内残留食物增多,摄食吞咽时他人提示,没有误咽,这种程度是吞咽训练的适应证
4 级	机会误咽	用一般方法摄食吞咽有误咽,但经过调整姿势或进食一口量后可充分防止误咽,此时需要积极进行吞咽训练
3 级	水的误咽	有水的误咽,使用误咽防止法也不能控制,改变食物形态有一定的效果,吃饭只能咽下食物,但摄取的能量不充分,可以尝试进行吞咽训练
2 级	食物误咽	有误咽,改变食物形态有效果,水和营养基本上由静脉和鼻饲供给,这种情况随时可行间接训练,直接训练要在专门设施下进行
1 级	唾液误咽	唾液产生误咽,有必要进行持续静脉营养,不宜行直接训练

(4)容积-黏度筛查试验(V-VST):V-VST 是一种可以在床边进行的吞咽困难筛查方法,是 20 世纪 90 年代西班牙的 PereClave 教授设计,主要用于吞咽障碍安全性和有效性的评估,帮助老人选择摄取液体量最合适的容积和稠度。测试时选择的容积分为少量(5 mL)、中量(10 mL)、多量(20 mL);稠度分为低稠度(水样)、中稠度(浓糊状)、高稠度(布丁状),按照不同组合,完整测试共需 9 口进食,观察老人吞咽的情况。根据安全性和有效性的指标判断进食有无风险。V-VST 在中国吞咽障碍评估与治疗专家共识中也有推荐。鉴于中国人的进食习惯,也可把进食量改良为 3 mL、5 mL、10 mL。

①安全性方面的临床特征:提示老人可能存在误吸,导致呼吸系统并发症、肺炎的相关风险,基于安全性指征,以下指标可判断是否有必要增加稠度继续检测或暂停测试。a.咳嗽:吞咽相关的咳嗽提示部分食团已经进入呼吸道,可能发生了误吸;b.音质变化:吞咽后声音变得湿润或沙哑,提示可能发生了渗漏或误吸;c.血氧饱和度水平下降:基础血氧饱和度下降 5%,提示发生了误吸。

②有效性方面的临床特征:可提示老人未摄取足够热量、营养和水分,可能导致营养不良和脱水等相关风险,因其不会使老人受到威胁,故没有调整稠度的必要。基于有效性方面的特征,需进行以下相关记录:a.唇部闭合,闭合不完全导致部分食团漏出;b.口腔残留,提示舌的运送能力受损,导致吞咽效率低;c.咽部残留,提示咽部食团清除能力受限;d.分次吞咽,无法通过单次吞咽动作吞下食团,降低摄取有效性。

五、护理措施

1.运动和休息

每天安排适量的运动,避免久坐、久卧。进餐前进行优美动听、舒缓韵律练习,放松精神,保持轻松,进行吞咽功能训练操训练,意在锻炼老人的咽喉肌群,防止进餐时老人噎呛。进餐后保持舒适坐位或半坐卧位安静休息 30~60 min。

2.进食照护

(1)餐前准备:餐前洗手,创造安静、舒适的就餐环境。

(2)进食器具选用:用薄而小的、圆润、无尖角、光滑的勺子,这样不需要张口很大就容易将食物送入口腔内,而且还能限制一口量(3~5 mL)。勺子喂食时触压舌体表面,能促进吞咽反射的启动。老年人禁止使用吸管。

(3)进食体位:老年人取坐位,躯干直、头正中、颈部稍向前屈曲,使舌骨肌的张力增高,喉上抬,食物容易进入食管;不能坐起的老人取仰卧位,躯干抬高 30°,头颈前屈,该体位可以避免发生误吸及减少向鼻腔逆流的危险。偏瘫老年人身体向健侧倾斜 45°左右,偏瘫侧垫以枕垫,这样可使健侧咽部扩大便于食物进入。

(4)食物的改进:可将固体食物加工成糊型或泥状,对于饮用水、果汁、牛奶等稀流质食物可按比例加入增稠剂,使食物黏稠度增加,达到柔软、密度及性质均一,有适当黏度、不易松散,易变形不易粘在黏膜上。

(5)一口量:一口进食过多或过少都会引起问题。一口量过多难以通过咽喉,残留在咽部会加大误咽的危险;一口量过少,难以诱发吞咽反射,容易发生误咽。要从少量(3~4 mL)开始,以后酌量增加至 20 mL。

(6)食团入口位置:①护理者最好坐在椅子上进行服务,与老年人的视线相对,勺子的背部与老人嘴唇均呈水平方向,防止误吸发生;②从嘴唇的正中央偏向护理者一侧 30°~45°的角度,将勺子送入口中,老人自行进食时也应同样进行;③撤出勺子的时候让老人轻微闭合口腔,勺子背部要轻轻压住舌头,最好是用勺子在唇上擦拭一下再撤出来。

(7)进餐过程:自行进餐的老人注意力要集中,细嚼慢咽,前一口完全吞咽后再吃下一口;协助偏瘫老人进餐时,照护者位于老人健侧喂食,食物不易从口中漏出,利于食物向舌部运送,减少反流和误咽。

（8）进餐后协助老人清洁口腔，保持舒适坐位或半坐卧位，安静休息 30～60 min。

3.饮水的护理

（1）长嘴壶饮水：吸嘴应从嘴角附近斜向面颊插入口中，这样水可以经面颊内侧流入。掌握老人每次饮入量，一次饮水量为 3～5 mL。瘫痪的老人应把吸嘴从健侧嘴角附近斜向健侧面颊插入，水分会经健侧面颊流入喉部，避免误吸发生。

（2）茶杯茶碗饮水：用茶杯茶碗行饮水护理时，老人不能睡着，尽量把床头抬高 30°以上，必要时用手支撑在头后部，同时将茶杯茶碗靠近口部，防止呛咳。

4.不宜食用的食物

干湿或易松散的食物，如饼干；不易咀嚼的食物，如大块肉类，避免带骨、带刺食物；黏性高的食物，如年糕；汤汁较多的食物；大块食物；块状或叶茎较长的蔬菜，如芹菜等。其他如高脂、咖啡、碳酸饮料、辛辣食品以及温度较高的食物等。

5.健康教育

指导老人生活规律，锻炼老人的咽喉肌群，养成进食前做吞咽功能训练操的习惯。指导老人最佳的进食体位，尤其是活动受限、卧床的老人采取坐位或床头抬高，使头颈前屈。养成良好的进食习惯，正确选择餐具、饮食种类、掌握食物放入口中的位置、进食速度，做到细嚼慢咽。教会老人咳嗽的技巧。

6.其他

①严密观察老人病情和药物不良反应；②老人吞咽反射迟钝，给予软食，必要时给予半流质饮食，避免带骨、带刺食物；③加强饮食管理，对抢食、暴食者做好饮食控制，单独进食；④对痴呆等不能自理老人给予喂食；⑤对慢性阻塞性疾病的老人，及时清理呼吸道，必要时给予吸痰。

参考文献

［1］张敏.新编临床护理基础与操作［M］.郑州:河南大学出版社,2021.

［2］马莉莉.实用临床护理指南［M］.长春:吉林科学技术出版社,2019.

［3］夏侯洪文,丰洁,王欢,等.现代临床护理基础［M］.北京:科学技术文献出版社,2020.

［4］王芳.实用护理操作指南［M］.长春:吉林科学技术出版社,2019.

［5］王凌芳.实用临床护理［M］.沈阳:沈阳出版社,2020.

［6］杜亚娜.实用临床护理技术与实践［M］.北京:科学技术文献出版社,2019.

［7］刘涛.临床常见病护理基础实践［M］.哈尔滨:黑龙江科学技术出版社,2020.

［8］应燕萍,杨丽,凌瑛.临床实用护理技术操作流程及规范［M］.南宁:广西科学技术出版社,2021.

［9］吴欣娟.临床护理常规［M］.北京:中国医药科技出版社,2020.

［10］孙淑华.现代临床护理规范［M］.北京:科学技术文献出版社,2019.

［11］任潇勤.临床实用护理技术与常见病护理［M］.昆明:云南科技出版社,2018.

［12］程娟.临床专科护理理论与实践［M］.开封:河南大学出版社,2020.

［13］李润堂.实用护理技术与应用［M］.天津:天津科学技术出版社,2018.

［14］尹玉梅.实用临床常见疾病护理常规［M］.青岛:中国海洋大学出版社,2020.

［15］王虹.实用临床护理指南［M］.天津:天津科学技术出版社,2020.

［16］章志霞.现代临床常见疾病护理［M］.北京:中国纺织出版社,2021.

［17］张俊英,王建华,宫素红.精编临床常见疾病护理［M］.青岛:中国海洋大学出版社,2021.

［18］孙爱学,张立敏,邱艳.临床护理研究与实践［M］.长春:吉林科学技术出版社,2019.

［19］巩培培.临床护理实用技术［M］.哈尔滨:黑龙江科学技术出版社,2020.

［20］于红,刘英,徐惠丽.临床护理技术与专科实践［M］.成都:四川科学技术出版社,2021.

［21］李自喜.实用临床护理思维与实践［M］.汕头:汕头大学出版社,2019.

［22］黄俊蕾,赵娜,李丽沙.新编实用临床与护理［M］.青岛:中国海洋大学出版社,2019.

［23］白志芳.实用临床护理技术与操作规范［M］.长沙:湖南科学技术出版社,2019.

［24］徐宁.实用临床护理常规［M］.长春:吉林科学技术出版社,2019.

［25］魏晓莉.医学护理技术与护理常规［M］.长春:吉林科学技术出版社,2019.

［26］刘丽娜.临床护理管理与操作［M］.长春:吉林科学技术出版社,2019.

［27］王海媛.实用临床护理规范［M］.长春:吉林科学技术出版社,2019.

［28］马晓霞.实用临床护理技术［M］.长春:吉林科学技术出版社,2019.

［29］杜彩云.现代临床护理操作［M］.北京:科学技术文献出版社,2019.